EXPOSITION

ANATOMIQUE

DE LA STRUCTURE

DU CORPS HUMAIN,

PAR M. WINSLOW, Docteur-Régent de la Faculté de Médecine de Paris, de l'Académie Royale des Sciences, Interpréte de la Langue Teutonique à la Bibliothéque du Roi, Ancien Professeur d'Anatomie & de Chirurgie au Jardin Royal, de l'Académie Royale des Sciences & Belles Lettres de Berlin.

Nouvelle Edition, faite fur un exemplaire corrigé & augmenté par l'Auteur, à laquelle on a joint de nouvelles Figures & Tables qui en facilitent l'ufage, & la Vie de l'Auteur.

TOME QUATRIÈME.

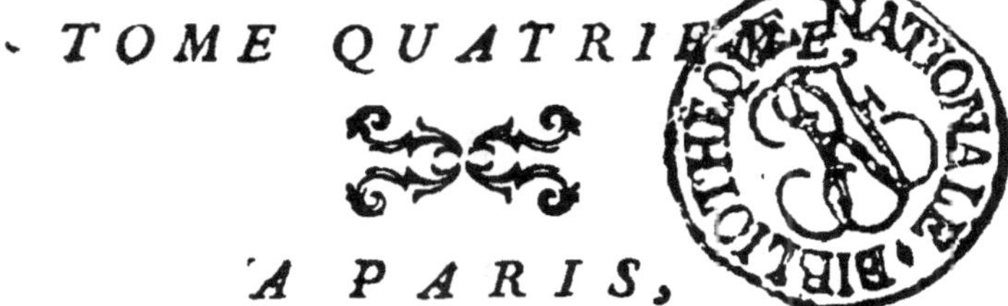

A PARIS,

Chez {

La Veuve SAVOYE, rue Saint Jacques.

D'HOURY, Imprimeur-Libr. de Mgr le Duc D'ORLÉANS, rue de la Vieille-Bouclerie.

VINCENT, Imprimeur-Libr. de MONSIEUR, rue des Mathurins.

P. F. DIDOT le jeune, Libraire, Quai des Auguftins.

M. DCC. LXXVI.

Avec Approbation & Privilége du Roi.

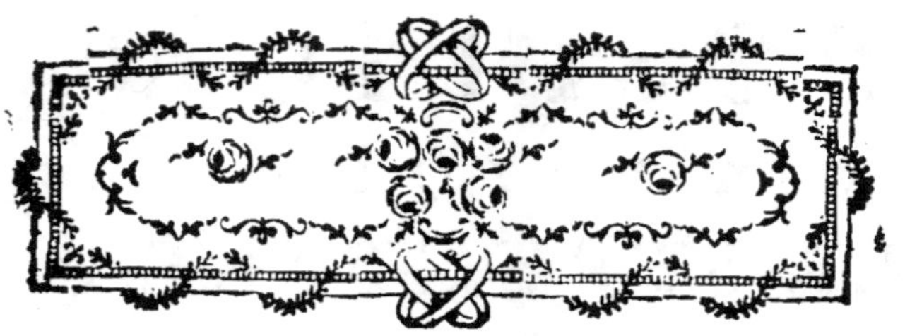

TABLE

DES TRAITÉS,

DES TITRES,

Et des principales matieres contenues dans
ce quatrieme volume.

(*Nota. Les chiffres marquent les numéros
& non les pages.*)

TRAITÉ

DE LA POITRINE.

LA conformation externe du thorax,
N° 2

TABLE DES TITRES.

TRAITÉ

DE LA TETE,

Fin de la Table des Titres du quatrieme
volume.

EXPOSITION

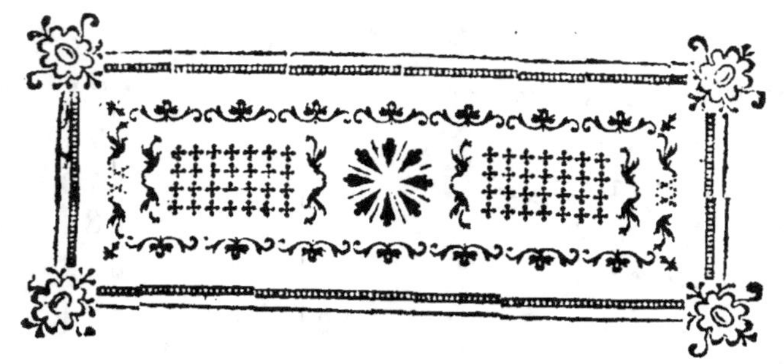

EXPOSITION

ANATOMIQUE,

De la structure du corps humain.

Section IX.

TRAITÉ DE LA POITRINE.

1. J'ai donné dans le Traité Sommaire une idée générale de toutes les parties, tant externes qu'internes, dont est composé dans le corps humain ce que les anatomistes appellent ventre moyen, thorax, Poitrine ; c'est pourquoi il n'est pas nécessaire d'en faire ici la répétition. C'est néanmoins une nécessité d'y avoir recours avant que de s'appliquer à la lecture du présent Traité.

Introduction.

Tome IV.   A

§. I. *Conformation externe du thorax.*

2. Le volume de la Poitrine étant considéré dans son entier, & selon son contour externe dans l'homme vivant, est communément déterminé non-seulement par le *sternum*, les vertebres du dos & les côtes, comme il est dit dans le Traité sommaire, on y joint encore toute l'etendue qui est comprise entre les articulations des deux bras avec les omoplates & les clavicules. De cette maniere la figure externe du thorax est plus large en haut qu'en bas dans l'état naturel de santé & d'un embonpoint médiocre.

3. Ce sont les muscles appelés grands pectoraux & grands dorsaux, qui font représenter cette largeur de la partie supérieure de la Poitrine, étant vue directement en devant ou en arriere. Au contraire étant regardée directement par l'un de ses côtés, la partie supérieure de son volume paroîtra plus etroite en haut qu'en bas, dans le corps entier, de même que dans une Poitrine dont on aura ôte tout ce qui couvre les côtés, & dans un squelette.

4. Les enveloppes communes ou les tégumens de la Poitrine sont en general les mêmes que ceux du bas-ventre. Outre ces enveloppes la convexité de la Poitrine est encore garnie de plusieurs muscles, sçavoir antérieurement des grands pecto-

raux, des petits pectoraux, d'une bonne portion des grands dentelés, auxquels il faut encore joindre les fouclaviers, une portion des fcalenes, & même une portion des obliques externes du bas-ventre : poftérieurement de tous le mufcles dont les deux faces des omoplates font couvertes, des dentelés poftérieurs, d'une parti des facro-lombaires, des longs dorfaux, des vertébraux, &c. comme on le peut voir dans le traité des mufcles. Parmi toutes les parties externes de la Poitrine il n'y en a que deux qui lui font propres dans le corps humain : ce font les éminences appelées Mamelles, dont on fait ici l'hiftoire.

5. COMPOSITION. Les parties dures & qui compofent la charpente de la Poitrine font les douze vertébres du dos, toutes les côtes, & le *fternum*. Les parties molles qui en achevent la compofition, font la membrane appelée plevre, qui la tapiffe, les mufcles intercoftaux, les fterno-coftaux & le diaphragme, dont j'ai parlé amplement dans le Traité des Mufcles.

6. FIGURE. Toutes ces parties, tant dures que molles, repréfentent enfemble une efpece de cage d'une figure en quelque maniere conique, applatie en devant, enfoncée en arriere, & comme partagé en deux recoins par la faillie des vertebres

du dos, & enfin terminée en bas par une bafe voutée, large & inclinée de devant en arriere. Les mufcles intercoftaux rempliffent les interftices des côtes, achevent les parois de cette cavité, & le diaphragme en fait la bafe. La plevre non-feulement en revêt la furface, mais forme encore la cloifon appelée Médiaftin, qui partage la cavité en droite & en gauche.

§ II. *Les mamelles.*

7. On donne en général le nom de mamelles à deux éminences plus ou moins rondes, fituées à la partie antérieure & un peu latérale de la Poitrine, de maniere que leur partie moyenne ou centre eft à peu près vis-à-vis l'extrémité offeufe de la fixieme des vraies côtes de chaque côté. Elles varient en volume & en forme felon l'âge & le fexe.

8. Dans les enfans de l'un & de l'autre fexe, & dans les hommes de tout âge, elles ne font pour l'ordinaire que des tubercules cutanés, comme des verrues mollaffes, plus ou moins rougeâtres, qu'on appelle mamelons, & qui font environnés chacun d'un petit cercle ou difque médiocrement large, très-mince, d'une couleur plus ou moins tirant fur le brun, & d'une furface inégale. On l'appelle aréole.

9. Dans le fexe à l'âge d'adolefcence,

quelquefois tôt, quelquefois tard, il se
joint à ces deux parties une troisieme comme une grosseur ou protubérance plus ou
moins convexe & arrondie, dont la largeur s'étend jusqu'à cinq ou six travers de
doigt, & qui porte à peu près au milieu
de sa convexité le mamelon & l'aréole.
C'est ce qui est proprement appelé mamelle, & que l'on peut aussi nommer le
corps de la mamelle, par rapport à ses
deux autres parties. Ce corps augmente
avec l'âge, acquiert beaucoup de volume
dans les femmes grosses & dans celles qui
nourrissent. Il diminue aussi dans la vieillesse, qui lui fait perdre de même la fermeté & la consistance naturelle.

10. LE CORS DE LA MAMELLE. Il est en
partie glanduleux & en partie graisseux.
C'est un corps glanduleux entremêlé de
portions de la membrane adipeuse, dont
les pellicules cellulaires soutiennent un
grand nombre de vaisseaux sanguins, de
vaisseaux lymphatiques, de conduits sé-
reux ou laiteux, avec un grand nombre
de petites grappes glanduleuses qui en dépendent, le tout fermement arrêté entre
deux membranes qui font la continuation
des pellicules.

11. La plus interne de ces deux membranes, & qui fait le fond & comme la
base du corps de la mamelle, est épaisse.

presque plate, & attachée au muscle grand
pectoral. L'autre membrane ou l'externe
est plus fine & forme au corps de la mamelle une espece de tégument particulier,
plus ou moins convexe, & elle est fortement adhérente à la peau.

12. Le corps graisseux ou adipeux de
la mamelle en particulier, est un pelo-
ton spongieux, entrelardé plus ou moins
de graisse. C'est un amas de pellicules
membraneuses, qui forment ensemble par
l'arrangement de leurs faces externes comme une membrane particuliere, en maniere
de sac, dans lequel tout le reste du corps
graisseux ou adipeux est renfermé. La
portion antérieure ou externe de ce sac,
c'est-à-dire, celle qui touche la peau est fort
mince, au lieu que l'autre qui est contre
le muscle grand pectoral, est épaisse.

13. CONDUIT LAITEUX. Le corps glanduleux renferme une masse blanche, qui
n'est qu'un amas de conduits membraneux, étroits en leur origine, larges dans
leur milieu, qui accompagnent principalement la masse blanche, & se rétrécissent
derechef en allant au mamelon, vers
lequel ils font une espece de cercle de
communication. On les appelle conduits
laiteux.

14. ARÉOLE. Le disque ou cercle co-
loré dont il est parlé ci-dessus, est formé

par la peau, dont la surface interne soutient quantité de petits corps glanduleux de cette espece, que M. Morgagni appelle glandes sébacées. Ils paroissent assez visiblement dans toute l'aréole, même en dehors, où ils font de petites éminences plates, qui s'élevent d'espace en espace comme des tubercules, tout autour dans l'étendue du cercle ou disque.

15. Ces tubercules, ou monticules sont percées d'un petit trou par lequel on peut faire sortir une matiere sébacée ou caséeuse, plus ou moins liquide. Quelquefois on en exprime une liqueur séreuse, d'autrefois une sérosité laiteuse, ou même du lait tout pur, surtout dans les nourrices. J'en ai vu sortir des gouttes séreuses & des gouttes laiteuses.

16. Cela me fait penser qu'ils communiquent avec les conduits laiteux, & qu'on pourroit les regarder comme de petits mamelons auxiliaires, qui suppléent un peu aux vrais mamelons ; les matieres ou liqueurs différentes qu'on peut exprimer successivement d'un même corps glanduleux, donnent encore lieu de croire que le fond de chacun de ces petits trous est commun à plusieurs autres plus petits.

17. MAMELON. C'est ainsi qu'on appelle particulierement le tubercule ou bouton qui s'éleve du centre de l'aréole.

Son volume eſt différent ſelon l'âge & le tempérament en général, & ſelon les différens états du ſexe en particulier. Dans les femmes enceintes & dans celles qui allaitent, il eſt d'un volume aſſez conſidérable, ordinairement plus en hauteur ou longueur, qu'en largeur ou épaiſſeur. Il y en a qui l'ont très-court, ce qui eſt très-incommode à l'enfant qui tete.

18. Le tiſſu du mamelon eſt ſpongieux, élaſtique, ſujet à des changemens de conſiſtance en fermeté & en flaccidité. Il paroît principalement compoſé de pluſieurs faiſceaux ligamenteux, dont les extrémités forment la baſe & la ſommité du mamelon. Ces faiſceaux paroiſſent être légérement pliſſés dans toute la longueur de leurs fibres, de ſorte qu'en les tirant & en les allongeant, on en efface les pliſſures qui reviennent auſſi-tôt qu'on ceſſe de tirer.

19. Entre ces faiſceaux ſpongieux & élaſtiques ſont placés par de petits intervalles, & dans la même direction, ſept ou huit tuyaux particuliers, qui du côté de la baſe du mamelon aboutiſſent à un confluent irrégulierement circulaire des conduits laiteux, & du côté de la ſommité du même mamelon s'ouvrent par autant de petits trous ou orifices preſque imperceptibles. Ces tuyaux étant étroite-

ment liés avec les faisceaux élastiques, se plissent de même.

20. Le corps du mamelon est enveloppé d'une production cutanée extrêmement mince, & de l'épiderme. La surface externe du mamelon est fort inégale par quantité de petites éminences & rugosités irrégulieres, dont celles du contour & de la circonférence du mamelon se trouvent en quelques sujets avoir un arrangement transversal ou annulaire, quoique très-interrompu & comme entrecoupé.

21. Cette direction paroît dépendre de la plissure élastique des faisceaux dont je viens de parler, & on peut par cette simple structure expliquer comment les enfans en suçant le mamelon, & les paysanes en tirant le pis de la vache, font sortir le lait ; car les tuyaux excrétoires étant ridés, conformément aux plis des faisceaux, par ces rides comme par autant de valvules, s'opposent à la sortie du lait dont les conduits laiteux sont remplis : au lieu que le mamelon étant tiré & allongé, ces tuyaux perdent leurs plis & présentent un passage tout droit, joint à cela que si l'on tire avec quelque violence, on allonge en même tems le corps de la mamelle, d'où résulte un rétrécissement latéral, qui presse le lait vers les tuyaux ouverts. On peut encore en comprimant seulement le corps

de la mamelle, pouffer le lait vers le mamelon, & forcer le paffage par les tuyaux.

22. Arteres. Veines. Nerfs, &c. Les arteres & les veines qui fe diftribuent dans les mamelles font des ramifications de celles qui portent les noms particuliers d'arteres & de veines mammaires, dont les unes font des branches des fouclavieres, & appelées mammaires internes, les autres font des productions axillaires, & nommées mammaires externes.

23. Ces vaiffeaux communiquent entre eux avec ceux des environs & avec les épigaftriques, comme on le peut voir dans le Traité des Arteres & dans celui des Veines. Les nerfs viennent principalement des nerfs coftaux, & par leur moyen communiquent avec les grands nerfs fympathiques.

24. Usages. Tout le monde les connoît affez par rapport à la nouriture des enfans. On ne fçait pas précifément à quoi fervent dans le fexe mafculin les mamelons & les aréoles. On en a vu fortir du lait dans des petits enfans de l'un & de l'autre fexe. Cela eft arrivé à un de mes freres à l'âge d'environ deux ans.

§ III. *La Plevre & le Médiaftin.*

25. La plevre eft une membrane fort adhérente à la furface interne des côtes, à celle du *fternum*, des mufcles intercof-

taux, des muscles sous-costaux, des sterno-
costaux, & à la convexité du diaphragme.
Son tissu est fort serré, très garni de vaisseaux sanguins & de nerfs, & à peu près
pareil à celui du péritoine, étant de même
composé d'une vraie lame membraneuse
qui en fait la concavité, & d'un tissu cellulaire qui en fait la convexité, & qui est
la production ou la continuation de la lame.

26. La portion cellulaire fait tout le
tour de la surface interne de la Poitrine
& communique en bas avec celle du péritoine ; mais la portion membraneuse est
autrement disposée. Chaque côté de la
Poitrine à sa plevre particuliere. Ces deux
plevres sont entierement distinctes, &
font comme deux grosses vessies qu'on auroit mises ensemble l'une à côté de l'autre
dans la cavité de la Poitrine, en sorte que
par leur adossement entre le *sternum* & les
vertebres, il se fît une duplicature en forme de cloison, & qu'au reste elles fussent
collées aux côtes, & au diaphragme.

27. LE MÉDIASTIN. On donne à cette
duplicature commune des deux plevres
particulieres le nom de médiastin. Les deux
lames dont il est composé sont unies très-
étroitement ensemble du côté du *sternum*
& vers les vertebres. Elles sont écartées
l'une de l'autre dans le milieu, & un peu
vers le devant jusqu'en bas par le péricarde

& par le cœur , comme on verra ci-après.
Un peu plus en arriere elles s'écartent en
maniere de tuyau, & servent de tunique
à l'œfophage. Enfin tout en arriere il y
a entre les vertebres & les deux plevres,
depuis le haut jufqu'en bas , un espace
triangulaire , principalement occupé par
l'aorte.

28. Devant le cœur depuis le péricade
jufqu'au *fternum* , les lames de la duplicature font fort collées enfemble, & font
paroître le médiaftin tout-à-fait tranfparent, excepté un petit efpace en haut, où
eft placé un corps glanduleux appelé *Thy-*
mus , & quelquefois tout au bas du *fter-*
num , par la graiffe dans les fujets gras,
de forte qu'il n'y a naturellement aucun
interftice , ni aucune cavité particuliere.
Ce n'eft que la maniere vulgaire de lever
le *fternum* qui caufe cet écartement, comme l'a fait voir affez clairement M. Bartholin, mon premier maître en anatomie,
dans fon Traité du Diaphragme, imprimé
à Paris en 1676. Je parlerai dans un autre
endroit des tables *d'Euftachius* , où on a
cru appercevoir la même faute.

29. Le médiaftin ne fe termine pas ordinairement le long du milieu de la face
interne du *fternum* , comme on a toujours
cru. J'ai démontré l'an 1715 , à l'Académie Royale des Sciences , qu'il biaife de

haut en bas vers le côté gauche, & que
si l'on perce le milieu du *sternum* avec un
instrument pointu, avant que d'ouvrir la
Poitrine, on trouvera presque un travers
de doigt de distance entre le *sternum* & le
médiastin, pourvu qu'on laisse le *sternum*
en place, & que l'on coupe les cartilages
des côtes environ à un pouce de distance
de chaque côté du *sternum*.

30. On voit par là que la Poitrine est
non-seulement partagée en deux cavités,
séparées l'une de l'autre par une cloison
mitoyenne sans aucune communication,
mais aussi que par l'obliquité de cette cloison la cavité droite de la Poitrine est plus
grande que la cavité gauche. Par là on peut
juger de l'incertitude de la trépanation du
sternum, que les anciens recommandent
dans certains cas. La portion cellulaire de
la plevre en attache les portions membraneuses au *sternum*, aux côtes, à leurs
muscles, au diaphragme, au péricarde,
au *thymus*, aux vaisseaux, aux nerfs, &
généralement à tout ce qui est proche de la
convexité des portions membraneuses de
la plevre. Elle se glisse aussi entre les lames de la duplicature dont le médiastin
est formé, & les colle ensemble. Elle pénetre même les muscles, & communique
avec le tissu cellulaire de leurs interstices
jusqu'à la membrane adipeuse externe de

la convexité du thorax, & par-là communique avec la membrane adipeuse externe de la convexité du-bas-ventre. En cela la plevre reſſemble au péritoine.

31. La ſurface qui regarde les cavités de la Poitrine eſt continuellement humectée d'une ſéroſité lymphatique, qui ſuinte peu à peu par les pores de la portion membraneuſe. On veut faire penſer que cette ſéroſité eſt la production des glandes imperceptibles, mais on n'a pas encore donné des preuves réelles de leur exiſtence, non plus que de celles du péritoine.

32. ARTERES. VEINES. Les arteres & les veines de la plevre ſont principalement des ramifications des arteres & des veines intercoſtales. Ces ramifications ſont très-multipliées, & pour la plupart très-fines. Les mammaires internes & les diaphragmatiques lui fourniſſent auſſi, & communiquent très-frequemment avec celles qui viennent des intercoſtales.

33. Le médiaſtin a ſes vaiſſeaux particuliers, appelés arteres & veines médiaſtines, leſquelles ſont pour l'ordinaire des branches des ſouclavieres. Les mammaires internes lui donnent auſſi des ramifications ſur le devant, les diaphragmatiques en bas, les intercoſtales en arriere, de même que les œſophagiennes.

34. NERFS. Ce ſont des ramifications des

vrais nerfs intercoſtaux, autrement nommés coſtaux & dorſaux. Ils communiquent vers les vertebres avec les grands
nerfs ſympathiques, improprement appelés nerfs intercoſtaux, mais très-peu avec
les nerfs ſympathiques moyens, ou ceux
de la huitieme paire.

3ſ. Usages. La plevre ſert en général
de tégument interne à la cavité de la
poitrine, & de périoſte aux côtes; (voyez
n°. 36.) Le médiaſtin ôte toute communication des deux cavités de la Poitrine, &
empêche l'un des poumons de peſer ſur
l'autre quand on eſt couché ſur le côté. Il
forme auſſi des loges au cœur avec le
péricarde, à l'œſophage, &c. & enfin ſe
continue ſur les poumons, comme on
verra dans la ſuite. Il ſuſpend le milieu
du diaphragme.

36. *Nota* Les portions de la plevre qui
ſont immédiatement attachées aux côtes,
peuvent être regardées comme un périoſte
de leurs faces internes. Cette adhérence
aux côtes rend la plevre tendue & l'empêche de gliſſer. Elle la rend auſſi extrêmement ſenſible au moindre écartement cauſé
par une lymphe épaiſſie, ou un ſang accu-
mulé, d'autant plus que les filamens nerveux ſont dans ce cas extraordinairement
comprimés dans l'inſpiration, où les muſcles intercoſtaux ſe gonflent.

§ IV. *Le thymus.*

37. Le *thymus* eſt un corps, glanduleux, oblong, arrondi par en haut, diviſé
par en bas en deux ou trois lobes, dont
le gauche eſt le plus long. Il eſt d'un volume très-conſidérable dans le *fœtus*, médiocre dans les enfans, & très-diminué
dans la vieilleſſe. Il eſt blanchâtre, & quelquefois un peu rougeâtre dans les enfans,
le plus ſouvent d'une couleur obſcure dans
un âge avancé.

38. Le *thymus* eſt ſitué pour la plus
grande partie entre la duplicature de la
portion ſupérieure antérieure du médiaſtin & les gros vaiſſeaux du cœur, d'où
il s'étend un peu au‑deſſus du niveau
de la ſommité des deux plevres particulieres, & par conſéquent eſt en partie
hors de la cavité de la poitrine; dans le
fœtus & les petits enfans on le trouve
preſqu'autant dehors de la Poitrine que
dedans.

39. Les particularités de ſa ſtructure
internes ni celles de ſes ſécrétions, ne
ſont pas encore aſſez connues pour pouvoir
rendre raiſon comme il faut de ſes uſages,
leſquels néanmoins paroiſſent avoir plus
lieu dans le *fœtus* que dans les adultes.
Il y a des vaiſſeaux particuliers appelés Arteres & Veines thymiques.

§ V. *Le cœur.*

40. SITUATION GÉNÉRALE. CONFORMATION. Le cœur eſt un corps muſculeux ſitué dans la cavité de la Poitrine ſur la partie antérieure du diaphragme, entre les parois de l'écartement du médiaſtin ; ce corps a en quelque maniere la forme d'un cône, applati par deux côtés, arrondi à la poitrine, & ovalaire à la baſe. Selon cette figure on conſidere extérieurement dans le cœur la baſe, la pointe, deux bords & deux faces, dont l'une eſt pour l'ordinaire aſſez plate, & l'autre plus convexe.

41. Outre le corps muſculeux qui forme principalement ce qu'on appelle le cœur, ſa baſe eſt accompagnée de deux appendices nommés oreillettes, & de gros vaiſſeaux ſanguins, dont il ſera parlé ci-après. Il eſt enfermé avec ces accompagnemens dans une capſule membraneuſe appelée péricarde.

42. Il eſt creux en dedans, & diviſé entre les deux bords par une cloiſon mitoyenne en deux cavités, nommées ventricules, dont l'un eſt épais & ferme, & l'autre mince & mollaſſe On donne communément à ce dernier le nom de ventricule droit, & à l'autre celui de ventricule gauche, quoique ſuivant leur ſituation naturelle, qui eſt oblique, le ventricule droit

eſt plus antérieur, & le gauche plus poſtérieur, comme on verra dans la ſuite.

43. Chacun de ces ventricules eſt ouvert
à la baſe par deux orifices, dont l'un répond
à une des oreillettes, & l'autre à l'embouchure d'une groſſe artere. On en peut appeler le premier orifice veineux ou auriculaire, & l'autre orifice artériel. Le ventricule droit s'abouche avec l'oreillette du
même côté, & avec le tronc de l'artere
pulmonaire. Le ventricule gauche s'abouche avec l'oreillette gauche & avec le gros
tronc de l'aorte. On trouve vers le bord
ou contour de ces orifices pluſieurs pellicules mobiles que les anatomiſtes appellent valvules, dont quelques-unes s'a-
vancent dans les ventricules, ſous le nom
de valvules triglochines, & les autres dans
les gros vaiſſeaux, ſous le nom de valvules
ſémilunaires, ou valvules ſigmoïdes. Les
triglochines du ventricule gauche ſont encore appelées valvules mitrales.

44. LES VENTRICULES ont la ſurface interne fort inégale. On y trouve quantité
d'éminences & de cavités. Les éminences
les plus conſidérables ſont des allongemens
charnus fort épais, qu'on appelle *colonnes*.
A l'extrémité de ces colonnes charnues
ſont attachés pluſieurs cordages tendineux,
qui par l'autre bout tiennent aux valvules
triglochines. Il y a encore d'autres petits

cordages tendineux forts le long de l'un & de l'autre bord de la cloifon des ventricules. Ces petits cordages font obliquement tranfverfes, & forment d'efpace en efpace une efpece de réfeau.

45. Les cavités de la furface interne des ventricules font de petites foffettes ou *lacunes* de toutes fortes de figures, très-profondes & très près les unes des autres, de forte que leurs intervalles paroiffent comme des monticules. Ces lacunes font pour la plûpart autant d'orifices de conduits veineux, dont il fera parlé dans la fuite.

46. STRUCTURE DES VENTRICULES. Les fibres mufculeufes ou charnues dont la maffe du cœur eft compofée, font arrangées d'une maniere fort finguliere, principalement celles du ventricule droit ou antérieur. Elles font toutes ou courbées en arcs, ou pliées en angles.

47. Les fibres pliées en angles ont plus d'étendue en longueur que celles qui ne font que courbées en forme d'arcs ou arcades. Le milieu de ces arcades & l'angle de ces plis font tournés vers la pointe du cœur, & les extrémités des fibres en regardent la bafe. Ces fibres différent entr'elles, non-feulement en longueur, mais encore en direction, qui prefque partout eft fort oblique, mais beaucoup plus dans les fibres longues ou pliées, que

dans les courtes ou simplement courbées.

48. C'est un langage commun que cette obliquité représente un 8 de chifre, mais la comparaison en est très-fausse, & ne peut convenir qu'à quelque figure mal dessinée & ce n'est qu'une méprise dans la perspective qui a donné lieu à cette fausse idée.

49. Toutes ces fibres, par rapport à leur obliquité & à leur différente étendue, sont arrangées de maniere que les plus longues forment en partie les couches les plus externes de la convexité du cœur, & en partie les couches les plus internes de sa concavité, & que la rencontre oblique & successive du milieu de leurs courbures & de leurs angles forme insensiblement sa pointe.

50. Les fibres qui sont situées entre les couches formées par les fibres les plus longues, deviennent courtes de plus en plus & moins courbées, & cela par degrés jusques vers la base du cœur, où elles paroissent très-courtes & très-peu courbées. C'est par cet arangement que les parois des ventricules sont très-minces vers la pointe du cœur, & deviennent ensuite très-épaisses vers la base.

51. Chaque ventricule est composé de ses propres fibres, mais le ventricule gauche ou postérieur en a beaucoup plus que

le droit ou antérieur. La concurrence des deux ventricules forme une cloison mitoyenne qui appartient à tous les deux ensemble.

52. Le ventricule gauche ou postérieur a cela de particulier, que les mêmes fibres qui forment la couche interne de sa cavité en particulier, composent la couche la plus externe de toute la convexité du cœur, qui est une couche commune à tous les deux ventricules, de sorte que par le développement de toutes ces fibres il paroît que le cœur est composé de deux sacs musculeux renfermés dans un troisieme sac musculeux.

53. Le ventricule droit ou antérieur est plus ample que le gauche ou postérieur, comme les anciens ont fort bien remarqué, & ce que M. Helvetius a très-clairement démontré. Ce ventricule est presque aussi long que l'autre dans l'homme. Quelquefois ils paroissent extérieurement séparés par une double pointe.

54. La direction de toutes ces fibres n'est pas partout dans le même sens, quoiqu'elles soient toutes plus ou moins obliques, car les unes aboutissent à droite, les autres à gauche, d'autres en devant, d'autres en arriere, & plusieurs se terminent entre ces endroits; ce qui fait qu'à mesure qu'on les développe, on trouve qu'elles

se croisent par degrés, tantôt en long &
tantôt en large.

55. Le nombre des fibres qui se croisent
transversalement surpasse de beaucoup celui des fibres qui se croisent longitudinalement. Il faut bien remarquer ceci, pour
éviter les fausses idées qu'on a eu pendant
quelque tems à l'égard du mouvement
du cœur : les uns croyant qu'il se fait par
une espece de contorsion en vis, les autres
s'imaginant que le cœur se raccourcit dans
sa contraction, & qu'il s'allonge par sa dilatation.

56. Les fibres qui composent la surface
interne, ou la concavité des ventricules
ne vont pas toutes à la base, mais quelques-
unes s'avancent dans leur cavité, & y forment une espece de colonnes charnues,
auxquelles la partie flottante des valvules
triglochines est attachée par plusieurs cordes tendineuses.

57. Outre les colonnes charnues l'arrangement des fibres internes forme beaucoup
d'éminences & d'enfoncemens qui rendent
la surface interne des ventricules non-seulement inégale, mais encore très-étendue
dans un petit espace. Une partie de ces enfoncemens sont des orifices des conduits
veineux qui se trouvent dans l'épaisseur
des ventricules dont j'ai parlé ci-dessus.
Le contour des grandes ouvertures de la

bafe du cœur eft tendineux, & comme un tendon commun des extrémités des fibres charnues dont les ventricules font compofés.

58. LES VALVULES qui font aux orifices des ventricules font de deux fortes, les unes permettent au fang d'entrer dans le cœur, & l'empêchent d'en fortir par le même chemin; les autres le laiffent fortir du cœur, & s'oppofent à fon retour dans le cœur. Celles de la premiere efpece terminent les oreillettes, & celles de la feconde occupent les embouchures des groffes arteres. On a donné à celles-ci le nom de valvules fémilunaires ou valvules figmoïdes, & aux autres celui de triglochines ou mitrales.

59. Les valvules triglochines du ventricule droit font attachées à l'orifice veineux ou auriculaire du ventricule, & s'avancent dans la cavité de ce même ventricule. Elles font comme trois languettes fort polies du côté qui regarde l'embouchure de l'oreillette, & garnies de plufieurs expanfions membraneufes & tendineufes du côté de la cavité ou furface interne du ventricule, & elles font comme découpées ou dentelées par leurs bords. Les valvules de l'orifice veineux ou auriculaire du ventricule gauche font de la

même forme & ſtructure, mais il n'y en a que deux, & on les a nommées valvules mitrales, à cauſe de quelque reſſemblance à une mitre renverſée, qu'elles repréſentent aſſez groſſierement.

60. Ces cinq valvules ſont très-minces, & elles ſont attachées par pluſieurs cordes tendineuſes aux colonnes charnues des ventricules. Les cordages de chaque valvules ſont attachés à deux colonnes. Il y a entre ces valvules d'autres petites qui ne ſont que la continuation de la baſe des grandes, de la même figure.

61. Les valvules ſémilunaires ou valvules ſigmoïdes ſont ſix, trois à chaque ventricule, & à l'embouchure des groſſes arteres. Le nom de valvules artérielles leur convient aſſez. Elles ſont faites à peu près comme des paniers de pigeon. Leurs concavités regardent la paroi ou concavité de l'artere, & leurs convexités s'approchent mutuellement. En examinant ces valvules par le microſcope, on trouve des fibres charnues dans la duplicature des membranes dont elles ſont compoſées.

62. Elles ſont vraiment ſémilunaires, c'eſt-à-dire, en forme de croiſſant, par les attaches de leurs fonds, mais elles ne le ſont pas par leurs bords flottans, car ces bords repréſentent chacun deux petits
croiſſans,

eroiſſans, dont deux extrémités ſe rencontrent au milieu du bord, & y forment une eſpece de petit mamelon.

63. L'aorte en général. La groſſe artere qui ſort du ventricule gauche eſt appelée aorte. En ſortant elle s'avance un peu à droite, & ſe courbe d'abord obliquement en arriere pour former ce que l'on appelle l'aorte deſcendante, dont je parlerai encore dans la ſuite. Environ du milieu de la convexité de cette courbure il ſort trois groſſes branches qui fourniſſent une infinité de ramifications à la tête & aux extrémités ſupérieures du corps humain, comme l'aorte deſcendante le fait à la Poitrine, au bas-ventre, & aux extrémités inférieures.

64. L'artere pulmonaire en général. Le tronc d'artere qui ſort du ventricule droit eſt appelé artere pulmonaire, parce qu'il ſe diſtribue aux poumons. Ce tronc dans ſa ſituation naturelle dans la Poitrine, va d'abord un peu directement en haut, & enſuite ſe diviſe latéralement en deux branches principales, une pour chaque poumon, & dont celle qui va au poumon du côté droit eſt plus longue que celle qui va au poumon gauche. On en verra la raiſon dans la ſuite.

65. Les oreillettes ſont deux ſacs muſculeux ſitués à la baſe du cœur, l'un

du côté du ventricule droit , l'autre du
côté du ventricule gauche, & unis enfemble
par une cloifon interne & par des fibres
communes externes, à peu près comme les
ventricules. On appelle auffi l'un l'oreillette droite , & l'autre l'oreillette gauche.
Elles font très-inégales en dedans , plus
unies en dehors, & terminées par un bord
applati & dentelée , qui repréfente une
crête de poule , ou une efpece d'oreille
de chien, & auquel un célebre anatomifte
de Leyde a voulu autrefois donner le nom
particulier d'oreillette, comme à une portion diftinguée de l'autre , qu'il appeloit
fac. Elles s'abouchent avec les orifices de
chaque ventricule , que j'ai nommé orifices veineux ou auriculaires , & leur embouchure eft tendineufe , à peu près comme celles des ventricules.

66. L'oreillette droite eft plus ample
que l'oreillette gauche, & elle s'abouche
avec le ventricule du même côté par une
ouverture commune & tendineufe, comme j'ai dit ci-deffus. Elle a encore deux
ouvertures particulieres réunies en une,
& formées par la concurrence ou rencontre prefque directe de deux groffes veines
qui y aboutiffent, & qu'on appelle veines
caves, l'une fupérieure & l'autre inférieure. Le bord dentelé de cette oreillette
fe termine obliquement par une efpece de

pointe mousse qui est comme un petit allongement particulier du grand sac, &
tourné vers le milieu de la base du cœur.

67. Toute la surface interne de la cavité
de l'oreillette droite est inégale par quantité de lignes saillantes toutes charnues
qui en traversent les parois, & qui communiquent entr'elles par d'autres plus petites, disposées très-obliquement dans
leurs intervalles. Les premieres de ces lignes sont comme des troncs, & les autres
comme de petites branches posées à contre-
sens les unes des autres. Dans les espaces
que laissent entr'elles ces lignes charnues,
l'épaisseur de l'oreillette est extrêmement
mince & presque transparente, de sorte
qu'elle n'y paroît être que la rencontre
immédiate de la tunique externe & de la
tunique interne de l'oreillette, principalement autour de la pointe.

68. L'oreillette gauche dans le corps
humain est une espece de sac musculeux
médiocrement épais, inégalement carré,
auquel s'abouchent quatre veines appelées veines pulmonaires, & qui a un appendice très-distingué, comme une petite
oreillette particuliere. Ce sac est fort égal
au dedans & au dehors, de sorte qu'on
seroit naturellement porté à l'appeler le
tronc des veines pulmonaires, & son
appendice l'oreillette gauche. Cependant

le fac & l'appendice ne font enfemble qu'une même cavité commune. C'eft pourquoi il eft affez convenable de comprendre ces deux portions fous le même nom commun d'oreillette gauche. On peut auffi appeler la petite portion appendice de l'oreillette gauche dans l'homme, car dans les animaux cela eft différent.

69. Cette petite portion ou appendice de l'oreillette gauche eft d'une conformation différente de celle du fac ou de la grande portion. Extérieurement elle eft comme un petit fac longuet, courbé & recourbé par fa largeur, & dentelé par tout le contour de fes bords. Intérieurement elle reffemble à l'intérieur de l'oreillette droite. Toute la cavité commune de l'oreillette gauche eft plus petite dans l'homme adulte que celle de l'oreillette droite. Les fibres charnues de la grande portion de l'oreillette gauche fe croifent alternativement par des couches différemment arrangées.

70. ARTERES ET VEINES CORONAIRES. Le cœur, outre les gros vaiffeaux communs, a des vaiffeaux particuliers que l'on appelle arteres & veines coronaires, parce que leurs troncs couronnent en quelque maniere la bafe du cœur. Les arteres coronaires font deux, & fortent de la naiffance de l'aorte ; elles fe répandent enfuite

autour de la bafe du cœur de côté & d'autre, & fourniffent quantité de ramifications à fa fubftance.

71. Les veines coronaires gardent à peu près la même diftribution à l'extérieur, mais elles aboutiffent principalement en partie dans l'oreillette droite, en partie dans le ventricule de ce même côté. Elles aboutiffent encore dans le ventricule gauche, mais en moindre quantité, & cela dans l'un & l'autre par des conduits veineux qui s'ouvrent dans les foffettes & les lacunes qui font entre les inégalités de ces ventricules. Il fe trouve auffi de pareilles lacunes dans les oreillettes entre les lignes faillantes dont j'ai parlé. On voit auffi dans la furface interne du grand fac de l'oreillette gauche de petits trous qui paroiffent avoir le même ufage.

72. Des deux arteres, car rarement il y en a trois, l'une eft à droite, l'autre eft à gauche du tiers antérieur de la circonférence de l'aorte. La coronaire droite fe gliffe entre la bafe du cœur de l'oreillette droite, jufqu'à la face plate du cœur, & ainfi fait un demi-tour de couronne. La coronaire gauche fait la même chofe entre la bafe du cœur & l'oreillette gauche, & avant que de tourner fur la bafe, elle jette

fur la face convexe du cœur une branche
principale dans l'interftice des deux ventricules. Il part de l'union des deux demi-
tours de ces deux arteres fur la face plate
du cœur une pareille branche principale,
qui va de même jufqu'à la pointe du cœur,
& s'y rencontre avec la branche de
l'autre.

73. Les veines coronaires fe diftribuent
au dehors à peu près de la même maniere.
Leur tronc s'ouvre principalement dans
l'oreillette droite par un orifice particulier qui eft garni d'une petite valvule fémilunaire. Toutes les veines coronaires &
leurs ramifications communiquent entre
elles, de forte que fi on fcuffle dans une
de ces branches après y avoir fait un petit
trou, & ferré les oreillettes, de même que
les groffes arteres, on verra le vent ou
fouffle gonfler tous les vaiffeaux, & pénétrer même par les conduits veineux jufques aux ventricules qui fe gonflent dans
cette expérience.

74. Situation particuliere du
cœur. Il eft prefque tout-à-fait tranfverfalement couché fur le diaphragme : fa
plus grande portion avance dans la cavité
gauche de la Poitrine, & fa pointe eft tournée vers l'extrémité offeufe de la fixieme
vraie côte. La bafe regarde la cavité droite

de la Poitrine, & les oreillettes posent sur
le diaphragme, principalement l'oreillette
droite.

75. La naissance ou base de l'artere pulmonaire est dans cette situation naturelle
la partie la plus haute du cœur en devant,
& le tronc de cette artere paroît se trouver dans un plan perpendiculaire qu'on
pourra s'imaginer directement entre le
sternum & l'épine du dos. Ainsi une portion de la base du cœur s'avance dans la
cavité droite de la Poitrine, le reste jusqu'à la pointe se trouve dans la cavité gauche, & c'est pour cela que le médiastin est
tourné vers ce même côté.

76. Suivant cette situation du cœur, qui
est la vraie & la naturelle dans l'homme,
les parties que l'on nomme ordinairement
droites, sont plutôt antérieures, & celles
que l'on nomme gauches sont postérieures.
De plus la face du cœur qu'on a cru être
l'antérieure, est naturellement la supérieure; & celle qu'on s'est imaginé être la postérieure, est par conséquent l'inférieure.

77. La face inférieure est fort plate,
comme étant couchée sur le diaphragme,
au lieu que la face supérieure est un peu
élevée tout au long, suivant la direction
de la cloison ou du *septum* des ventricules.
Au reste certains termes reçus dans le
langage commun ne font rien, pourvu

qu'ils ne donnent point d'occasion à de
fausses idées, faute d'instruction & d'aver-
tissement.

78. Le péricarde. Le cœur avec
toutes ses appartenances est enfermé dans
une capsule membraneuse appelée péricarde. Elle est en quelque façon conique &
beaucoup plus ample que le cœur. Elle n'est
pas attachée à la base du cœur, mais autour des grosses veines au-dessus des oreillettes, avant leurs ramifications, & aux
troncs des grosses arteres avant leurs divi-
sions.

79. Le péricarde est composé de trois
lames, une externe, une moyenne, une
interne, dont la moyenne, qui est la principale des trois, est d'un tissu fort serré
de filamens tendineux très-déliés, & différemment croisés. La lame interne paroît
être la continuation de la tunique externe
du cœur, de celle des oreillettes, & de
celle des gros vaisseaux. Les deux troncs
artériels, c'est-à-dire, celui de l'aorte &
celui de l'artere pulmonaire, n'ont qu'une
même tunique commune qui les environne tous deux, comme dans un étui,
garni intérieurement d'un tissu cellulaire,
surtout dans les espaces entre l'adossement
des troncs & la paroi voisine de l'étui. Il
n'y a qu'une très-petite portion de la veine-
cave inférieure dans le péricarde.

80. La lame moyenne fait particulierement le fac du péricarde. La figure de
ce fac n'eft pas fimplement conique, la
pointe eft très-arrondie, & la bafe a un
allongement particulier, en maniere de
chapiteau, qui environne amplement les
gros vaiffeaux, comme il eft dit ci-deffus,
& auffi amplement à proportion que l'autre
portion du fac à l'égard du cœur.

81. Le péricarde eft étroitement attaché
au diaphragme, non pas par la pointe,
mais précifément par la portion qui répond à la face plate ou inférieure du cœur.
Il y eft très-adhérent, de forte qu'il eft
très-difficile de l'en féparer par la diffection. Cette adhérence ne s'étend pas plus
loin que la portion déterminée, qui eft en
quelque façon triangulaire, conformément
à la face du cœur ; le refte de l'étendue du
fac eft couché fur le diaphragme fans adhérence.

82. La lame externe du péricarde, ou
pour mieux dire la tunique commune, eft
formée par la duplicature du médiaftin.
Elle eft adhérente au fac propre du péricarde par le moyen de la continuation du
tiffu cellulaire de la duplicature. Cette
lame quitte le fac autour de l'adhérence
du diaphragme, & fe répand alentour fur
la face fupérieure du diaphragme, comme
une continuation de la plevre.

B v.

83. La lame interne eſt percée d'un nombre infini de petits trous imperceptibles, dont il ſuinte continuellement une humidité ſéreuſe „à peu près comme dans la ſurface interne du péritoine. Cette humidité s'amaſſe peu à peu après la mort, de ſorte que dans les cadavres qu'on n'ouvre que quelques jours après, on en trouve ordinairement une certaine quantité, qu'on appelle l'eau du péricarde. Quelquefois on trouve cette liqueur un peu rougeâtre, ce qui pourroit arriver par une eſpece de tranſudation du ſang à travers la membrane extrêmement mince des oreillettes.

84. USAGES EN GÉNÉRAL. Le cœur avec tout cet appareil de ſes appartenances, eſt la principale machine de la circulation du ſang. Il faut regarder les deux ventricules du cœur comme deux ſeringues miſes à côté l'une de l'autre, & jointes enſemble, comme ſi elles ne faiſoient qu'un corps, & cependant chacune pourvue de ſoupapes à contre-ſens, de ſorte que les unes laiſſent entrer la liqueur quand on tire les piſtons, & les autres la faſſent ſortir quand on les pouſſe.

85. Il ne ſeroit pas néceſſaire d'avoir des piſtons dans ces ſeringues, ſi leurs parois étoient d'une matiere qui pût être ſerrée & dilatée alternativement. C'eſt ce que l'on trouve dans le cœur. Les fibres

charnues dont ſes ventricules ſont compoſés, ſe mettent en contraction, ſerrent les deux cavités également & directement, & non pas par un contour oblique en vis, ou en maniere de contorſion ; car pour peu qu'on conſidere attentivement en combien de ſens & à combien d'endroits toutes les fibres du cœur ſe croiſent, comme je l'ai fait remarquer, on verra clairement que tout concourt à faire une contraction directe, très-égale & très-uniforme, mais plus ſelon la largeur & l'épaiſſeur du cœur, que ſelon ſa longueur, à cauſe de la grande quantité des fibres tranſverſes & preſque tranſverſes, dont le nombre ſurpaſſe de beaucoup celui des fibres longitudinales & preſque longitudinales.

86. Les fibres charnues ainſi raccourcies, font l'office de piſton, en ſerrant les ventricules pour en chaſſer le ſang, qui étant pouſſé avec impétuoſité vers la baſe du cœur, applique les valvules triglochines les unes contre les autres, écarte les ſémilunaires, & prend avec rapidité ſon cours par les arteres & par leurs ramifications, comme par autant de tuyaux à reſſort.

87. SYSTOLE. Le ſang ainſi pouſſé par la contraction des ventricules, & enſuite preſſé par le reſſort des arteres, enfile les vaiſſeaux capillaires, & eſt enfin obligé de revenir par les veines aux oreillettes,

qui alors comme des retraites, veſtibules ou antichambres, reçoivent & logent pendant une nouvelle contraction le ſang revenu par les veines. Les Anatomiſtes ont donné à la contraction du cœur le nom de ſyſtole.

88. Diastole. La contraction ou ſyſtole des ventricules ceſſe un moment après par le relâchement de leurs fibres charnues, pendant que les oreillettes qui avoient logé le ſang veineux ſe mettent en contractation à leur tour, lui font paſſage par les valvules triglochines, & le pouſſent dans les ventricules, de ſorte qu'il en écarte les parois & en dilate la cavité. Cette dilatation eſt appelée diaſtole.

89. Circulation. C'eſt ainſi que le cœur, par les ſyſtoles & les diaſtoles alternatives des ventricules & des oreillettes, pouſſe le ſang par les arteres dans toutes les parties du corps, & le repompe de toutes ces parties par les veines. C'eſt ce que l'on appelle la circulation du ſang, qui ſe fait principalement en trois manieres différentes.

90. La premiere eſpece de circulation du ſang eſt la plus générale, dans laquelle preſque toutes les arteres du corps ſe rempliſſent par la ſyſtole des ventricules du cœur, & la plus grande partie des veines ſe dégorgent par la diaſtole.

91. La seconde espece de circulation est toute opposée. Elle se trouve dans les vaisseaux coronaires du cœur, dont les arteres reçoivent le sang, pendant que la diastole des ventricules, & les veines se vident pendant la systole de ces mêmes ventricules.

92. La troisieme espece de circulation est celle qui se fait dans le ventricule gauche du cœur, en ce qu'il y passe une petite portion de sang par les conduits veineux sans avoir traversé les poumons, comme tout le reste de la masse du sang est obligé de faire.

93. Outre ces trois différentes manieres de circulation, il y a encore certaines singularités dans la route du sang, que l'on peut regarder comme des circulations particulieres. Tel est le passage du sang par le foie, par la rate, par les corps caverneux des parties naturelles, & par les sinus caverneux de la dure-mere. Je ne parle point ici de la circulation particuliere du *fœtus*.

§ VI. *Les poumons.*

94. Situation générale. Figure. Les poumons sont deux grosses masses spongieuses, rougeâtres dans l'enfance, grisâtres dans l'âge moyen, & bleuâtres dans la vieillesse, répandues dans toute la Poitrine de maniere que l'une en occupe la

cavité du côté droit, & l'autre celle du côté gauche, féparées l'une de l'autre par le médiaftin & par le cœur, & conformes à ces deux cavités, c'eft-à-dire, convexes du côté des côtes, concaves fur la voûte du diaphragme , & inégalement appla-ties & enfoncées vers le médiaftin & le cœur.

95. Quand on regarde les poumons hors de la Poitrine, on voit qu'ils repré-fentent en quelque maniere l'extrémité d'un pied de bœuf, dont la face anté-rieure feroit tournée vers le dos, la pof-térieure vers le *fternum* , & l'inférieure vers le diaphragme.

96. DIVISION. FIGURE PARTICULIERE. Selon cet arrangement on les diftingue en poumon droit & en poumon gauche. Ils font encore divifés chacun en deux ou trois portions qu'on appelle lobes. Le poumon droit en a fouvent trois, ou deux & demi , & le poumon gauche n'en a ordinairement que deux. Le poumon droit eft pour l'or-dinaire plus grand que celui du gauche , conformément à cette cavité de la Poitrine & à l'obliquité du médiaftin.

97. Le poumon gauche a cela de parti-culier, qu'au bas du bord antérieur il y a une grande échancrure dentelée vis-à-vis la pointe du cœur, de forte qu'il ne couvre jamais cette pointe , même dans la plus

forte inspiration. Ainsi la pointe du cœur avec le péricarde peuvent toujours frapper immédiatement contre les côtes, & le poumon n'enveloppe pas le cœur de la maniere qu'on le dit vulgairement. Cette échancrure est marquée dans les Tables anatomiques d'*Euſtachius*.

98. STRUCTURE. La ſubſtance du poumon est preſque toute ſpongieuſe, compoſée d'une infinité de différentes cellules membraneuſes, & de pluſieurs ſortes de vaiſſeaux qui ſe répandent parmi les cellules par des ramifications ſans nombre.

99. TUNIQUES. Tout cet amas est revêtu d'une membrane qui est la continuation de chaque plevre particuliere. On fait cette membrane du poumon double, mais ce qu'on prend pour membrane interne n'est que l'expanſion & la continuation d'un tiſſu cellulaire dont je vais parler, après avoir expoſé les vaiſſeaux de ce viſcere.

100. BRONCHES. Les vaiſſeaux qui compoſent en partie la ſubſtance du poumon, ſont de trois ou quatre ſortes, ſavoir les aëriens, les ſanguins & les lymphatiques, auxquels on peut ajouter les nerfs. Les vaiſſeaux aëriens en font la principale partie, & ſont nommés bronches.

101. Ce ſont des tuyaux coniques compoſés d'une infinité de fragmens cartilagineux, comme d'autant de fragmens de

cercles très-irréguliers , liés enfemble par
une membrane ligamenteufe & élaftique ,
& difpofés , de maniere que les inférieurs
s'infinuent & s'engagent facilement dans
les fupérieurs.

102. Les bronches font garnis en dedans d'une membrane fine , dont il fuinte
toujours une férofité mucilagineufe. On
découvre dans l'épaiffeur de cette membrane une grande quantité de petits vaiffeaux fanguins , & fur fa concavité beaucoup de lignes longitudinales fort faill-
lantes , qui paroiffent en partie charnues & en partie d'un tiffu élaftique ou à
reffort.

103. Ces bronches fe divifent par une
infinité de ramifications en tous fens , qui
vont toujours en diminuant , perdent peu
à peu la ftructure de leurs cartilages , &
deviennent membraneufes, à mefure qu'elles deviennent capillaires. Outre les extrémités fines de la grande fuite de ces
ramifications , on obferve encore que tous
les troncs fubalternes , jufqu'aux plus petits , jettent immédiatement de tous côtés
une infinité de pareils tuyaux cellulaires
fort courts.

104. Vesicules bronchiques. Chacun
de ce grand nombre de petits tuyaux
bronchiques s'élargit par fon extrémité ,
& forme une petite cellule ou follicule

membraneuſe, qu'on appelle communément véſicule. Ces cellules ou follicules
ſont intimement collées enſemble par paquets. Chaque petite branche produit un
paquet proportionné à ſon étendue & au
nombre de ſes ramifications.

105. LOBULES. On donne à ces petits
paquets véſiculaires ou cellulaires le nom
de lobules. Et comme les groſſes branches
ſe diviſent en petits rameaux, de même
les gros lobules ſe partagent en pluſieurs
petits. Les cellules ou véſicules de chaque
lobule en particulier ſe communiquent
très librement, mais il paroît que la communication des lobules n'eſt pas ſi libre.

106. TISSU INTERLOBULAIRE. Les lobules paroiſſent très-ſenſiblement ſéparés
par une ſubſtance cellulaire qui les environne proportionnément à leur étendue
particuliere, & qui en remplit les interſtices. Cette ſubſtance forme auſſi une eſpece
de cellules membraneuſes irrégulieres,
plus minces, plus lâches & plus larges que
les cellules ou véſicules bronchiques.

107. Ce tiſſu ſe répand par tout le volume de chaque poumon, forme des gaînes ſpongieuſes ou cellulaires qui environnent les ramifications des bronches & des
vaiſſeaux ſanguins, s'épanouït enſuite ſur
la ſurface externe du poumon, & y produit une eſpece de tunique cellulaire très-

fine qui s'applique & s'unit à l'enveloppe générale des poumons.

108. Quand on souffle dans ce tissu interlobulaire, on voit que les lobules s'applatissent par la compression du vent introduit ; & quand on pousse le vent dans les cellules ou vésicules bronchiques, non-seulement il les gonfle sur le champ, mais étant un peu forcé, il passe insensiblement dans le tissu cellulaire des interstices, ou tissu interlobulaire. C'est l'observation de M. *Helvetius*.

109. RÉSEAU VASCULAIRE. Toutes les cellules ou vésicules bronchiques sont environnées d'un réseau très-fin, d'extrémités artérielles & veineuses qui s'anastomosent ou communiquent ensemble de part & d'autre. Nous devons à l'illustre M. Malpighi la plus grande partie du développement de cette structure délicate & admirable.

110. LES VAISSEAUX SANGUINS du poumon sont de deux sortes ; les uns communs, savoit l'artere pulmonaire & les veines pulmonaires ; les autres propres ou particuliers, appelés arteres ou veines bronchiques.

111. L'ARTERE PULMONAIRE sort du ventricule droit du cœur. Son tronc monte presque directement en haut, & se divise vers la courbure de l'aorte en deux bran-

ches latérales, l'une à droite, appelée artere pulmonaire droite, l'autre à gauche,
nommée artere pulmonaire gauche. L'artere pulmonaire droite passe sous la
courbure de l'aorte, ce qui fait qu'elle est
plus longue que la gauche. Toutes les
deux s'avancent vers les poumons, s'y insinuent & se répandent par des ramifications presque pareilles à celles des bronches
dont elles suivent les routes.

112. Les veines pulmonaires ayant
fait la même distribution dans les poumons,
en sortent de chaque côté par deux grosses
branches qui s'ouvrent latéralement dans
le réservoir ou sac musculeux de l'oreillette
gauche du cœur.

113. Les ramifications de ces deux sortes
de vaisseaux dans le poumon sont entou-
rées par tout de la subitance celluleuse des
interstices dont j'ai parlé, laquelle leur
fournit aussi une espece de gaîne. Ce sont
les extrémités capillaires de ces vaisseaux
qui produisent le réseau admirable de
M. Malpighi, dont je viens de parler. Il
faut remarquer que les ramifications des
arteres pulmonaires sont plus nombreuses
& plus amples que celles des veines, au
contraire des autres parties du corps, où
les veines surpassent les arteres en nombre
& en grosseur.

114. Artere et veine bronchiques.

Outre ces principaux vaisseaux sanguins, il y en a deux autres que l'on appelle artere & veine bronchiques. L'artere est devenue fameuse par la description que M. Ruysch en a donnée. La veine bronchique a été révoquée en doute pendant quelque tems, mais elle est aussi réelle que l'artere, & on le peut facilement démontrer.

115. Ces deux vaisseaux sont très-déliés, & ne paroissent que comme des artérioles & des veinules qui viennent de l'aorte & de la veine-cave, & de leurs branches, de la maniere que je l'ai marqué dans le Traité des Arteres & dans celui des Veines. Ces petits vaisseaux ne paroissent servir qu'à la nourriture du poumon.

116. *Nota.* La variété de la naissance ou origine des arteres & veines bronchiales, surtout des arteres, leurs communications ou anastomoses entr'elles & les vaisseaux voisins, & principalement la singularité de l'anastomose immédiate de l'artere bronchiale avec la veine pulmonaire commune, sont d'une si grande conséquence par rapport à la pratique médicinale, que je trouve fort à propos de rappeler ici ce que j'en ai dit ailleurs, pour ne pas distraire par un renvoi.

117. Les arteres bronchiales viennent

quelquefois antérieurement de la portion
supérieure de l'aorte descendante, quelquefois de la premiere artere intercostale,
& quelquefois d'une artere œsophagienne.
Elles viennent quelquefois séparément de
côté & d'autre pour chaque poumon ;
quelquefois elles naissent solitairement,
ou par un petit tronc commun, qui se
partage à droite & à gauche vers la bifurcation de la trachée artere, dont je parlerai ci-après, & va suivre les ramifications
des bronches.

118. L'artere bronchiale du côté gauche vient assez souvent de l'aorte, pendant que celle du côté droit naît de l'artere intercostale supérieure du même côté,
à cause de la situation de l'aorte. Il s'en
trouve aussi une qui sort postérieurement
de l'aorte, proche de l'artere intercostale
supérieure, & plus haut que l'artere bronchiale antérieure.

119. L'artere bronchiale jette sur l'oreillette du cœur la plus voisine une petite branche qui s'anastomose immédiatement avec l'artere coronaire du même
côté.

120. L'an 1719 j'ai vu une anastomose
ou communication très-manifeste entre des
rameaux de la veine pulmonaire gauche &
des rameaux d'une artere œsophagienne
qui venoit de la premiere artere intercos-

tale gauche, conjointement avec une artere bronchiale du même côté.

121. J'ai trouvé la même année, ou en 1720, une communication ou anaſtomoſe de l'artere bronchiale gauche avec la veine azygos. J'ai encore obſervé l'an 1721, au mois d'Avril, un rameau de l'artere bronchiale gauche s'anaſtomoſer dans le corps de cette veine.

122. Quelquefois un artere bronchiale donne origine à pluſieurs arteres intercoſtales ſupérieures ; quelquefois pluſieurs arteres bronchiales donnent chacune ſéparément une artere intercoſtale.

123. Les veines bronchiales ont été déjà obſervées par Galien, auſſi-bien que les arteres du même nom. Ces veines ſont quelquefois des rameaux de la veine azygos, & viennent de la ſommité de ſon arcade ou courbure. Celle du côté gauche eſt quelquefois un rameau d'un tronc commun des intercoſtales du même côté. Quelquefois les veines bronchiales ſont des rameaux de la veine gutturale.

124. NERFS. Les poumons ont beaucoup de nerfs qui s'y diſtribuent par filamens, accompagnent toutes les ramifications des bronches, de même que des vaiſſeaux ſanguins, & ſe répandent ſur les parois des cellules ou véſicules, comme auſſi aux tuniques & à toutes les parties mem-

braneufes des poumons. Les nerfs fympathiques moyens, & les grands nerfs fympathiques, communément appelés nerfs
de la huitieme paire, ou nerfs intercoftaux,
forment enfemble derriere chaque poumon un entrelacement particulier nommé
plexus pulmonaire, d'où partent des filamens nerveux, qui en paffant communiquent avec le *plexus* cardiaque & le *plexus*
ftomachique.

125. VAISSEAUX LYMPHATIQUES. Dans
la furface du poumon de l'homme, entre
la tunique interne & la tunique cellulaire, on découvre des traces femblables
à celles des vaiffeaux lymphatiques ; mais
il ne faut pas fe méprendre en voyant paroître fur la furface du poumon un réfeau très-tranfparent, après qu'on a fortement foufflé dans un lobe, car c'eft l'air
qui a paffé au travers des cellules ou véficules bronchiales dans les cellules interlobulaires, qui a fait un écartement de
plufieurs petits lobules, & s'eft logé dans
les interftices de cet écartement. Les vrais
vaiffeaux lymphatiques du poumon font
plus vifibles dans les animaux. J'ai vu
dans le cheval un vrai vaiffeau lymphatique ramper tout le long d'une grande
portion de l'un des bords du poumon.

126. LIGAMENS. Sous la racine de
chaque poumon, c'eft ainfi que j'en ai

toujours appelé la portion formée par le tronc subalterne de l'artere pulmonaire, par les troncs des veines pulmonaires & par le tronc des bronches, il y a un ligament membraneux un peu large, qui attache le bord postérieur de chaque poumon aux parties latérales des vertebres du dos, depuis cette racine jusqu'au diaphragme.

127. La trachée artere. Les bronches dont j'ai parlé ci-dessus, sont des branches & des ramifications d'un grand canal, en partie cartilagineux & en partie membraneux, appelé trachée artere. Elle est située antérieurement au bas du cou; de-là elle descend dans la Poitrine entre les deux plevres par l'écartement supérieur du médiastin, derriere le *thymus*.

128. Etant parvenue à la courbure ou arcade de l'aorte, elle se partage en deux parties latérales auxquelles on donne le nom de bronches, l'une à droite & l'autre à gauche, & dont chacune se plonge dans le poumon voisin, & s'y divise de la maniere exposé ci-devant. La bronche du côté droit est courte, & celle du côté gauche est longue, au contraire des arteres pulmonaires, dont la droite est longue & la gauche courte.

129. La trachée artere est formée de

plusieurs

plufieurs fegmens de cercles ou cerceaux cartilagineux, arrangés les uns fur les autres, de maniere qu'il en réfulte un canal qui eft entr'ouvert en arriere, où ce défaut du canal cartilagineux eft compenfé par une membrane molle & glanduleufe, qui acheve la circonférence du canal.

130. Tous les cerceaux ont chacun une ligne & plus de largeur, & environ un quart de ligne d'épaiffeur. Leurs extrémités font arrondies. Ils font pofés de champ les uns fur les autres par de petits interftices, de maniere que le bord inférieur de chacun regarde le bord fupérieur de fon voifin.

131. Tous les cerceaux tiennent enfemble par une membrane ligamenteufe très-forte & élaftique, qui eft attachée au bord des cerceaux. J'ai trouvé les trois premiers cerceaux être une feule piece courbée alternativement en deux endroits par fa largeur. Il s'en trouve quelquefois deux continués de cette maniere.

132. Le canal de la trachée artere eft tapiffé intérieurement d'une membrane particuliere, qui paroît en partie charnue ou mufculeufe, & en partie ligamenteufe, percée d'une grande quantité de petits trous plus ou moins imperceptibles, dont

Tome IV.   C

fuinte continuellement une liqueur mucilagineufe, capable de défendre la furface interne de la trachée artere, contre l'acrimonie de l'air que nous refpirons.

133. Cette liqueur vient de petits grains glanduleux difperfés dans l'épaiffeur de la membrane, mais principalement des grains un peu plus gros, dont la furface externe ou poftérieure de la membrane forte qui acheve le canal & fupplée au défaut de la portion des cerceaux cartilagineux, eft tapiffée. On trouve prefque la même ftructure dans les ramifications à proportion, jufquà leurs extrémités.

134. Tous les vaiffeaux dont les poumons font principalement compofés, tant les aëriens, c'eft-à-dire les bronches, que les fanguins, fçavoir les arteres & les veines pulmonaires, les arteres & les veines bronchiques, s'accompagnent partout dans ce vifcere.

135. Ils font pour l'ordinaire tellement arrangés jufqu'aux dernieres ramifications, qu'on trouve un tronc fubalterne ou un rameaux de bronche entre un tronc fubalterne ou un rameau d'artere pulmonaire, & un tronc fubalterne ou un rameau de veine pulmonaire. Les vaiffeaux bronchiques font immédiatement collés aux bronches. En quelques endroits ces trois vaif-

feaux font rangés de maniere qu'ils fe touchent tous trois, & laiffent entr'eux un efpace triangulaire.

136. Les bronches fe divifent en un très-grand·nombre de ramifications. Les derniers rameaux deviennent les pédicules des petits lobules. Les lobules font toujours angulaires, oblongs, larges, étroits, &c. Les pédicules jettent entre les lobules d'autres pédicules membraneux, plus petits, très·courts, qui aboutiffent aux véficules & aux cellules bronchiques, & en font des continuations. Les troncs fubalternes & les rameaux des bronches produifent encore immédiatement de la convexité de leurs parois quantité de ces petits pédicules.

137. Quand on fouffle dans les poumons, les cellules bronchiques les plus voifines de la furface externe des poumons fe préfentent comme de petites portions de véficules arrondies. C'eft ce qui a déterminé de donner le nom de véficules à toutes les cellules bronchiques en général, quoiqu'elles foient toutes angulaires, excepté celles dont je viens de parler.

138. Quand on examine un poumon fans l'avoir foufflé, on y trouve les cerceaux cartilagineux des bronches tellement rapproché les uns des autres, que de deux cerceaux voifins le plus étroit s'engage un

C ij

peu dans l'autre. Quand on tire un portion des bronches par les deux extrémités, on écarte ces cerceaux les uns des autres, & par ce moyen on allonge le canal bronchique, qui se raccourcit aussi-tôt après par le ressort de sa membrane élastique, quand on cesse de tirer.

139. Quand on ouvre tout au long quelque portion d'artere ou de veine pulmonaire dans ce même poumon, on y trouve quantité de rides transversales; elles s'effacent quand on tire ces vaisseaux en long. Cette observation est donnée par M. Helvetius.

140. Par le moyen de cette structure, non-seulement toutes les ramifications des bronches, mais aussi toutes celles des arteres & des veines pulmonaires gardent toujours la même direction dans un poumon gonflé & dans un poumon dégonflé. Elles deviennent simplement raccourcies sans devenir plus tortues ou pliées. C'est ainsi que ces vaisseaux s'allongent dans l'expiration, & s'accourcissent dans l'inspiration.

141. *Nota.* Ces trois vaisseaux sont ensemble comme dans une espece de gaîne cellulaire qui accompagne toutes leurs ramifications. Ce n'est que la continuation des cellules interlobulaires, c'est-à-dire du tissu cellulaire des interstices des lobules. Cependant les pellicules qui le composent

font arrangées autour de ces vaisseaux d'une maniere plus réguliere & plus en long qu'ailleurs, de sorte qu'ils paroissent former une vraie gaîne.

142. Quand on souffle par un tuyau qu'on aura introduit dans cette gaîne cellulaire jusqu'à toucher immédiatement à un tronc des vaisseaux ou à un tronc des bronches, l'air y glisse d'abord tout au long dans les cellules qui environnent le plus près ces troncs ou ces rameaux, mais si on continue le souffle, il s'avance partout dans le tissu interlobulaire.

143. GLANDES BRONCHIQUES. On trouve sur la premiere bifurcation de la trachée artere, à l'angle même de la bifurcation, en devant & en arriere, certains corps glanduleux, mollets, irrégulierement arrondis, d'une couleur bleuâtre ou noirâtre, & d'un tissu qui ressemble en partie à celui du *thymus* décrit ci-déssus, & en partie à celui de la glande thyroïde dont il sera parlé ci-dessous. Il s'en trouve de pareils à l'origine de chaque ramification des bronches, mais ils diminuent à proportion, & deviennent plus petits. Ces glandes font attachées immédiatement aux bronches, & enveloppées d'un tissu interlobulaire. Elles paroissent communiquer par de petites ouvertures avec la cavité des bronches.

144. La trachée artere a plusieurs mem-

branes ou tuniques, comme il eſt dit ci-
deſſus. La plus externe, & qu'on appelle
commune, enveloppe la trachée-artere
dans la Poitrine ; mais hors de la Poitrine
cette premiere tunique tire ſon origine
des expanſions aponévrotiques des muſcles
du cou. C'eſt entre cette tunique & la ſuivante que ſont enfermés les grains glanduleux dont il eſt parlé ci-deſſus.

145. La deuxieme membrane ou tunique lui eſt propre. Elle eſt cellulaire &
une continuation de la tunique cellulaire
des poumons. Les pellicules de cette tunique les plus voiſines des cerceaux cartilagineux leur ſervent de périchondre externe.
La troiſieme membrane eſt en dedans. Elle
eſt de même fort adhérente aux cartilages,
& leur ſert auſſi de périchondre externe.

146. La quatrieme membrane eſt celle
qui forme le ſupplément du canal cartilagineux de la trachée artere. Elle eſt
principalement faite de deux lames ou
couches en partie muſculaires & en partie tendineuſes, dont l'externe ou poſtérieure eſt compoſée de fibres longitudinales ; l'interne ou antérieure l'eſt de fibres
tranſverſales. Cette membrane eſt percée
de petits tuyaux de grains glanduleux,
mentionnés ci-deſſus, leſquels étant preſ-
ſés fourniſſent une liqueur, & étant examinés par le microſcope, paroiſſent véſi-

culaires ou folliculeux, à peu près comme ceux de l'estomac.

147. Le ligament qui est entre chaque cerceau cartilagineux est très-fort & élastique. Ces ligamens se bornent chacun à deux cartilages, sans aucune communication les uns avec les autres. Ils sont attachés aux bords des cartilages à peu près comme les muscles intercostaux sont attachés aux côtes.

148. Les bronches à mesure qu'elles s'avancent dans la masse des poumons, perdent leurs cartilages, mais les lignes ou colonnes musculeuses de M. Morgani paroissent toujours également après, & même quelquefois mieux que devant. On y voit aussi les deux lames mentionnées ci-dessus. On y voit encore très-distinctement, quelquefois sans microscope, beaucoup de petits trous qui s'ouvrent de dedans en dehors dans les pédicules des lobules & les cellules bronchiales ou vésicules qui environnent immédiatement les bronches.

149. USAGES. La respiration se fait par deux sortes d'organes, dont on peut regarder les uns comme actifs, & les autres comme passifs. Les poumons sont de la seconde espece. La premiere comprend principalement le diaphragme & les muscles intercostaux.

150. D'abord que les muscles intercoftaux se mettent en contraction, les arcades des côtes se levent conjointement avec
le *sternum*, & s'écartent les unes des autres,
ce qui élargit la capacité de la Poitrine
de côté & d'autre, & de derriere en
devant.

151. Dans le même instant le diaphragme s'applanit par deux mouvemens qui
paroissent se contrarier, savoir le mouvement de contraction des fibres charnues du diaphragme, & le mouvement
de dilatation des côtes auxquelles il est
attaché. La surface externe de la Poitrine
étant par-là comme augmentée, & la
cavité des bronches ayant en même tems
& par le même moyen moins de résis-
tance, l'air qui nous environne cede à la
pression externe, & se plonge dans tous
les espaces, où alors la pression cesse, c'est-
à-dire dans la trachée artere & dans toutes
les ramifications des bronches, jusqu'aux
vésicules. C'est ce qu'on appelle inspiration.

152. Le mouvement d'inspiration n'est
que momentanée; il cesse dans un instant
en ce que les muscles intercostaux se relâchent, & les côtés reprennent leur situation par le moyen du ressort de leurs ligamens & de celui de leurs portions cartila-
gineuses. On appelle expiration ce dernier

mouvement par lequel les côtes se rabaiſ-
ſent & ſe rapprochent.

153. Les arteres & les veines pulmonaires qui accompagnent les bronches dans
toutes leurs ramifications juſqu'autour des
véſicules, ſervent à faire paſſer le ſang
veineux par les filieres ou détroits de leurs
extrémités capillaires, & par-là lui pro-
curent au moins trois ſortes de changemens ou modifications que voici.

154. La premiere eſt d'y devenir briſé,
broyé & comme pulvériſé; la ſeconde eſt
de ſe dépouiller d'une certaine quantité de
ſéroſité par la tranſpiration pulmonaire,
qu'on appelle vulgairement haleine. La
troiſieme enfin eſt d'y devenir, pour ainſi
dire, ranimé par l'impreſſion de l'air qui
y paſſe, ſoit que cet air s'y inſinue totalement, ſoit qu'il y portent des particules fines, dont il n'eſt que le véhicule; ſoit enfin qu'il ne faſſe que comprimer & ſecouer
le ſang qui paſſe autour des véſicules ou
cellules bronchiques, par le réſeau vaſculaire.

155. Les cartilages de la trachée artere
& ceux des bronches ſervent en général
à faire un canal qui ne ſoit pas capable
de s'affaiſſer par la compreſſion, & qui
néanmoins ſoit propre à céder à certains
mouvemens de preſſion ou d'impulſion ſans
ſe caſſer. Ces cartilages n'étant pas des

cerceaux ou anneaux entiers , & étant suppléés par des membranes élastiques , permettent un mouvement de dilatation & de rétrécissement qui convient pour faire les différens tons de voix. Ils sont attachés les uns aux autres par des ligamens élastiques d'une certaine largeur, qui facilitent aux bronches l'alongement & le rétrécissement réciproques dans les mouvemens de respiration.

156. *Nota.* Je ne parle point ici du larynx, que l'on prend ordinairement pour la partie supérieure de la trachée artere, j'en remets la description au Traité de la Tête, avec laquelle cette partie a une connexion particuliere par rapport à la langue. Je le fais d'autant plus que je joins au même traité ce qui regarde le cou, comme ne fournissant pas assez de matiere pour en faire un traité particulier, quoique dans la division générale du corps humain il se présente naturellement à part entre la tête & la Poitrine.

§ VII. *L'œsophage.*

157. Situation. Figure. L'œsophage est un canal en partie musculeux & en partie membraneux, situé derriere la trachée artere & devant les vertebres du dos, depuis environ le milieu du cou jusqu'au bas de la Poitrine, où il passe par

l'ouverture particuliere du petit mufcle ou
mufcle inférieure du diaphragme dans le
bas-ventre, & fe termine à l'orifice fupérieure de l'eftomac.

158. STRUCTURE. TUNIQUES. Il eft compofé de plufieurs tuniques, à peu près
comme l'eftomac, dont il eft la continuation. La premiere n'eft formée dans la Poitrine que par la duplicature de la portion
poftérieure du médiaftin. Elle manque au-
deffus de la Poitrine & dans le cou, où
l'œfophage n'a pour tunique commune
que la continuation du tiffu cellulaire des
parties voifines.

159. La feconde tunique eft mufculeufe, compofée de différentes couches de
fibres charnues. Les plus externes font
pour la plûpart longitudinales, & elles ne
font pas toutes continuées d'un bout à l'autre. Les couches fuivantes font obliquement tranfverfales, celles d'après font plus
tranfverfales, & les internes biaifent à
contrefens. Elles fe croifent toutes en plufieurs endroits très-irregulierement, fans
être fpirales ni annullaires.

160. La troifieme tunique eft appelée
nerveufe, & reffemble à celle de l'eftomac
& des inteftins. Elle eft différemment plif-
fée en long; étant beaucoup plus ample
que la mufculeufe, & elle eft evironnée
d'un tiffu filamenteux blanchâtre, mollet

& fin , comme une efpece de coton. Si on met ce tiſſu cotoneux tremper dans de l'eau, il fe gonfle & devient épais.

161. La quatrieme tunique ou la plus interne à quelque reſſemblance avec celle des inteſtins , excepté qu'elle a des mamelons très-petits & très-courts, au lieu de velouté. Elle eſt auſſi pliſſée en long, comme la troiſieme, de ſorte qu'un œſophage coupé en travers repréſente un tuyau dans un autre tuyau. Cette tunique ſuinte toujours une lymphe viſqueuſe par ſes poroſités.

162. L'œſophage dès ſon origine ſe porte peu à peu vers le côté gauche, & va naturellement le long des extrémités gauches des cartilages de la trachée artere. Je parlerai ailleurs de la glande thyroïde & des glandes ſituées derriere le milieu de l'œſophage. Je remets auſſi le pharynx , de même que le larynx , à l'hiſtoire de la tête, pour des raiſons que je dirai.

§ VIII. *Canal thorachique.*

163. C'eſt un conduit très-mince & tranſparent, qui du réſervoir laiteux monte le long de l'épine du dos entre la veine azygos & l'aorte, juſqu'à la cinquieme vertebre du dos, ou plus haut, paſſe là derriere l'aorte à gauche, & monte derriere la veine ſous-claviere gauche, où il ſe termine dans les uns par une ampoule.

& dans les autres par plusieurs branches réunies, & s'ouvre dans la partie postérieure de la veine sous-claviere, attenant le côté externe de la jugulaire interne.

164. Ce canal est très-garni de valvules sémilunaires, tournées de bas en haut. Son ouverture dans la veine sous-claviere du corps humain, au lieu d'une valvule sémilunaire, est couverte de plusieurs pellicules, dont l'arrangement permet au chyle de s'y avancer vers la veine cave, & empêche le sang de se glisser en même tems dans le canal. Il est quelquefois double, un de chaque côté, & quelquefois accompagné des appendices pampiniformes.

SECTION X.

TRAITÉ DE LA TÊTE.

1. J'AI commencé les traités précédens, c'est-à-dire celui du bas-ventre & celui de la poitrine, par la description des parties externes de ces deux cavités du corps humain, & j'ai donné ensuite celle de leur parties internes. Je ne garderai pas le même ordre dans le traité de la tête. J'y exposerai d'abord ce qui est contenu dans sa cavité osseuse, c'est-à-dire, la

Intro-
duction.

cavité du crâne, & enſuite tout ce qui environne cette cavité, dont il faut bien connoître la ſtructure expoſée dans l'un & l'autre Traité des os, avant que de lire le préſent traité.

2. La tête étant conſidérée en général comme une des trois principales cavités du corps humain, a cela de particulier audeſſus des deux autres, qu'en dehors elle eſt le ſiége & le ſoutien de pluſieurs organes particuliers très compoſés, & qu'au dedans elle ne renferme qu'un ſeul organe, qu'on regarde comme l'organe des organes, & le premier mobile de toute l'économie animale, ſçavoir le cerveau, dont la méchanique eſt encore auſſi inconnue que la démonſtration de la ſtructure de ſes différentes parties eſt difficile, même de celles qu'on croit connoître.

ARTICLE I.

LE CERVEAU EN GÉNÉRAL.

3. Nom. On donne en général le nom de cerveau à toute la maſſe qui occupe entierement la cavité du crâne, & qui eſt enveloppée de deux membranes appelées meninges ſelon les Grecs, & meres ſelon les anciens, dont l'opinion commune étoit que ces membranes ſont l'o-

rigine & comme les meres de toutes les autres membranes du corps humain.

4. DIVISION. La maſſe générale eſt diſtinguée en trois portions particulieres, ſçavoir en cerveau proprement dit, ou grand cerveau; en cervelet ou petit cerveau, & en moelle allongée. On joint à ces trois portions renfermées dans le crâne une quatrieme, qui occupe le grand canal de l'épine du dos, ſous le nom de moelle de l'épine, ou moelle épiniere, & qui eſt la continuation de la moelle allongée.

5. Les meninges ou membranes meres ſont en général au nombre de deux, une très-forte, qui touche immédiatement au crâne, l'autre mince, qui touche immédiattement à la maſſe du cerveau. On donne le nom de dure-mere à la premiere, & celui de pie-mere à la ſeconde, que l'on diviſe encore en deux, en appelant la plus externe de ces deux lames arachnoïde, & en conſervant à la plus interne le nom de pie-mere. Je commencerai par les meninges.

§ I. *La dure-mere.*

6. SITUATION GÉNÉRALE. La dure-mere enveloppe le cerveau & toutes ſes appartenances. Elle tapiſſe le dedans du crâne, lui ſert de périoſte interne, en remplit les trous, en garnit les enfonce-

mens & couvre les éminences qui s'y trouvent, de maniere que le cerveau n'en puiſſe pas être incommodé.

7. Division. Il y a pluſieurs choſes à obſerver dans l'expoſition anatomique de la dure-mere, ſçavoir. 1°. Sa compoſition. 2°. Ses adhérences au crâne. 3°. Ses replis ou cloiſons. 4°. Ses allongemens, ſes vaiſſeaux & ſes nerfs.

8. Composition. La dure-mere eſt compoſée de deux lames très-étroitement collées enſemble, dont les fibres ſe croiſent obliquement. Le ſeul frottement de cette membrane entre les bouts des doigts fait aſſez connoître qu'il y a deux lames, en ce que par ce moyen on les ſent un peu gliſſer l'une ſur l'autre. Le tiſſu eſt très-ferme, très-ſerré, & paroît en partie ligamenteux, en partie tendineux.

9. Adhérences. La dure-mere eſt fort adhérente au crâne par un grand nombre de filamens de la lame externe, qui s'inſinuent dans les pores du crâne, principalement aux ſutures, tant en haut qu'en bas, dont ils pénetrent les jointures, de ſorte que par ce moyen la dure-mere communique avec le périoſte externe du crâne. Ces filamens ſont pour la plûpart de petits vaiſſeaux dont la rupture paroît aſſez par le grand nombre de points rouges qui ſe préſentent d'abord dans la ſurfa-

ce externe de la dure-mere détachée.

10. Elle eſt beaucoup plus adhérente à toute la ſurface interne du crâne dans les enfans & dans la jeuneſſe, que dans les perſonnes avancées en âge ; c'eſt parce que les filamens dont je viens de parler deviennent très minces & comme étranglés à meſure que les pores oſſeux ſe rétréciſſent avec l'âge, de ſorte qu'ils ſe rompent plus facilement par la violence que l'on fait pour l'en détacher.

11. LAME INTERNE. Ce n'eſt que la lame externe qui forme ces adhérences, la lame interne n'y a point de part. Cette lame eſt fort unie, liſſe & polie dans ſa ſurface interne, & toujours légérement humectée d'une roſée très-fine qui ſuinte par les pores, à peu près comme à celle du péritoine, & de la plevre.

12. REPLIS. CLOISONS. Les replis de la dure-mere ſont formés par la lame interne. Il y en a trois qui forment autant de cloiſons particulieres, une ſupérieure, qui repréſente une eſpece de médiaſtin entre les deux grands lobes du cerveau; une moyenne en maniere de diaphragme, entre le cerveau & le cervelet, & une inférieure entre les lobes du cervelet. La cloiſon ſupérieure eſt longitudinale, falciforme, & appelée la faux de la dure-mere. On la peut auſſi nommer cloiſon ſagittale,

cloifon verticale, ou médiaftin du cerveau.
La cloifon moyenne eft tranfverfale; on la
peut appeler le plancher du cerveau, le
diaphragme du cerveau, ou la tente du
cervelet. La cloifon inférieure eft très-petite, & defcend entre les lobes du cervelet.
On lui peut donner le nom fimple de cloifon du cervelet, ou celui de petite cloifon
occipitale, eu égard au plancher, ou à la
tente du cervelet, qu'on peut regarder
comme la grande cloifon occipitale.

13. La cloifon fupérieure ou verticale,
appelée la faux de la dure-mere, eft un
repli très-long & une duplicature très-large
de la lame interne de la dure-mere; lequel repli, de même que la duplicature,
s'étend depuis le bord de la crête de l'os
ethmoïde, tout le long de la future fa-
gittale, jufqu'à la partie moyenne de la
cloifon tranfverfale. Elle s'unit avec cette
cloifon, de maniere que les lames latérales
de la faux fe continuent de côté & d'autre
avec les portions voifines de la lame fupérieure de la tente.

14. Elle eft plus large à fon union avec
la tente, qu'à fon attache à l'os ehtmoïde,
& elle eft plus épaiffe au bord qui tient au
crâne qu'à l'autre bord, qui eft libre &
comme tranchant; de forte qu'elle repréfente une faux de moiffonneur, ce qui lui
fait donner le nom de faux.

15. La cloison tranfverfale eft attachée à l'os occipital, le long des gouttieres des *finus* latéraux & des grands angles des apophyfes pierreufes, jufqu'aux apophyfes clinoïdes poftérieures de l'os fphénoïde. Par-là elle forme comme un plancher & une efpece de tente, ou de voute applatie, qui a fur le devant une grande échancrure qui eft prefque ovale.

16. Cette cloifon diftingue la cavité générale du crâne comme en deux loges ou cavités particulieres, une grande ou fupérieure, & une petite ou inférieure, qui communiquent enfemble par la grande échancrure ovale. Elle eft formée par un repli particulier & une membrane fort large de la lame interne de la dure-mere. Elle eft très-fermement tendue dans l'état naturel par fon union, ou plutôt fa continuité avec la faux ou cloifon fupérieure.

17. L'union ou continuité de cette cloifon avec la faulx ou cloifon fupérieure, les tient toutes deux réciproquement fort tendues; de forte que la tente eft capable de foutenir un poids confidérable fans s'abaiffer, & que la faux peut réfifter aux efforts de côté & d'autre, fans céder à droite ni à gauche.

18. On peut aifément s'en convaincre en les maniant d'abord dans leur état naturel, & enfuite en les coupant felon leur

largeur l'une après l'autre, ou ce qui vaut mieux, en coupant de cette façon la faux dans un sujet & la tente dans un autre; car en donnant un coup de ciseaux à la faux, on verra la tente perdre sa fermeté sur le champ, & on verra de même la faux devenir lâche par un pareil coup donné à la tente.

19. La petite cloison occipitale a très-peu d'étendue, tant en longueur qu'en largeur. Elle descend depuis la partie moyenne de la tente, tout droit en bas, jusqu'au bord du grand trou occipital, attachée le long de l'épine interne de l'os occipital. Elle est aussi formée par un petit repli & une duplicature proportionnée de la lame interne de la dure-mere. Elle distingue le fond de la cavité occipitale du crâne en deux parties latérales. Cette cloison est double dans quelques sujets, de même que l'épine osseuse.

20. Replis sphénoïdaux. Outre ces grands replis, il y en a deux petits latéraux, un à chaque côté de la selle sphénoïde, qui va dans l'apophyse clinoïde postérieure à l'apophyse clinoïde antérieure du même côté. Ces deux replis forment ensemble avec la partie antérieure & la partie postérieure de la selle sphénoïde, une petite fossette qui loge la glande pituitaire. Il y a encore deux replis antérieurs,

chacun au bord de la fente fphénoïdale, ou fente orbitaire fupérieure : ces replis augmentent la profondeur des foſſes moyennes de la baſe du crâne. Ainſi il y a trois grands replis de la dure-mere, & quatre petits. Ils ſont tous produits par la lame interne, & peuvent être appelés productions internes de la dure-mere.

21. ALLONGEMENS. Ce ſont des productions de la dure-mere, formées en partie par les lames de cette membrane, & en partie par la lame externe ſeule, & qui paſſent les bornes de ſa circonférence, en ſortant hors de la cavité du crâne par les ouvertures décrites dans le Traité des Os ſecs. Ils different en cela des replis, qui tous ne ſont formés que par la lame interne de la dure-mere, & ne ſortent pas du crâne. On les peut nommer productions externes de la dure-mere.

22. Le plus conſidérable de ces allongemens paſſe par le grand trou occipital, & deſcend dans le canal commun des vertebres dont il revêt les parois en forme de tuyau, & autour de la moelle épiniere, ſous le nom de la dure-mere de cette moelle. Les autres allongemens accompagnent les nerfs du crâne en maniere de gaînes. Ces gaînes ſont en plus grand nombre que les paquets ou troncs de nerfs qu'on compte par paires. Ainſi pour

les nerfs olfactifs il y a autant de gaînes
très diftinctes, qu'il y a de trous de la lame ethmoïde. Il y a des nerfs qui font accompagnés de plufieurs gaînes par un
même trou du crâne ; par exemple ceux
qu'on appelle la neuvieme paire.

23. Il y a deux allongemens particuliers
de la lame externe feule qui forment le
périofte des orbites, conjointement avec
les gaînes des nerfs optiques. Ces allongemens orbitaires fortent par les fentes
fphénoïdales ou fentes orbitaires fupérieures, s'élargiffent de nouveau en fortant
& tapiffent toute la cavité des orbites. Ils
communiquent aux bords des orbites avec
le péricrâne & les périoftes de la face. Ils
communiquent encore par les fentes orbitaires inférieures, avec le péricrâne de la
foffe temporale & de la foffe zygomatique.
Par-là on peut expliquer les accidens qui
arrivent aux environs de ces parties dans
les bleffures de la tête.

24. Les allongemens ou productions externes de la dure-mere, qui fortent par les
trous du crâne par où paffent les vaiffeaux
fanguins, s'uniffent immédiatement après
avec le péricrâne ; par exemple les allongemens qui tapiffent les foffettes des trous
déchirés ou trous jugulaires, & ceux qui
tapiffent les canaux offeux ou canaux ca-
rotiques des apophyfes pierreufes, &c.

25. VAISSEAUX. ARTERES. Les vaiſſeaux de la dure-mere ſont arteres, veines & *ſinus*. Les arteres en général ſont diſtinguées en antérieures, en moyennes, en poſtérieures. Elles viennent des carotides & de la vertébrale de chaque côté La carotide externe fournit une branche qui entre par le trou épineux de l'os ſphénoide. Cette branche eſt l'artere moyenne de la dure-mere & on l'appelle principalement l'artere de la dure-mere. Elle ſe diviſe en quantité de rameaux qui ſe diſperſent amplement dans l'épaiſſeur de la lame externe de la dure-mere, juſqu'au-deſſus de la faulx, où les ramifications de cette artere d'un côté communiquent avec celles de la pareille artere de l'autre côté. On voit les traces de cette artere ſur la face de l'os pariétal, dont l'angle antérieur inférieur dans quelques ſujets au lieu de ſimple trace, contient un canal pour le paſſage du tronc ou d'un rameau de cette artere, d'où il arrive beaucoup d'embarras dans la fracture du crâne, comme je l'ai fait voir au jardin du roi il y a plus de huit ans.

26. La carotide externe fournit encore un petit rameau qui entre par le coin ou petit bout de la fente ſphénoidale, ou fente orbitaire ſupérieure, & cela quelquefois par une petite échancrure dont j'ai parlé

dans le Traité des Os fecs. Cette branche eſt l'artere antérieure de la dure-mere. Elle jette pareillement des ramifications, mais moins que la précédente, avec laquelle elle communique. La carotide interne, en entrant dans le crâne, jette une petite branche dans l'épaiſſeur de la dure-mere.

27. Les deux arteres vertébrales entrent par le grand trou occipital, & ſe réuniſſent en un tronc ſur l'apophyſe antérieure ou ſphénoïdale de l'os occipital. Ces arteres dès leur entrée ſe jettent chacune dans l'épaiſſeur de la dure-mere de côté & d'autre par une branche, ou par deux branches. Ce ſont les arteres poſtérieures de la dure-mere, & quelques-unes de leurs ramifications communiquent avec celles de l'artere moyenne ou artere épineuſe, dont je viens de parler.

28. VEINES. SINUS. La dure-mere renferme dans la duplicature de ſes lames pluſieurs canaux particuliers, dans leſquels le ſang veineux, non-ſeulement de la dure-mere, mais de tout le cerveau, ſe dégorge. On les appelle *ſinus*. Il y en a pluſieurs, & ils ſont diſtingués en pairs & en impairs; c'eſt-à-dire, qu'il y en a qui ſont ſitués dans le milieu comme uniques, & d'autres qui ſont placés latéralement de côté & d'autre. Les plus anciens anatomiſtes n'en ont éta-

bli

bli que quatre; à préſent on en peut ajouter quatre fois autant.

29. Ces *ſinus* ſont dans la duplicature
de la dure-mere, ce qui n'empêche pas
que leur cavité ne ſoit intérieurement ta-
piſſée d'une membrane particuliere & très-
fine. En voici le dénombrement.

> Le grand *ſinus* de la faux, ou *ſinus*
> longitudinal ſupérieur. C'eſt le
> premier des anciens.
>
> Deux grands *ſinus* latéraux. Ils ſont
> le ſecond & le troiſieme des an-
> ciens.
>
> Le *ſinus* appelé le preſſoir d'Héro-
> phile, *torcular Hérophili*. C'eſt le
> quatrieme des anciens.
>
> Le petit *ſinus* de la faux, ou *ſinus*
> longitudinal inférieur.
>
> Le *ſinus* occipital poſtérieur. Il eſt
> quelquefois double.
>
> Deux *ſinus* occipitaux inférieurs,
> qui forment en partie un *ſinus*
> circulaire. On les peut auſſi appe-
> ler *ſinus* latéraux inférieurs.
>
> Six *ſinus* pétreux, trois à chaque cô-
> té, un antérieur, un moyen ou
> angulaire, & un inférieur. Les
> deux inférieurs achevent avec les
> occipitaux un *ſinus* circulaire au-
> tour du grand trou occipital.

Tome IV. D

Le *sinus* tranfverfal inférieur.

Le *sinus* tranfverfal fupérieur.

Deux *sinus* circulaires de la felle fphénoïdale ; un fupérieur & un inférieur.

Deux *sinus* caverneux, un à chaque côté.

Deux *sinus* orbiculaires, un à chaque côté.

30. Tous ces *sinus* communiquent en-tr'eux & avec les grands *sinus* latéraux, & par-là fe déchargent dans les veines jugulaires internes, qui ne font que la continuation des grands *sinus* latéraux. Ils fe déchargent en partie dans les veines vertébrales, qui s'abouchent avec les petits *sinus* latéraux ou *sinus* occipitaux inférieurs. Enfin ils peuvent encore fe décharger en partie dans les veines jugulaires externes par les *sinus* orbitaires, qui communiquent avec les veines angulaires, les frontales, les nafales, les maxillaires, &c. comme les *sinus* latéraux ont auffi communication avec les veines occipitales, &c.

31. Ainfi le fang de la dure-mere revient au cœur par les veines jugulaires internes, par les veines jugulaires externes, & par les veines vertébrales, après y avoir été porté par les arteres carotides externes, par les arteres carotides internes, & par les arteres vertébrales, de

forte que quand le paſſage eſt embarraſſé
dans quelques endroits particuliers, le
ſang s'échappe par des détours, moyennant
ces communications, quoiqu'avec moins
de facilité. Ceci eſt à obſerver, non-ſeulement par rapport aux embarras, mais auſſi
par rapport aux différentes attitudes de la
tête.

32. Le grand *ſinus* de la faux, ou *ſinus*
longitudinal ſupérieur, s'étend depuis la
connexion de la crête ethmoïdale avec
l'os frontal, le long du bord ſupérieur de
la faux, juſqu'au milieu du bord poſtérieur, de la tente ou cloiſon tranſverſale,
où il aboutit par une bifurcation aux deux
grands *ſinus* latéraux. Il eſt fort étroit à ſon
extrémité antérieure, & devient de plus en
plus large ou ample juſqu'à ſon extrémité
poſtérieure.

33. La capacité de ce *ſinus* n'eſt pas ronde, mais preſque triangulaire, ayant comme trois faces, une ſupérieure, parallele
au crâne, & deux latérales, inclinées vers
le plan de la faux. La face ſupérieure eſt
formée par la lame externe de la dure-
mere. Il a au milieu de la largeur de cette
face une eſpece de raphé ou couture très-
fine, qui s'étend depuis une extrémité juſqu'à l'autre.

34. Les deux faces inférieures ou latérales ſont des productions de la lame in-

terne de la dure-mere, qui ayant quitté la lame externe, s'inclinent l'une vers l'autre, se rapprochent tout à-fait, & forment premierement le *finus*, & ensuite la duplicature de la faux. Ce *finus* est intérieurement garni d'une membrane propre très-fine, qui forme aussi une espece de raphé, ou de couture le long du fond du *finus*, c'est-à-dire le long de la réunion de ses deux faces latérales, dont je viens de parler.

35. On remarque dans ce *finus* plusieurs ouvertures & plusieurs brides ligamenteuses. Les ouvertures sont des orifices de veines, dont les plus petites sont des veines de la dure-mere ; les plus grandes sont des veines du cerveau. Les veines du cerveau s'y inferent pour la plupart obliquement de derriere en devant, après avoir rampé l'espace d'environ un travers de doigt plus ou moins, dans la duplicature de la dure-mere.

36. On a cru que les arteres de la dure-mere se déchargeoient immédiatement dans le *finus*, parce qu'on a vu l'injection faite par ces arteres y passer, & que la soie de porc introduite dans une de ces arteres y passoit aussi. Mais en examinant la chose de près, on a vu que l'injection passoit des arteres dans les veines, qui s'ouvrent par de très-petits orifices dans le *finus*, & que la soie perçoit proche du *finus* la tunique

de l'artere, qui eſt extrêmement mince.

37. Cette erreur en avoit fait naître une autre, qui étoit de croire que la dure-mere n'avoit point de veines. On a été trompé, en ce que les arteres de la dure-mere couvrent les veines, de maniere qu'à peine voit on le bord de ces veines à côté des arteres. Il y a des endroits où la veine étant naturellement plus large que l'artere, on en voit les deux bords paroître comme deux vaiſſeaux capillaires aux deux côtés de l'artere. Ces veines font pour la plupart des rameaux du *ſinus*. Il y en a dont les petits troncs s'ouvrent dans la tête de la jugulaire interne. A l'égard de la communication réelle des arteres d'un côté de la dure-mere avec celles du côté oppoſé, par deſſus le grand *ſinus* de la faux, on peut s'en aſſurer très-facilement par l'injection & par le ſouffle.

38. Les brides internes de ce grand *ſinus* paroiſſent tendineuſes, & ne ſemblent ſervir qu'à empêcher une trop grande dilatation de ce *ſinus* par une abondance de ſang. Néanmoins elles varient dans différens ſujets, & ne vont pas toujours d'un côté à l'autre. On croit y avoir découvert des glandes, mais il faut bien prendre garde de ſe laiſſer ſéduire par de petits grains ou corpuſcules, produits de maladies.

39. Le *ſinus* inférieur de la faux eſt

ſitué dans le bord inférieur de ſa duplicature. Il eſt fort étroit & comme applati de côté & d'autre. Il communique immédiatement avec le quatrieme *ſinus* des anciens, & même en paroît la continuation dans quelques ſujets. Il communique auſſi avec le grand *ſinus*, ou *ſinus* ſupérieur par de petites veines qui vont de l'un à l'autre, & par le même moyen avec les veines du cerveau.

40. Les *ſinus* latéraux ſont comme deux groſſes branches du *ſinus* longitudinal ſupérieur, qui vont l'une à droite & l'autre à gauche, le long de la grande circonférence de la tente du cervelet, juſqu'à la baſe de l'apophyſe pierreuſe des os des tempes. De là ils deſcendent, en faiſant d'abord un grand contour & enſuite un petit, étant fortement attachés dans les grandes gouttieres latérales de la baſe du crâne, & ſuivent la route de ces gouttieres juſqu'aux trous déchirés & aux foſſettes des veines jugulaires.

41. Leur naiſſance n'eſt pas toujours d'une bifurcation égale & ſymétrique du *ſinus* longitudinal ſupérieur; car dans quelques ſujets l'un des *ſinus* latéraux paroît être la continuation du *ſinus* ſupérieur, & l'autre en paroît une branche. Dans quelques-uns cette variété ſe trouve à droite, dans d'autres elle ſe trouve à gauche. En un mot on

trouve l'un de ces *finus* quelquefois plus haut ou plus bas, & quelquefois plus grand ou plus petit que l'autre.

42. La capacité de ces *finus* latéraux eft auffi triangulaire, & garnie d'une membrane propre & de brides. On y obferve auffi des embouchures veineufes, comme dans le grand *finus* de la faux, & comme auffi dans la plupart des autres *finus*. La face poftérieure ou externe eft formée par la lame externe de la dure mere, & les deux autres faces par la lame interne.

43. Ces deux *finus* en fortant par la portion poftérieure des ouvertures de la bafe du crâne, appelées trous déchirés, fe dilatent & forment chacun une efpece d'ampoule, proportionnément aux petites foffettes offeufes des veines jugulaires, où ils aboutiffent dans ces mêmes veines.

44. Le quatrieme *finus* des anciens. Aux environs du concours du *finus* longitudinal fupérieur avec les deux *finus* latéraux, on voit une embouchure qui eft quelquefois double ; c'eft l'orifice d'un *finus* enfermé tout au long dans l'union de la faux avec la tente. Il n'aboutit pas toujours directement au bas du grand *finus* fupérieur ; il s'ouvre quelquefois au commencement de l'un de ces *firus* latéraux, quand la bifurcation n'eft pas égale ou fymétrique, & alors on le trouve fouvent

aboutir à celui des *sinus* latéraux, qui paroît comme la branche du tronc commun du *sinus* supérieur & de l'autre *sinus* latéral.

45. Ce *sinus* a été appelé *torcular Hérophili*, c'est-à-dire le preffoir d'Hérophile, ancien Auteur, qui s'imaginoit que le fang étoit comme en preffe dans la rencontre de ces quatre *sinus*. Son diametre n'eft pas confidérable. Il fait une efpece de fourche ou bifurcation avec le *sinus* longitudinal inférieur, & avec une veine du cerveau, laquelle eft quelquefois double, appelée la grande veine de Galien.

46. Les *sinus* caverneux, ou *sinus* latéraux de l'os fphénoïde, font des réfervoirs très particuliers qui, outre le fang qu'ils contiennent, renferment encore des vaiffeaux & des nerfs confidérables, comme on verra dans la fuite. Ces réfervoirs font en dedans remplis d'une fubftance fpongieufe ou caverneufe pleine de fang, à peu près comme celle de la rate & celle des corps caverneux & de l'urethre.

47. NERFS. GLANDES. A l'égard des nerfs de la dure-mere, on découvre quelques filets détachés du tronc de la cinquieme paire à l'entrée du *sinus* caverneux & du tronc ou paquet commun de la huitieme paire, & du nerf acceffoire ou fpinal dans leur paffage par le trou déchiré. Les grains ou petits tubercules qui fe

trouvent quelquefois le long des faces latérales du *sinus* longitudinal de la faux, &
qui paroissent glanduleux, sont encore à
examiner. Toute la face interne de la
dure-mere est humectée, à peu près comme celle de la plevre & celle du péritoine.

48. *Nota*. Les fibres saillantes différemment croisées, qu'on voit principalement
proche de la faux & de la tente, sur la
surface interne de la dure-mere, & qui
ont été regardées comme une espece de fibres charnues, ne paroissent néanmoins que
ligamenteuses & élastiques. L'adhérence
universelle de la dure-mere au crâne,
prouve également que cette membrane n'a
point de mouvement particulier, & que des
fibres charnues ou musculaires seroient
ici par conséquent très-inutiles. Cette adhérence a été très-clairement démontrée &
décrite par Vésale, Riolan, &c. avant
Roonhuysen.

§. II. *La Pie-Mere.*

49. Situation générale. Cette membrane enveloppe plus particulierement que
la dure-mere toute la masse du cerveau.
Elle est fort adhérente au cerveau, & n'est
attachée à la dure-mere que par les veines qui se déchargent dans les *sinus*,
comme il est dit ci-dessus.

50. Structure. Elle est aussi composée
de deux lames très-fines, dont l'externe

couvre toute la convexité du cerveau aſſez
également, & à peu près conformément
à toute la face interne ou concave de la
dure-mere. La lame interne produit par
quantité de replis & de duplicatures particulieres un grand nombre de cloiſons
multipliées & ondoyantes, qui s'inſinuent
dans tous les plis, entre toutes les circonvolutions & les différentes couches du cerveau & du cervelet.

51. L'ARACHNOÏDE. Les deux lames de
la pie-mere ne ſont pas ſi étroitement unies
que celles de la dure-mere. Elles ne tiennent enſemble que par un tiſſu cellulaire,
qui accompagne toute leur étendue commune, excepté quelques endroits de la baſe
du cerveau, &c. où la lame interne continue ſes inſertions, pendant que la lame
externe reſte également tendue ſur les parties ſaillantes, & entierement, ſéparée de
la lame interne dans les intervalles de ces
parties ſaillantes, ſans tiſſu cellulaire
entre les deux lames. Ces portions particulieres de la lame externe ainſi écartées
de l'interne ont donné lieu de regarder toute
la lame externe en général comme une
troiſieme enveloppe diſtinguée de la pie-
mere, & de l'appeler arachnoïde, à cauſe
de ſa reſſemblance avec une toile d'arai-
gnée, par rapport à la fineſſe.

52. On découvre dans l'une & dans l'au-

tre de ces deux lames de la pie-mere encore une espece de duplicature très-fine, qui contient aussi des vaisseaux, comme je l'ai fait observer dans mes cours particuliers. Ces petits vaisseaux ne se découvrent que très-rarement, sans une injection anatomique très-subtile, à laquelle une grande inflammation supplée très-bien. Le tissu cellulaire ne suit pas seulement l'étendue commune des deux lames, comme j'ai dit ci-dessus, mais elle accompagne aussi toute l'étendue particuliere de la lame interne dans toutes ses duplicatures & ses cloisons. C'est ce que l'on voit parfaitement bien par le souffle introduit au moyen d'un petit tuyau entre les deux lames, avec beaucoup de précaution de ne rien blesser alentour, & selon la méthode que je montrai à tout le monde dans les dissections publiques que je fis moi-même l'an 1726, dans les Écoles de Médecine, à l'imitation de Riolan.

§. III. *Le Cerveau en particulier.*

53. Situation. Figure. Le cerveau proprement dit est une masse moëlleuse, médiocrement ferme, superficiellement grisâtre, qui occupe toute la portion supérieure de la cavité du crâne, c'est-à-dire, la portion au-dessus de la tente du cervelet. Sa figure est en dessus une convexité ovalaire, à peu près comme celle de la

moitié d'un œuf coupé en long, ou plutôt comme celle de deux quarts d'œufs coupés en long & à peine écartés l'un de l'autre. En dessus elle est plus applatie par le fond, dont chaque moitié latérale est divisée en trois bosses qu'on appelle lobes, un antérieur, un mitoyen & un postérieur.

54. Substance. Elle est de deux sortes, distinguée par deux différentes couleurs, dont l'une est grisâtre ou cendrée, & plus mollasse ; l'autre très blanche & plus ferme. La substance cendrée occupe principalement l'extérieur du cerveau, & en fait comme une espece d'écorce, ce qui a donné occasion de la nommer substance corticale, ou substance cendrée. La substance blanche domine au dedans du cerveau, & est appelée substance médullaire, ou simplement substance blanche.

55. Division. Lobes. Le cerveau est divisé en deux portions latérales, séparées l'une de l'autre par la faux, ou grande cloison longitudinale de la dure-mere. On les appelle communément hémispheres, mais elles mériteroient plutôt le nom de quarts de sphere oblongue. Chacune de ces portions latérales, ou quarts de sphere est distinguée en deux extrémités, une antérieure & une postérieure, qu'on appelle lobes du cerveau, entre lesquelles il y a inférieurement une grosse protubérance a

laquelle on donne le même nom, de sorte que chaque portion latérale a trois lobes, un antérieur, un moyen & un postérieur.

56. Les lobes antérieurs sont appuyés sur les parties de l'os frontal, qui contribuent à la formation des orbites & des *sinus* frontaux, c'est-à-dire aux endroits qu'on appelle communément fosses antérieures de la base du crâne. Les lobes postérieurs sont posés sur la tente du cervelet, & les lobes moyens logés dans les fosses latérales ou moyennes de la base du crâne.

57. FACES. ANFRACTUOSITÉS. Chaque portion latérale du cerveau a trois faces, une supérieure, convexe, ou voutée ; une inférieure, inégale ; & une latérale, applatie, qui regarde la faux. Dans toute l'étendue superficielle de ces trois faces on voit des anfractuosités, comme des circonvolutions d'intestins, formées par des raies ondoyantes & très-profondes, quoique fort étroites, dans lesquelles la lame interne de la pie-mere s'insinue par autant de cloisons ou duplicatures qui séparent ces circonvolutions ou anfractuosités.

58. Vers la surface du cerveau ces circonvolutions sont un peu écartées en maniere de sillons serpentans. Dans ces écartemens sont logées les veines superficielles du cerveau, entre les deux lames de la

pie-mere, d'où elles paſſent dans la duplicature de la dure mere, & vont s'ouvrir dans les *finus*.

59. Ces anfractuoſités ſont attachées
ſelon toute leur profondeur aux cloiſons
ou duplicatures de la pie-mere, par une
infinité de filets vaſculeux très-fins & très-
déliés, comme on le peut voir en écartant
peu à peu les circonvolutions avec les doigts.

60. Quand on coupe ces circonvolutions
en travers, on voit que la ſubſtance blanche occupe le milieu de l'épaiſſeur de chaque circonvolution, de ſorte qu'il y a autant
d'anfractuoſités médullaires au dedans qu'il
y a d'anfractuoſités corticales en d hors.
Les médullaires ſont comme des lames
blanches, enduites & environnées de ſubſtance cendrée. Les couches de la ſubſtance
corticale ſont en pluſieurs endroits plus
épaiſſes que celles de la ſubſtance médullaire.

61. FISSURE. Le lobe antérieur du cerveau & le lobe moyen de chaque côté ſont
ſéparés par un ſillon très-profond & fort
étroit, qui monte obliquement de devant
en arriere, depuis l'aîne temporale de
l'os ſphénoïde, vers le milieu de l'os pariétal ; & les deux faces de cette diviſion
ont auſſi chacune leurs ſillons & leurs anfractuoſités particulieres, ce qui donne une
très-grande étendue à la ſubſtance corti-

cale. On appelle ce fillon la grande fiffure
de *Sylvius*, ou fimplement la grande fiffure
du cerveau.

62. Corps calleux. Ayant détaché
la faux du *crifta galli*, & l'ayant renverfée
en arriere, fi l'on écarte légerement les
deux parties latérales du cerveau, communément nommées hémifpheres, on voit
d'abord une portion longitudinale d'une
voûte blanche, à laquelle portion on donne
le nom de corps calleux. C'eft une portion mitoyenne de la fubftance médullaire, qui fous le *finus* inférieur de la
faux, depuis l'extrémité antérieure de ce
finus jufqu'à fon extrémité poftérieure, &
à un peu de diftance de côté & d'autre, eft
comme détachée de la maffe du cerveau,
& n'y eft que contiguë; de forte qu'en cet
endroit le bord de la face interne de chaque hémifphere eft fimplement couché
fur le corps calleux, à peu près comme les
lobes antérieurs & les lobes poftérieurs
font couchés fur la dure-mere. Les
deux extrémités de cette portion médullaire fe terminent chacune par un petit
bord tranfverfalement courbé en deffous.

63. La furface du corps calleux eft couverte de la pie-mere, qui fe gliffe auffi
entre les portions latérales de ce corps &
le bord inférieur de chaque hémifphere.
Il y a le long du milieu de la furface, depuis

un bout jufqu'à l'autre, une efpece de raphé
ou couture, faite par la rencontre & le
croifement des fibres médullaires, dont le
corps calleux eft compofé. Ces fibres paroiffent d'abord tout-à-fait tranfverfales,
mais elles font tranfverfalement obliques,
de maniere que celles qui viennent du côté
droit fe croifent légerement avec celles qui
viennent du côté gauche. Cette efpece de
raphé devient plus ou moins fenfible par
deux petits cordons médullaires qui l'accompagnent très-près de côté & d'autre
& qui font intimément adhérens aux fibres
tranfverfales.

64. VOUTE MÉDULLAIRE. CENTRE
OVALE. Le corps calleux fe continue enfuite de côté & d'autre avec la fubftance
médullaire, qui dans tout le refte de fon
étendue eft entierement unie à la fubftance
corticale, & forme conjointement avec
le corps calleux une voûte médullaire un
peu oblongue & comme ovale. Pour rendre ceci fenfible, on emportera adroitement par plufieurs coupes, felon la convexité
du cerveau, toute la fubftance corticale
avec les lames médullaires dont elle eft
entremêlée. Alors on verra une convexité
médullaire beaucoup plus petite que la
convexité générale ou commune de tout
le cerveau, mais conforme à cette grande
convexité, de forte qu'elle paroît comme

une efpece de noyau médullaire du cerveau, furtout quand on la confidere conjointement avec la fubftance médullaire de la partie inferieure ou baffe du cerveau. C'eft ce qui a donné lieu à Monfieur Vieuffens d'appeler ce noyau le centre ovale.

65. VENTRICULES LATÉRAUX. Sous cette voûte il y a deux cavités latérales beaucoup plus longues que larges, avec très-peu de profondeur, féparées l'une de l'autre par une cloifon médullaire & tranfparente, dont il fera parlé ci-après. On appelle communément ces cavités les ventricules antérieurs ou fupérieurs du cerveau, pour les diftinguer de deux autres beaucoup plus petits, & qui font en quelque façon plus en arriere, comme on verra dans la fuite. Il vaut mieux donner avec Stenon aux ventricules dont il s'agit à préfent, le nom de ventricules latéraux, ou même de grands ventricules, que celui de ventricules antérieurs, ou de ventricules fupérieurs.

66. Les ventricules latéraux font d'abord larges & arrondis par leurs extrémités voifines de la cloifon tranfparente. Ils vont de devant en arriere en s'écartant de plus en plus l'un de l'autre, & en fe rétréciffant. Enfuite ils fe recourbent en deffous, reviennent obliquement de derriere en de-

vant par un contour femblable à celui de cornes de belier, & fe terminent en l'élargiffant prefqu'au-deffous de leurs extrémités fupérieures, mais moins avant. Cette courbure de la cavité de chaque ventricule eft interrompue poftérieurement par une cavité acceffoire, à peu près en forme de demicroiffant, fitué de façon que l'extrémité plus ou moins pointue de l'une eft tournée vers la pareille extrémité de l'autre. Le dedans de ces demi croiffans caves, eft triangulaire à peu près comme la cavité de la groffe dent, ou la défenfe de fanglier.

67. A l'endroit où ils commencent à fe courber pour defcendre & revenir fur le devant, il y a à chaque ventricule un allongement particulier de cavité qui va de devant en arriere, & fe termine par une cavité triangulaire, pointue & un peu tournée en dedans, de forte que les deux pointes fe regardent mutuellement en maniere de cornes de croiffant. Ces ventricules font tapiffés par toute leur concavité d'une membrane très-mince.

68. Cloison transparente. Cette cloifon, communément appelée *feptum lucidum*, eft directement fous la couture du corps calleux, dont elle eft la continuation, & comme une efpece de duplicature. Elle eft compofée de deux lames médullaires écartées plus ou moins l'une de

l'autre par une cavité verticale fort étroite , & quelquefois remplie de férofité. Cette cavité en quelques fujets eft fort étendue de devant en arriere , & elle m'a paru communiquer avec le troifieme ventricule , dont il fera parlé ci-après.

69. VOUTE A TROIS PILIERS. La cloifon tranfparente eft unie par fa partie inférieure à la portion antérieure du corps médullaire particulier , appelé improprement la voûte à trois piliers , à caufe de quelque reffemblance aux arceaux des anciennes voûtes. Ce n'eft que le corps calleux, dont la face inférieure eft comme un plancher concave à trois angles, un antérieur & deux poftérieurs , & â trois bords, deux latéraux & un poftérieur. Les bords latéraux font terminés chacun par un gros rebord demi-cylindrique. Ces deux rebords, femblables à deux arcs, ou arceaux, s'uniffent enfemble à l'angle antérieur , & forment là par leur union ce qu'on appelle le pilier antérieur de la voûte; ils s'écartent l'un de l'autre en arriere vers les angles poftérieurs du plancher, où on leur donne le nom de piliers poftérieurs de la voûte.

70. Le pilier antérieur étant double, eft plus gros que les piliers poftérieurs, & les traces de fa compofition ne s'effacent pas. Immédiatement au deffous de la bafe

de ce pilier on apperçoit un gros cordon médullaire très-blanc & court, posé transversalement d'une hémisphere à l'autre. On l'appelle commissure antérieure du cerveau. C'est à ce pilier que le *septum* est adhérent; le reste du *septum* n'est pas adhérent partout en bas, de sorte que les deux ventricules latéraux communiquent ensemble. Les piliers postérieurs se courbent en bas, & se continuent dans les portions inférieures des ventricules jusqu'à leurs extrémités, en maniere, & sous le nom de cornes de belier. Ils diminuent en épaisseur en se courbant, & augmentent en dessus à mesure qu'ils avancent, en se terminant par une épaisseur très-blanche & un peu ridée obliquement, décrite autrefois par *Arantus*, ancien auteur, & dont la description a été renouvelée en 1728 par M. Duverney, de l'Académie Impériale de Pétersbourg. Au reste ces rides paroissent n'être pour la plupart qu'accidentelles par le maniement du dissecteur. Ils ont chacun à leur côté externe un petit bord collatéral, mince & plat comme une espece de bandelette. Ces bandelettes ont fait inventer le nom de *corpora fimbriata*, corps bordés.

71. La surface inférieure du plancher triangulaire ou de la vraie voûte du corps calleux est toute remplie de lignes mé-

dullaires, tranfverfes & faillantes, c'eſt
pourquoi les anciens lui ont donné le nom
de pfalloïdes & de lyre, l'ayant comparé
à un inſtrument à cordes, à peu près ſemblable à celui qu'on appelle ici communément tympanon.

72. EMINENCES. La voûte étant diſſé-
quée & renverſée en arriere, ou entierement enlevée, on voit d'abord une toile
vaſculeuſe appelé *plexus* choroïde, &
pluſieurs éminences plus ou moins recou-
vertes par l'expanſion de la même toile.
Il y a quatre paires d'éminences, ou tu-
bérofités qui ſe ſuivent très-régulierement,
ſavoir deux grandes & deux petites. Les
deux premieres des grandes éminences ſont
appelées corps cannelés; les deux ſui-
vantes ſont nommées couches des nerfs
optiques. Les deux paires des petites éminences ſont très-unies enſemble. On en
appelle les antérieures *nates*, & les poſtérieures *teſtes*. Il convient mieux de
les nommer ſimplement tubercules antérieurs & tubercules poſtérieurs. Immédiatement devant ces tubercules il y a une
petite éminence impaire, appelée glande
pinéale.

73. LES CORPS CANNELÉS. Ces deux
éminences ſont grisâtres dans leur ſurface,
oblongues, demi-pyriformes, groſſes en
devant, étroites & courbées en arriere,

On leur a donné ce nom parce qu'en les raclant avec un scalpel, on y trouve quantité de lignes blanches & de lignes cendrées alternativement disposées. Ces lignes ne sont que la coupe transverse des lames médullaires & des lames cendrées, entremêlées dans une position verticale, ou perpendiculaire sur la base du cerveau. Cela paroît évidemment par des sections de haut en bas. Ces deux éminences sont grisâtres dans leur surface, oblongues, arrondies, demi-pyriformes, grosses en devant, étroites & courbées en arriere.

74. Elles occupent le fond de la cavité supérieure des grands ventricules, dont elles imitent en quelque façon la forme, de sorte que leurs parties antérieures sont proche de la cloison transparente & les postérieures s'écartent l'une de l'autre à mesure qu'elles diminuent. Elles ne sont réellement que le fond saillant de ces ventricules, qui s'y éleve & fait bosse dans leur cavité. C'est au bas de l'intervalle des grosses portions de ces deux corps, que se trouve le gros cordon transverse nommé commissure antérieure du cerveau, dont j'ai parlé à l'occasion du pilier antérieur de la voûte calleuse. Il communique plus particulierement avec le fond des deux corps cannelés, par un contour de côté & d'autre.

75. LES COUCHES DES NERFS OPTIQUES. On les a ainſi nommées parce que ces nerfs en tirent principalement leur origine. Ce ſont deux groſſes éminences ſituées l'une à côté de l'autre, entre les portions ou extrémités poſtérieures des corps canelés. Leur figure eſt hémiſphéroïde & tant ſoit peu ovale. Elles ſont blanchâtres à leur ſurface, & leur ſubſtance en dedans eſt mêlée de gris & de blanc, ce qui y fait paroître des raies différemment colorées quand on les diſſeque, à peu près comme celles des corps cannelés.

76. Ces deux éminences ſont fort étroitement adoſſées enſemble, & dans leur convexité elles ſont réellement unies & ne ſont qu'un même corps, par la vraie continuation de la ſubſtance blanchâtre de leur convexité. Cette ſubſtance eſt très-mince, & ſe rompt par le propre poids des parties latérales d'un cerveau détaché du crâne. C'eſt pourquoi pour s'en aſſurer il faut l'examiner dans ſa place naturelle, & encore faut-il avoir ſoin de manier ces parties légérement.

77. Immédiatement après la ſubſtance blanchâtre ou enveloppe commune des deux éminences, leurs maſſes ſont étroitement contiguës juſqu'environ le milieu de leur épaiſſeur. De-là elles s'écartent inſenſiblement en bas vers le fond, où leur écarte-

ment forme un canal particulier nommé le troifieme ventricule, dont une extrémité s'ouvre en devant & l'autre en arriere, comme on verra dans la fuite. Quelques-uns avoient pris la connexion fuperficielle de ces éminences pour le pont de Varole.

78. Le fond de ces deux éminences s'allonge en bas de côté & d'autre, & produit deux gros cordons ronds, blanchâtres, qui s'écartent l'un de l'autre par une courbure très-ample comme deux cornes, & enfuite fe rapprochent de nouveau vers le devant, chacun par une petite courbure tournée à contre-fens de la grande courbure, comme un petit bout de corne. La groffeur de ces cordons diminue par degrés depuis leur naiffance jufqu'à leur réunion antérieure. J'en parlerai davantage ci-après à l'occafion des nerfs optiques.

79. Les tubercules. Ils font au nombre de quatre, deux antérieurs & deux poftérieurs. Ils tiennent tous quatre enfemble comme n'étant qu'un feul corps fitué derriere l'union des couches des nerfs optiques. Ils font tranfverfalement oblongs. Les antérieurs font un peu plus arrondis & un peu plus larges, c'eft-à-dire ont un peu plus d'étendue de devant en arriere que les poftérieurs. Leur furface eft blanche, & leur épaiffeur eft grisâtre. Les noms de *nates* & *teftes* qu'on a donné à ces

tubercules

tubercules font très-impropres, & ne marquent aucune reffemblance aux chofes mêmes dont on les a tirés. Je les appelerois volontiers tubercules quadrijumeaux, à l'imitation du langage des anatomiftes, qui ont employé le même terme de quadrijumeaux pour nommer quatre petits mufcles voifins qui font attachés aux environs du grand trochanter de la cuiffe.

80. LE CANAL MITOYEN. Sous le fond de ces quatre tubercules & directement au-deffous de l'union des tubercules d'un côté avec les tubercules de l'autre côté, il y a un petit canal mitoyen qui communique antérieurement avec le troifieme ventricule qui eft fous les couches des nerfs optiques, & poftérieurement avec un conduit particulier qui appartient au cervelet, & qui eft appelé le quatrieme ventricule, comme on verra dans la fuite.

81. L'OUVERTURE COMMUNE POSTÉRIEURE DES VENTRICULES. Les tubercules antérieurs par la rencontre de leurs deux convexités avec les deux convexités poftérieures des couches des nerfs optiques, & par l'intervalle de ces quatre convexités forment une ouverture qui communique avec le troifieme ventricule & avec le petit canal mitoyen. Au lieu du nom ridicule d'*anus* qu'on a donné à cette ouverture, on la peut appeler ouverture commune

ne poſtérieure, pour la diſtinguer d'une autre dont je parlerai ci-après, & que je nommerai ouverture commune antérieure.

82. La glande pinéale. C'eſt ainſi qu'on appelle un petit corps mollet, griſâtre, environ de la groſſeur d'un pois médiocre, irrégulierement arrondi, quelquefois figuré comme une pomme de pin, d'où eſt venu le nom de pinéale, ſitué derriere les couches des nerfs optiques immédiatement au-deſſus des tubercules quadrijumeaux. Elle eſt attachée comme un petit bouton au bas des couches des nerfs optiques par deux pédicules ou péduncules médullaires fort blancs, qui ſont près l'un de l'autre vers la glande, & s'écartent preſque tranſverſalement vers les couches.

83. La ſubſtance de ce corps paroît pour la plus grande partie corticale, excepté aux environs des péduncules, où elle paroît un peu médullaire. Ces péduncules ſont quelquefois doubles, comme s'ils appartenoient auſſi aux tubercules anterieurs. Ce corps eſt fort adhérent au *plexus* choroïde qui le couvre, comme on verra ci-après, & qu'il faut par conſéquent lever adroitement pour ne pas détacher la glande pinéale de ſa place, & rompre ſes péduncules. On l'a trouvée pluſieurs fois graveleuſe. Il y a au-deſſous de la glande pinéale dans l'épaiſſeur des couches opti-

ques un cordon médullaire tranfverfal, appelé commiffure poftérieure des hémifpheres du cerveau.

84. L'ENTONNOIR. Entre la partie antérieure de l'union des couches des nerfs optiques, & la bafe du pilier antérieur de la voûte, fe trouve une cavité ou foffette appelée l'entonnoir, par quelque reffemblance avec un entonnoir latéralement applati. Il defcend vers la bafe du cerveau, en fe rétréciffant à mefure qu'il defcend, & fe termine tout droit par un petit canal membraneux à un corps mollet fitué dans la felle fphénoïde, & appelé glande pituitaire. Cette cavité s'ouvre en haut immédiatement devant les couches des nerfs optiques par un trou ovale qui communique avec les ventricules latéraux, & qu'on peut auffi appeler ouverture commune antérieure des ventricules.

85. LE TROISIEME VENTRICULE. Au bas de l'épaiffeur des couches des nerfs optiques, & directement au-deffous de leur union, eft creufé naturellement un canal particulier, qu'on appelle le troifieme ventricule du cerveau. Je dis naturellement, afin qu'on ne prenne pas pour le troifieme ventricule une fente accidentelle qu'on trouve entre les couches dans un cerveau détaché, comme j'ai dit ci-deffus.

86. Ce canal ou troifieme ventricule

s'ouvre en devant dans l'entonnoir & fous
l'ouverture commune antérieure, par où
il communique aussi avec les ventricules
latéraux. Il s'ouvre en arriere fous l'ouverture commune postérieure entre les couches & les tubercules quadrijumeaux, vis-
à-vis le petit canal mitoyen qui va au cervelet.

87. LE PLEXUS, OU LACIS CHOROÏDE.
C'est une toile vasculaire très-fine, remplie d'un grand nombre de ramifications
artérielles & veineuses, & en partie ra-
massée en deux paquets flottans, qui s'é-
tendent dans les cavités des ventricules
latéraux, un dans chaque ventricule, &
en partie épanouie aux environs en maniere d'enveloppe qui couvre immédiatement avec une adhérence particuliere les
couches des nerfs optiques, la glande
pinéale, les tubercules quadrijumeaux &
les parties voisines, tant du cerveau, que
du cervelet.

88. On découvre d'abord dans chaque
portion latérale de ce *plexus* un tronc de
veine, dont les ramifications font dif-
persées par toute l'étendue de ces deux
portions? Les deux troncs fe rapprochent
vers la glande pinéale, s'unissent derriere
cette glande, & vont ensuite s'aboucher
avec le *torcular*, c'est-à-dire avec le quatrieme *sinus* ou *sinus* commun de la dure-

mere. Quand on souffle dans un de ces troncs vers le *plexus*, on voit passer le vent dans toutes les ramifications qui en dépendent. Dans quelques sujets ces deux veines forment un seul tronc commun qui aboutit au *sinus*.

89. Les portions flottantes ou ventriculaires du *plexus* paroissent souvent parsemées d'un grand nombre de corpuscules semblables à des grains glanduleux. Ces corpuscules sont très-petits dans l'état naturel, & grossissent par maladie. Pour les bien examiner, il faut faire flotter dans de l'eau claire les portions ventriculaires du *plexus*, & les y épanouïr adroitement. Alors au moyen du microscope on verra, pourvu que ce soit dans l'état naturel, ces grains comme de simples follicules, ou comme de petites bourfettes plus ou moins applaties.

90. *Nota.* Outre cette toile vasculaire & plexiforme, les parois du *septum*, de la voûte, des éminences, des ventricules, des canaux & de l'entonnoir sont toutes revêtues d'une membrane très-fine, dans laquelle on découvre par des injections & par les inflammations beaucoup de vaisseaux très-déliés. Cette membrane est comme la continuité de la toile plexiforme, qui de même paroît être un détachement de la pie-mere On découvre encore

par ce moyen une membrane extrêmement mince ſur les parois internes de la duplicature du *ſeptum*, quoique ces parois ſe touchent dans quelques ſujets.

91. La glande pituitaire. C'eſt ainſi qu'on appelle un petit corps ſpongieux logé dans la ſelle ſphénoïde, entre les replis ſphénoïdaux de la dure-mere. Elle eſt d'une ſubſtance particuliere, qui ne paroît ni médullaire, ni glanduleuſe. Elle eſt extérieurement en partie griſâtre & en partie rougeâtre, & intérieurement blanchâtre. Elle eſt tranſverſalement longuette, ou ovale, & diviſée inférieurement dans quelques ſujets par une petite échancrure en deux lobes, à peu près comme un petit rein, ou une féverole. Elle eſt recouverte de la pie-mere comme d'une bourſe, dont l'ouverture eſt l'extrémité membraneuſe de l'entonnoir. Elle eſt environnée de petits *ſinus* circulaires qui communiquent de côtés & d'autres avec les *ſinus* caverneux.

§ IV. *Le Cervelet.*

92. Situation. Figure. Le cervelet ou petit cerveau eſt renfermé ſous la cloiſon tranſverſale de la dure-mere. Il eſt plus large latéralement que de devant en arriere, applati en deſſous, & légérement incliné de côté & d'autre, conformément à cette cloiſon qui lui ſert de

tente ou de plancher. En deſſous il eſt plus arrondi, & en arriere il eſt diſtingué en deux lobes légérement ſéparés par la petite cloiſon occipitale de la dure-mere.

93. Structure. Il eſt compoſé de deux ſubſtances comme le grand cerveau, mais il n'y a point de circonvolutions dans ſa ſurface comme dans le cerveau. Ses ſillons qui ſont à proportion aſſez profonds, ſont diſpoſés de maniere qu'ils forment des couches plates & minces, plus ou moins horizontales, entre leſquelles la lame interne de la pie-mere s'inſinue par autant de feuillets qu'il y a de couches.

94. Sous la cloiſon tranſverſale, ou tente de la dure-mere, il eſt recouvert d'un lacis vaſculeux qui communique avec le *plexus* choroïde. Il a deux avances mitoyennes appelées appendices vermiformes, l'une antérieure & ſupérieure qui regarde en devant; l'autre poſtérieure & inférieure, qui va en arriere. Il en a encore deux latérales, tournées chacune en dehors. On les appelle en général vermiformes, parce qu'elles reſſemblent à un gros bout de ver de terre.

95. Outre la diviſion du cervelet en portions latérales comme en deux lobes, il paroît y avoir encore une eſpece de ſubdiviſion de chacun de ces lobes en trois boſſes ou protubérances, une antérieure,

une moyenne ou latérale, & une postérieure. Ces bosses ou protubérances ne sont pas également distinctes dans tous les sujets par leur convexité, & par leur bornes. Elles le sont cependant par la différente direction de leurs couches, en ce que les couches de chaque protubérance latérale ou moyenne & celles de chaque protubérance antérieure, sont moins transversales que les couches des protubérances postérieures.

96. QUATRIEME VENTRICULE. Quand on écarte les deux portions latérales ou lobes par une coupe médiocrement profonde, ou découvre d'abord la portion postérieure de la moelle allongée, dont il sera parlé ci-après ; & dans la surface postérieure de cette portion, depuis les tubercules quadrijumeaux jusqu'au dessous de l'échancrure postérieure du corps du cervelet, on verra une cavité oblongue, qui se termine en arriere comme le bec d'une plume à écrire ; c'est ce qu'on appelle le quatrieme ventricule.

97. Au commencement de cette cavité, immédiatement derriere le petit canal commun qui est au-dessous des tubercules, on trouve une petite lame médullaire très-mince, que l'on regarde comme une valvule entre le petit conduit commun & la cavité du quatrieme ventricule. Un

peu après cette lame la cavité s'élargit un peu plus à droite & à gauche, & reprend ensuite sa premiere largeur. La cavité est revêtue intérieurement d'une membrane très-mince, & elle paroît souvent distinguée en deux parties latérales par une rainure très-fine, depuis la lame valvulaire jusqu'à la pointe du bec de plume.

98. Cette membrane interne est une continuation de celle qui tapisse le petit canal commun, le troisieme ventricule, l'entonnoir & les deux grands ventricules. Pour voir le quatrieme ventricule dans son état naturel, où il a moins de largeur, il faut le découvrir pendant que le cervelet est encore dans le crâne, & pour cela il faut scier l'os occipital bien bas.

99. Aux deux côtés de ce ventricule on voit la substance médullaire former une espece de tronc qui s'épanouït en maniere de lames dans l'épaisseur des couches corticales du cervelet. On découvre ces lames médullaires selon leur largeur, en coupant le cervelet par tranches à peu près paralleles à la base du cerveau ; mais en coupant un des lobes du cervelet verticalement de haut en bas, la substance médullaire paroîtra dispersée dans l'épaisseur de la substance corticale, comme par ramifications. Cette derniere coupe a donné lieu de nommer ces ramifications l'arbre

de vie. Les deux troncs médullaires qui produisent ces différentes lames, sont appelées les péduncules du cervelet.

100. *Nota*. On ne peut pas continuer de suite la description des autres parties moyennes de la base du cervelet avant celle des parties moyennes de la base du cerveau, car ces deux sortes de parties sont réunies, & forment conjointement ce qu'on appelle moelle allongée. J'ajouterai seulement ici que les couches de l'une & de l'autre substance du cervelet ne sont pas toutes d'une même étendue dans les mêmes portions ou bosses de chaque lobe. C'est ce qui paroît par l'inspection de la seule convexité ou surface externe du cervelet, où on voit d'espace en espace des couches corticales plus courtes les unes que les autres, & les bouts d'une couche courte se terminer par une diminution de leur épaisseur entre les deux couches plus longues.

101. Si on fait seulement un petit trou dans la lame externe de la pie-mere sur un des lobes du cervelet, sans blesser la lame interne, & qu'on souffle par ce trou au moyen d'un petit tuyau dans le tissu cellulaire qui lie les deux lames de la pie-mere ensemble, on verra peu à peu le vent gonfler le tissu & écarter plus ou moins également les différentes couches

les unes des autres dans toute leur étendue. On verra en même tems l'arrangement de toutes les cloifons membraneufes ou duplicatures de la lame interne de la pie-mere, & la diftribution nombreufe des vaiffeaux fanguins très-déliés qui y rampent, furtout après une bonne injection anatomique, ou dans un état inflammatoire de ces membranes.

§ V. *La Moelle allongée.*

102. On donne ce nom à la fubftance médullaire qui occupe de devant en arriere la partie moyenne de la bafe du cerveau, & tout de fuite la partie moyenne de la bafe du cervelet, entre les parties latérales de l'une & de l'autre de ces deux bafes. Elle eft comme une feule bafe médullaire mitoyenne & commune du cerveau & du cervelet, par la continuité réciproque de leurs fubftances médullaires, au moyen de la grande échancrure de la cloifon tranfverfale de la dure-mere; laquelle bafe commune eft fituée immédiatement fur la portion de la dure-mere qui revêt la bafe du crâne. Ainfi on a raifon de regarder la moelle allongée comme une troifieme partie de toute la maffe du cerveau en général, une production commune, & un allongement réuni de toute la fubftance médullaire du grand & du petit cerveau.

E vj

103. Il eſt très-difficile, pour ne pas dire impoſſible, de la bien examiner, & de la démontrer dans ſa ſituation naturelle. On eſt obligé de faire l'un & l'autre dans un cerveau tout-à-fait renverſé. C'eſt ici qu'on ne peut pas mettre en uſage l'avis que j'ai donné dans le Traité des Os Secs, nᵉ. 186 & 187, par rapport à l'examen, & à la démonſtration de la baſe du crâne. Cependant pour prévenir les fauſſes idées, il eſt néceſſaire quand on regarde, ou quand on fait regarder la moelle allongée ainſi renverſée, de bien inculquer que tout ce qu'on y voit alors en deſſus & ſupérieur, eſt dans ſa ſituation naturelle en deſſous & inférieur.

104. La face inférieure de la moelle allongée, vue dans la ſituation renverſée dont je viens de parler, préſente pluſieurs différentes parties, qui ſont en général des productions médullaires, des troncs de nerfs, & des troncs de vaiſſeaux ſanguins.

105. Les productions médullaires ſont principalement celles-ci : les groſſes branches, ou branches antérieures de la moelle allongée, autrement appelées Jambes antérieures de cette moelle, péduncules du grand cerveau, bras de la moelle allongée, cuiſſe de la moelle allongée : la protubérance tranſverſale, qu'on nomme auſſi protubérance annulaire, ou pont

de Varole : les petites branches ou branches poftérieures de la moelle allongée, auxquelles on donne encore le nom de péduncules du cervelet, & de Jambes poftérieures de la moelle allongée : l'extrémité ou queue de la moelle allongée, avec deux paires de tubercules, dont l'une eft appelée corps olivaires, & l'autre corps pyramidaux. Il faut ajouter à ces productions médullaires le bec de l'entonnoir & deux mamelons médullaires.

106. Les groffes branches de la moelle allongée font deux faifceaux médullaires très-confidérables, dont les extrémités antérieures s'écartent l'une de l'autre, & les extrémités poftérieures s'uniffent, de forte que les deux faifceaux repréfentent un V romain. Ces faifceaux font plats, beaucoup plus larges en devant qu'en arriere, compofés dans leur furface de plufieurs fibres médullaires, longitudinales, diftinctement faillantes. Leurs extrémités antérieures paroiffent fe perdre au bas des corps cannelés ; c'eft pourquoi on les confidere comme les péduncules du grand cerveau.

107. La protubérance tranfverfale ou annulaire, ou plutôt demi-annullaire, eft une production médullaire qui paroît d'abord embraffer les extrémités poftérieures

des grosses branches de la moelle allongée, mais la substance médullaire de cette protubérance se confond intimement avec celle des grosses branches. Varole, ancien Auteur Italien, regardant ces parties dans la situation renversée, comparoit les grosses branches à deux rivieres, & la protubérance à un pont, sous lequel passoit le confluent des deux rivieres. C'est ce qui a fait nommer cette protubérance le pont de Varole. Elle est transversalement rayée dans sa surface, & elle est distinguée en deux parties latérales par un enfoncement longitudinal fort étroit, & qui ne pénetre pas dans l'épaisseur.

108. Les petites branches de la moelle allongée, sont des productions latérales de la protubérance transversale, qui par leurs racines paroissent embrasser le fond de la portion médullaire, dans laquelle le quatrieme ventricule, ou ventricule en forme de plume à écrire est creusé. Elles forment de côté & d'autre dans les lobes du cervelet les expansions médullaires, dont la coupe verticale fait paroître les ramifications blanches, qu'on appelle vulgairement l'arbre de vie. Ces branches postérieures de la moelle allongée méritent assez le nom de péduncules du cervelet.

109. L'extrémité ou queue de la moelle allongée est un rétrécissement qui va

en arriere & en diminuant jufqu'au bord antérieur du grand trou de l'os occipital, & s'y termine par la moelle épiniere. Il y a plufieurs chofes à obferver dans cette partie. On y voit d'abord quatre éminences, dont deux font nommées corps olivaires, & les deux autres font appelées corps pyramidaux. Immédiatement après elle eft partagée en deux portions latérales par deux rainures étroites, l'une en deffus & l'autre en deffous. Ces deux rainures s'avancent dans l'épaiffeur de la moelle, comme entre deux cylindres, applatis chacun par un côté, & unis enfemble par leurs côtés applatis.

110. Quand on écarte avec les doigts ces rainures, on découvre un entrelacement croifé de plufieurs petites cordes médullaires, qui paffent obliquement de l'épaiffeur de l'une des portions latérales, dans l'épaiffeur de l'autre portion. C'eft M. Petit de l'Académie Royale des Sciences, & Docteur en Médecine, qui a donné cette découverte, par laquelle on explique plufieurs phénomenes, tant en phyfiologie qu'en pathologie, dont il fera parlé ailleurs.

111. Les corps olivaires & les corps pyramidaux font des éminences blanchâtres, fituées en long les unes auprès des autres, à la face inférieure de cette par-

tie, immédiatement après la protubérance transverſale ou annulaire. Les corps olivaires ſont dans le milieu, de ſorte que leur interſtice, qui n'eſt que comme une rainure ſuperficielle, répond à la rainure inférieure de la portion ſuivante.

112. Les corps pyramidaux ſont comme des éminences collatérales & dépendantes des olivaires. Willis a donné le nom de pyramidaux à ceux que je regarde comme olivaires, de même que les a regardé feu M. Duverney dans ſon Traité de l'organe de l'ouïe. Ces quatres éminences occupent la moitié inférieure de la moelle. Je repete ceci exprès pour faire ſouvenir que dans les démonſtrations & dans les figures on voit comme ſupérieures toutes les parties qui dans leur ſituation naturelle ſont inférieures. Ainſi ces éminences ſont au-deſſous du quatrieme ventricule, & au-deſſous des péduncules du cervelet.

113. Les tubercules mammillaires qui ſe trouvent immédiatement auprès du bec de l'entonnoir, ont été pris pour des glandes, apparemment à cauſe de la ſubſtance griſe qu'on a trouvée dans leur épaiſſeur, laquelle ſubſtance ne paroît pas cependant différer de celle qui forme le dedans de pluſieurs autres éminences de la moelle allongée, c'eſt pourquoi auſſi je trouve plus à propos de les nommer tubercules mam-

millaires, en égard à leur figure, que mamelons médullaires.

114. Ces tubercules paroiſſent en partie avoir quelque rapport avec les deux pieds, racines ou baſe du pilier antérieur de la voûte, de ſorte qu'on pourroit les nommer avec M. Santorini, oignons ou bulbes de ces racines, quoiqu'ils paroiſſent en partie être la continuation d'autres portions d'un tiſſu particulier de la ſubſtance cendrée & de la ſubſtance médullaire.

115. Le bec, ou tuyau de l'entonnoir eſt une production très-mince de la ſubſtance des parois de la cavité, qu'on appelle entonnoir, & il eſt fortifié par une tunique particuliere que lui donne la piemere. Ce bec ſe recourbe un peu de derriere en devant par ſon extrémité, vers la glande pituitaire, & y étant arrivé il s'épanouït de nouveau autour de cette glande.

116. La membrane arachnoïde ou lame externe de la pie-mere, paroît très-diſtinctement ſéparée d'avec la lame interne dans les intervalles de toutes ces éminences de la face inférieure de la moelle allongée, ſans qu'il y ait là viſiblement un tiſſu cellulaire entre les deux lames. La lame interne y eſt toujours collée & plus adhérente à la ſurface des intervalles, qu'à celle des éminences. La lame externe eſt comme ſoulevée par les émi-

nences, & également tendue entre leurs portions les plus faillantes, auxquelles elle eft fortement attachée. Il faut à cet égard compter parmi ces éminences les racines ou groffes cornes des nerfs optiques.

117. Il faut obferver en général des éminences de la moelle allongée, que celles qui font médullaires extérieurement & dans leur furface, font au-dedans ou feulement corticales, ou en partie corticales & en partie médullaires, ou formées par un mélange fingulier des deux fubftances, dont le développement refte encore à faire, de même que celui de plufieurs autres particularités qui fe rencontrent dans l'examen de la ftructure interne du cerveau.

118. C'eft de cette portion commune du cerveau & du cervelet que naiffent prefque tous les nerfs qui fortent du crâne par les différens trous, dont fa bafe eft percée. C'eft elle qui produit la moelle de l'épine ou moelle épiniere, qui n'eft qu'une prolongation commune du cerveau, du cervelet & de leurs différentes fubftances. Ainfi elle eft encore la premiere origine & comme la fource primitive de tous les nerfs qui fortent de l'épine, & par conféquent de tous les nerfs du corps humain.

§ VI. *La Moelle épiniere.*

119. La moelle épiniere n'eſt qu'un allongement continué de l'extrémité de la moelle allongée, auquel on a donné ce nom ou celui de moelle de l'épine, parce qu'il eſt renfermé dans le canal oſſeux de l'épine du dos. Elle eſt par conféquent une continuation & comme l'appendice commune du cerveau & du cervelet, tant par rapport aux deux ſubſtances dont elle eſt compoſée, que par rapport aux membranes dont elle eſt enveloppée.

120. J'ai parlé dans le Traité des Os Frais, n°. 316, 317, 318, 319, d'un tuyau ligamenteux qui tapiſſe toute la ſurface interne du canal oſſeux de l'épine du dos, depuis le grand trou occipital juſqu'à l'os *ſacrum*, & qui repréſente un entonnoir très-long & flexible. J'ai encore parlé n°. 324, des ligamens jaunâtres & très-élaſtiques qui rempliſſent les grandes échancrures poſtérieures de toutes les vertebres, & ſont fort adhérentes au grand tuyau ligamenteux dont je viens de parler.

121. La dure-mere, après avoir revêtu toute la ſurface interne du crâne, ſort par le grand trou occipital, & forme en deſcendant dans le canal oſſeux des vertebres une eſpece d'entonnoir. A ſa ſortie elle rencontre au bord du grand trou oc-

cipital le commencement du tuyau ligamenteux ou entonnoir ligamenteux men-
tionné ci-deſſus, & s'y colle fortement.
La portion du péricrâne qui ſe termine
extérieurement au bord du même grand
trou occipital, s'y joint auſſi, de ſorte
que cet entonnoir devient par cette compoſition très-fort & très-capable de réſiſter
aux plus violens tiraillemens.

122. Cette adhérence de la dure-mere
à l'entonnoir ligamenteux diſcontinue peu
à peu après la premiere vertebre, & enſuite la dure-mere forme ſéparément un
tuyau qui deſcend dans le canal de l'é-
pine juſqu'à l'os *ſacrum*, & dont la capacité répond proportionnément à celle du
canal, ſans être collé aux parois de ce canal,
comme l'eſt la dure-mere à toute la concavité du crâne. Elle eſt environnée d'une
matiere glaireuſe, qui devient comme graiſ-
ſeuſe dans la portion inférieure du canal.

123. La moelle de l'épine eſt compoſée de ſubſtance blanche & de ſubſtance
cendrée, comme le cerveau & le cervelet, avec cette différence que la cendrée
eſt en dedans, & la blanche en dehors.
Quand on coupe tranſverſalement cette
moelle, la ſubſtance cendrée paroît décrire une figure en quelque façon ſemblable à un fer à cheval, ou à un os hyoïde,
dont la convexité ſeroit en devant, &

les extrémités ou cornes en arriere.

124. Le corps de la moelle épiniere descend jusqu'à la premiere vertebre des lombes, où elle se termine en pointe. Son épaisseur est proportionnée au canal osseux de l'épine, de sorte qu'elle est plus grosse dans les vertebres du cou, que dans celles du dos. Elle est un peu applatie par devant & par derriere, de sorte qu'on peut-en considérer deux faces, l'une antérieure, l'autre postérieure, & deux bords. Elle est encore comme partagée en deux moitiés latérales, l'une droite & l'autre gauche, par une rainure qui regne le long du milieu de chaque face. Ces deux rainures sont la continuation de celles de l'extrémité de la moelle allongée.

125. L'une & l'autre portion latérale fournissent de la face antérieure & de la face postérieure, entre la rainure & les bords, d'espace en espace, des paquets fort plats de filets nerveux, qui sont tournés vers le bord voisin. Les paquets antérieurs & les paquets postérieurs de chaque côté s'unissent deux à deux un peu au-delà du bord ou côté de la moelle, & forment de côté & d'autre des especes de nœuds, que les anatomistes appellent ganglions, dont chacun produit un tronc de nerfs. Ces ganglions sont composés d'un mélange de substance

cendrée & de ſubſtance moelleuſe, arro-
ſé de pluſieurs petits vaiſſeaux ſanguins.

126. La dure-mere qui enveloppe la
moelle produit latéralement de côté &
d'autre autant de gaînes qu'il y a de ganglions & de troncs de nerfs. C'eſt la
lame externe qui produit les gaînes. La
lame interne qui eſt très-liſſe & polie en
dedans, eſt percée à l'endroit de chaque
gaîne par deux petits trous très-près l'un
de l'autre, par leſquels trous paſſent les
extrémités de chaque paquet antérieur &
poſtérieur, de ſorte que leur union ne ſe
fait qu'immédiatement après le paſſage
par la lame interne.

127. Les eſpaces triangulaires que les
paquets antérieurs & poſtérieurs laiſſent
entr'eux & le bord de la moelle, ſont
garnis depuis le haut juſqu'en bas d'un
ligament dentelé, très-mince & luiſant,
dont il y a autant de dentelures qu'il y
a de paires de paquets Il eſt attaché de
diſtance en diſtance au bord de la moelle
par un côté, & jette un filet à la lame interne de la dure-mere entre chaque paquet, de ſorte qu'il diſtingue les paquets
antérieurs d'avec les paquets poſtérieurs.

128. La membrane arachnoïde eſt ici
tout au long très-diſtinguée de la lame
interne de la pie-mere, de ſorte qu'en
ſoufflant par un petit trou fait dans l'a-

rachnoïde , le vent la fait foulever d'un bout à l'autre comme une efpece de boyau tranfparent. La lame interne , qu'on appelle ici vulgairement tout court la pie-mere , eft fort adhérente à la moelle épiniere , & jette plufieurs productions & cloifons dans fon épaiffeur. Quand on fouffle par un trou de la pie-mere dans l'épaiffeur de l'une des portions latérales de la moelle épiniere , le vent s'infinue partout , & produit à la furface de l'autre portion un détachement de cette membrane , en l'écartant de la moelle.

129. L'arachnoïde eft plus attachée par en bas à la pie-mere que par en haut , & en quelque façon fufpendue par le ligament dentelé qui regne tout le long des deux côtés de la moelle , & qui s'attache par un filet à la furface interne de la dure-mere dans chaque entre-deux de paquets nerveux dont je viens de parler ci-deffus. Elle forme auffi , comme la dure-mere , des allongemens aux cordons ou troncs de nerfs , comme on verra ci-après.

130. J'ai dit au commencement du Traité particulier des nerfs, que tous les nerfs du corps humain tirent leur premiere origine ou de la moelle allongée du cerveau & du cervelet , ou de la moelle de l'épine du dos ; qu'ils en viennent en maniere de faifceaux arrangées par paires ; qu'on en

Les nerfs de l'une & de l'autre moelle , depuis leur origine jufqu'à leur fortie.

compte dix paires de la moelle allongée, dont neuf sortent par les trous du crâne, & la dixieme naît de l'extrémité de cette moelle à la sortie par le grand trou occipital. J'ai dit enfin qu'on compte environ trente paires de la moelle épiniere, dont sept passent sous les échancrures latérales des vertebres du cou, douze sous celles des vertebres du dos, cinq sous celles des vertebres des lombes, cinq ou six par les trous antérieurs de l'os *sacrum*, & une aux côtés du coccyx.

131. *Nota*. Je ne parle ici que de certaines particularités qui concernent ces nerfs dans leur trajet dans le crâne, depuis leur naissance jusqu'à leur sortie. On verra dans le Traité particulier des Nerfs le reste de leur route dans les différentes parties du corps humain. Je renvoye aussi au commencement du même traité, pour se former d'abord une idée de la division générale & de l'arrangement originaire de tous les nerfs, tant de ceux qui naissent de la moelle allongée, que de ceux qui viennent de la moelle épiniere.

§ VII. *Les Nerfs de la Moelle allongée.*

132. PREMIERE PAIRE. Les nerfs olfactifs, anciennement appelés productions mammillaires. Ce sont deux cordons médullaires fort plats & très-mollasses, qui naissent chacun, d'abord par des fibres

médullaires

médullaires du côté externe de la partie inférieure des corps cannelés, entre le lobe antérieur & le lobe moyen de chaque côté du
cerveau, ensuite par un filet plus interne,
& par un autre qui est postérieur & très-
long. Ils rampent sous les lobes antérieurs
du cerveau, logés chacun dans une espece
de rainure superficielle de la base de ces
lobes, & couchés immédiatement sur la
dure-mere, depuis les apophyses clinoïdes
jusqu'à l'os ethmoïde.

133. Ils font d'abord chacun une courbure de dehors en dedans, par laquelle
ils s'approchent peu à peu l'un de l'autre,
jusques derriere l'os éthmoïde, d'où ils
s'avancent ensuite presque parallelement
à quelques lignes de distance l'un de l'autre. Ils font fort minces en arriere, &
grossissent de plus en plus vers le devant
jusqu'à chaque côté de la crête de l'os
ethmoïde, où ils se terminent en forme
de mamelons allongés, dont la substance
paroît plus mollasse & moins blanchâtre,
que celle des cordons.

134. Ces mamelons font couchés sur
les deux côtés de la lame cribleuse, &
jettent en bas dans chaque trou de cette
lame un filet nerveux. La dure-mere produit au même endroit autant de gaînes
qu'il y a de trous & de filets nerveux,
lesquelles gaînes, comme autant d'enve-

loppes, accompagnent les filets nerveux & leurs ramifications fur les parties internes du nez.

135. Seconde paire; nerfs optiques: J'ai expofé ci-deffus leur origine des éminences appelées couches des nerfs optiques, & j'ai fait la defcription de leurs grandes courbures, jufqu'à leur rencontre ou union, qui fe fait immédiatement devant la partie fupérieure de la glande pituitaire, & par conféquent devant le bec de l'entonnoir. Les carotides internes montent fur le côté externe de ces nerfs, immédiatement après leur union & avant qu'ils paffent par les trous optiques.

136. Les nerfs optiques, outre leur origine des groffes éminences, ont une efpece de communication avec les tubercules quadrijumeaux antérieurs, par des filets très déliés, dont une extrémité fe confond avec ces tubercules, & l'autre avec la racine des groffes arcades ou corps des nerfs optiques. La ftructure interne de ces nerfs paroît changer à leur entrée dans les trous optiques, comme on verra ailleurs.

137. La rencontre de ces nerfs par les petites courbures de leurs cornes, eft très-difficile à développer dans l'homme. Elle fe fait toujours pour l'ordinaire par une union fort étroite. Elle ne paroît dans

quelques fujets qu'une adhérence intime, elle paroît dans d'autres formée en partie par un croifement de fibres. On les a trouvés tout-à fait féparés. On en a vu l'un très-altéré & en volume & en couleur dans tout fon trajet, l'autre étant entierement dans fon état naturel.

138. TROISIEME PAIRE. Nerfs moteurs communs des yeux ; nerfs oculaires communs ; nerfs oculo-mufculaires communs. Ces deux nerfs prennent leur origine de l'union du bord antérieur de la groffe protubérance tranfverfale avec les groffes branches de la moelle allongée. Ils percent la dure-mere derriere les parties latérales de l'apophyfe poftérieure de la felle fphénoïde. Ils paffent enfuite chacun dans les *finus* caverneux voifins, à côté de l'artere carotide, jufqu'à la portion large de la fente orbitaire fupérieure, où ils fe divifent de la maniere expofée dans le Traité des Nerfs.

139. QUATRIEME PAIRE. Nerfs trochléateurs ; nerfs mufculaires obliques fupérieurs, communément appelés nerfs pathétiques. Ces nerfs font très-déliés ou menus, & à proportion très-longs. Ils naiffent chacun derriere les tubercules quadrijumeaux & de la partie latérale de l'expanfion valviforme de l'entrée du quatrieme ventricule. De-là ils fe contournent vers le devant, & vont jufqu'au bord

des extrémités antérieures de la tente du
cervelet, où chacun de son côté s'insinue
dans la duplicature de la dure-mere, &
s'y avance jusques dans le *finus* caverneux,
où il accompagne le nerf de la troisieme
paire vers la fente orbitaire supérieure.

140. CINQUIEME PAIRE. Nerfs innominés ; nerfs trijumeaux ; nerfs à trois cordes. Ces deux nerfs font d'abord de gros
troncs, qui tirent chacun leur origine, principalement des parties latérales & des parties poftérieures de la groffe protubérance
tranfverfale, & un peu des corps olivaires
& des corps pyramidaux. Ce gros tronc
defcend obliquement en devant fur l'extrémité de la face fupérieure ou antérieure
de l'apophyfe pierreufe, prefqu'à côté de
la felle fphénoïdale, où il entre dans la
duplicature de la dure-mere & dans le
finus caverneux.

141. Dès fon entrée dans le *finus* il
forme d'abord une efpece de ganglion plat
& inégal, dont fe détachent quelques filets
qui fe diftribuent à la dure-mere, & il
fe divife auffi-tôt après en trois groffes
branches, une fupérieure ou antérieure,
une moyenne, & une inférieure ou poftérieure. La premiere branche, qu'on peut
appeler nerf ou cordon oculaire, accompagne le nerf de la troifieme paire
& celui de la quatrieme, jufqu'à la fente

orbitaire fupérieure. La feconde branche qu'on nomme cordon, ou nerf maxillaire fupérieur, fort par le trou maxillaire fupérieur ; & la troifieme, qu'on appelle nerf ou cordon maxillaire inférieur, paffe par le trou maxillaire inférieur. Voyez le Traité des Nerfs. Le gros tronc de ce nerf en defcendant perce à cet endroit l'arachnoïde, qui fait là comme un petit plancher.

142. SIXIEME PAIRE. Nerfs moteurs externes des yeux ; nerfs oculaires externes ; nerfs oculo-mufculaires externes. Ces deux nerfs font grêles, mais moins grêles que ceux de la quatrieme paire. Je les ai trouvés doubles. Ils naiffent en partie des éminences longuettes inférieures, immédiatement derriere la protubérance tranfverfale, & en partie de cette protubérance, ils paffent fous la protubérance tranfverfale, & percent la dure-mere derriere la fymphyfe occipitale de l'os fphénoïde.

143. Ils fe gliffent chacun de leur côté dans la duplicature de la dure-mere jufqu'au *finus* caverneux, où chacun d'eux entre, & accompagne le premier cordon de la cinquieme paire jufqu'à la fente orbitaire fupérieure. Ils communiquent dans ce trajet avec le premier cordon de la cinquieme paire, & groffiffent vers le devant

par un filet, quelquefois double, qui i
monte avec la carotide, & naît du grand l
nerf sympathique. Voyez le Traité des ʒ
Nerfs.

144. Septieme paire. Nerfs auditifs. .
Ils naissent de la partie latérale & postérieure de la protubérance transverfale, attenant les péduncules du cervelet, par
deux petits cordons, dont l'antérieur est
grêle & ferme, le postérieur plus gros &
plus mollasse. On appelle ce dernier la
portion molle du nerf auditif, & l'autre
la portion dure, laquelle j'ai nommé le
petit nerf sympathique. Les deux nerfs
de chaque côté s'accompagnent fort près
l'un de l'autre jusques dans le trou auditif interne. Voyez le Traité des Nerfs
& l'exposition de la structure de l'oreille.

145. Huitieme paire. La paire vague; les nerfs vagues; les nerfs sympathiques moyens. Ils tirent leur origine de
l'extrémité postérieure des grosses branches ou cuisses de la moelle allongée de
la protubérance transverfale, & de la partie antérieure des éminences longuettes
inférieures, derriere la protubérance tranfverfale, & cela par plufieurs filets qui
forment enfemble comme une bande large
de chaque côté, laquelle fe porte vers le
trou déchiré, où elle perce la dure-mere
& paffe par la partie antérieure de ce trou,

après s'être affocié un filet de nerf qui monte de la moelle épiniere par le grand trou occipital , & qui eft appelé nerf acceffoire de la huitieme paire, ou nerf fpinal. Il fort par le trou déchiré avec le paquet de la huitieme paire, & immédiatement derriere ce paquet, dont il eft néanmoins diftingué par une cloifon membraneufe très-mince. Voyez le Traité des Nerfs, n°. 104, 143.

146. NEUVIEME PAIRE. Nerfs hypogloffes externes; grands nerfs hypogloffes, appelés communément nerfs guftatifs. Ils naiffent chacun de la partie latérale de l'extrémité de la moelle allongée , entre les éminences longuettes inférieures, par plufieurs filets qui fe collent enfemble, & forment ordinairement à chaque côté deux petits cordons particuliers. Ces deux petits cordons percent féparément la duremere , & forment auffi tôt après un feul cordon , qui fort du crâne par le trou condyloïdien antérieur. Voyez le Traité des Nerfs.

147. DIXIEME PAIRE. Nerfs fous-occipitaux. Ils naiffent au-deffous de la neuvieme paire , principalement de la partie antérieure & un peu de la partie latérale de l'extrémité de la moelle allongée , vis-à-vis la partie poftérieure des apophyfes condyloïdes de l'os occipital, cha-

cun par un simple plan ou paquet de petits filets qui percent la dure-mere directement de dedans en dehors, au même
endroit que les arteres vertébrales la
percent de dehors en dedans. Voyez le
Traité des Nerfs.

Nerfs
de la
moelle
épinie-
re.

148. Les nerfs que les paquets antérieurs & les paquets postérieurs des filets
de la moelle épiniere produisent par leurs
rencontres latérales, sortent ensuite du
canal osseux de l'épine du dos, & passent
de côté & d'autre par les trous intervertébraux, par les trous antérieurs de l'os.
sacrum, & par les échancrures latérales.
du coccyx. C'est ce qui les fait nommer
en général nerfs vertébraux. On les divise selon l'arrangement des vertebres
en sept paires de nerfs cervicaux, en
douze paires de nerfs dorsaux, en cinq
paires de nerfs lombaires, & en cinq ou
six paires de nerfs sacrés.

149. J'ai averti dans le Traité particulier des Nerfs, que je commence le dénombrement des nerfs vertébraux entre la premiere & la seconde vertebre du cou, &
que la situation des nerfs dorsaux, autrement appelés nerfs costaux, & qui sont
de vrais nerfs intercostaux, déterminent
cet arrangement, en ce que la premiere
paire de ces nerfs passe entre la premiere
& la seconde paire des vraies côtes.

150. Comme la moelle épiniere qui fournit ces trente-cinq ou trente-six paires de nerfs, ne defcend pour l'ordinaire pas plus bas que vers la premiere ou la feconde vertebre des lombes, felon l'expofition que j'en ai fait ci-deffus, il faut que la fituation des paquets des filets nerveux foit en général différente de celle des trous par où ils paffent, & que plufieurs de ces paquets antérieurs & poftérieurs foient par degrés plus longs les uns que les autres. C'eft ce qui fe trouve en effet de la maniere fuivante.

151. Les paquets de filets nerveux de la moelle épiniere, qui produifent les nerfs cervicaux, fe portent plus ou moins tranfverfalement de côté & d'autre, depuis leur origine jufqu'à leur paffage par les trous intervertébraux. Les paquets qui forment les nerfs dorfaux vont un peu obliquement en bas, depuis la moelle épiniere jufqu'aux endroits de leur fortie par les trous intervertébraux. Les paquets qui compofent les nerfs lombaires & les nerfs facrés, defcendent de plus en plus longitudinalement en bas, depuis la moelle jufqu'à leur fortie.

152. Ainfi les paquets cervicaux font très-courts dans le canal de l'épine. Les paquets dorfaux y ont à proportion plus de longueur. Les paquets lombaires & les

paquets ſacrés y ſont très-longs. Il eſt encore à obſerver que les paquets de filets
des quatre dernieres paires , ou paires
inférieures des nerfs cervicaux , & les
paquets de filets de la premiere paire des
nerfs dorſaux , ſont plus larges & compoſés de plus de filets que les ſuivans. Cela eſt proportionné aux nerfs brachiaux ,
qui en ſont la continuation. Les paquets
qui répondent aux nerfs lombaires & aux
nerfs ſacrés, ſont auſſi à proportion très-
larges & ont beaucoup de filets comme
étant les racines des gros nerfs qui vont
aux extrémités inférieures du corps humain. Les paquets dorſaux ſont fort grêles.

153. Les paquets cervicaux & les paquets lombaires non-ſeulement ſont plus
compoſés & plus larges que les paquets
dorſaux , mais ils ſont encore entaſſés &
très-proche les uns des autres ; au lieu que
les dorſaux laiſſent entr'eux des intervalles
aſſez conſidérables Les paquets lombaires ſont plus entaſſés & plus larges que les
paquets cervicaux.

154. La continuation de ces paquets
lombaires , depuis leur origine juſqu'à
l'extrémité de l'os *ſacrum* , forme par
tout le trajet dans le canal des vertebres
des lombes, & dans celui de l'os *ſacrum*,
un gros faiſceau de cordons, que les anatomiſtes appellent queue de cheval , à

caufe de quelque reffemblance qu'il paroît avoir avec une chevelure , furtout
quand il eft détaché du canal offeux &
mis dans de l'eau claire.

155. Quoique la moelle épiniere fe termine à la premiere vertebre des lombes ,
la gaîne de la dure-mere dont elle eft
enveloppée , continue fa route par tout le
refte du canal offeux des vertebres jufqu'au bout de l'os *facrum* , & renferme
auffi les gros faifceaux , dont les cordons
la percent chacun de côté & d'autre vers
les endroits de leur paffage par les trous
intervertébraux & les trous antérieurs de
l'os *facrum* , à peu près de la même maniere que j'ai expofée ci-deffus en général
par rapport à la formation des nerfs vertébraux.

156. Cette gaîne de la dure-mere étant
tout à-fait détachée du canal des vertebres ,
après qu'on aura coupé les allongemens
latéraux qui fervent de gaînes piticulieres
aux cordons , fe racourcit auffi-tôt comme
les autres parties élaftiques du corps humain ; par exemple , comme quand on
coupe une artere en travers , pourvu que
ce ne foit pas trop long-tems après la mort.
C'eft pourquoi il faut bien obferver fa vraie
longueur, pendant qu'elle eft dans fa place
naturelle , de même que la fituation de
fes allongemens latéraux.

F vj

157. De tout ceci résulte une observation très-nécessaire, non-seulement par rapport aux recherches anatomiques & physiques, mais aussi par rapport aux maladies locales, blessures, &c. sçavoir, que lorsqu'il s'agit de quelques nerfs particuliers aux environs des vertebres du dos, des lombes & de l'os *sacrum*, il faut se souvenir que dans l'épine du dos, l'origine de ces nerfs n'est pas vis-à-vis leur trajet hors l'épine, mais respectivement plus haut ; par exemple, quand il s'agit d'un des derniers nerfs sacrés proche le coccyx, il ne faut pas s'arrêter à l'extrémité de l'os *sacrum*, mais en chercher l'origine aux environs de la derniere vertebre du dos, ou de la premiere vertebre des lombes.

158. La membrane arachnoïde accompagne séparément les paquets originaires des nerfs jusqu'à leur passage, par les allongemens latéraux de la dure-mere. Elle forme une espece de duplicature interrompue entre les cordons qui rampent dans la gaine de la dure-mere. La lame interne de la pie mere, laquelle lame on regarde communément ici comme une pie-mere particuliere distinguée de l'arachnoïde, est très-adhérente à chaque paquet & aux filets dont il est composé.

159. Parmi les productions originaires

des nerfs de la moelle épiniere, il faut encore compter la formation des nerfs accessoires de la huitieme paire, ou associés de ceux que j'ai appelés nerfs sympathiques moyens. Ils naissent chacun de la partie latérale de cette moelle par plusieurs filets, environ vers la troisieme ou quatrieme vertebre du cou, quelquefois plus bas. J'ai même idée de l'avoir suivi dans un sujet jusqu'au milieu du dos. Ils monte chacun de leur côté entre les deux rangs, c'est-à-dire, le rang antérieur & le rang postérieur des paquets nerveux de la moelle. A mesure qu'ils montent, ils grossissent par des filets que les rangs postérieurs leur communiquent dans ce trajet.

160. Les nerfs accessoires étant parvenus au-dessus de la premiere vertebre du cou, ont une espece d'adhérence ou de communication, avec les ganglions voisins des nerfs sous-occipitaux ou nerfs de la dixieme paire. Ils reçoivent au-dessus de cette adhérence, chacun de son côté, deux filets de la face postérieure de la moelle, & continuent ensuite leur chemin en haut vers le grand trou occipital. Ils entrent dans le crâne en communiquant avec les nerfs de la neuvieme & de la dixieme paire, & vont gagner le trou déchiré, où ils se joignent avec la huitieme paire, & sortent de nouveau avec elle hors du crâne.

161. Au bas de la moelle épiniere, fur la face poftérieure de cette moelle, il y a dans certains fujets un enfoncement longitudinal, & dans le creux ou fond de cet enfoncement il y a plufieurs fibres tranfverfales. Je n'ai pas pouffé cette obfervation plus loin. J'ai cru cependant la devoir rapporter, comme je l'ai trouvée, dans le recueil de mes remarques anatomiques.

§. VIII. *Les Vaiffeaux fanguins du Cerveau & de la Moelle épiniere.*

162. ARTERES. Les arteres qui arrofent toute la maffe du cerveau, du cervelet, & de la moelle allongée, viennent en partie des carotides internes, qui entrent dans le crâne par les canaux particuliers creufés dans les apophyfes pierreufes des os des tempes; en partie des arteres vertébrales qui entrerent par le grand trou occipital, & qui renvoyent dans le canal des vertebres les arteres fpinales pour la moelle épiniere.

163. Toutes ces arteres fe divifent d'abord en plufieurs branches, dont il part un grand nombre de ramifications, qui s'infinuent & fe diftribuent par tout dans l'une & l'autre fubftance, & dans toute l'étendue de la pie mere. La dure-mere du cerveau & du cervelet a des arteres propres, dont la defcription eft faite ci deffus avec celle de la dure mere en particulier.

164. La carotide interne de chaque côté

entre dans le crâne par le grand canal pierreux, dont le trajet eſt en quelque façon angulaire, ou ſerpentant, comme on le peut voir dans le Traité des Os ſecs. La ſurface interne de ce canal eſt revêtue d'une production commune de la dure-mere & du péricrâne inférieur. L'artere n'y eſt adhérente que par un tiſſu filamenteux un peu lâche, dans lequel rampent autour de la carotide les filets plexiformes du grand nerf ſympathique, appelé communément nerf intercoſtal.

165. Ayant parcouru le canal oſſeux, elle ſe recourbe auſſi tôt de bas en haut vers une échancrure de la baſe de l'os ſphénoide, par laquelle échancrure elle entre dans le crâne. Dès ſon entrée elle pénetre le *ſinus* caverneux à côté de la ſelle ſphénoïdale, & y ayant fait une troiſieme courbure, elle en ſort auſſi-tôt de bas en haut, en faiſant une quatrieme courbure autour de l'apophyſe clinoide antérieure, de devant en arriere. Par ce trajet elle baigne, pour ainſi dire, dans le ſang du *ſinus* caverneux. de même que la troiſieme, la quatrieme, la cinquieme & la ſixieme paires des nerfs.

166. Enfin la carotide interne, après cette derniere & quatrieme courbure, ſe trouve à côté de l'entonnoir, & par conſéquent à peu de diſtance de la carotide interne de l'autre côté, où les deux carotides,

internes communiquent quelquefois par une production artérielle très-courte & tranſverſale. A cet endroit chaque carotide interne ſe diviſe en deux branches principales, une antérieure & une poſtérieure, ou en trois comme on va voir, & en ce cas il y en a une antérieure, une moyenne & une poſtérieure.

167. La branche antérieure d'un côté va d'abord en devant ſous la baſe du cerveau, en s'écartant un peu de la même branche de l'autre carotide. Les deux branches s'approchent derechef ſous l'intervalle des deux nerfs olfactifs, en communiquant enſemble par une anaſtomoſe très-courte, & en donnant chacune des artérioles à ces nerfs. Elles s'écartent auſſi-tôt après l'une de l'autre, & ſe partagent chacune de ſon côté en deux ou trois rameaux.

168. Le premier rameau de la branche antérieure va au lobe antérieur du cerveau. Le ſecond rameau, qui dans quelques ſujets eſt double, ſe renverſe ſur le corps calleux, & lui donne des ramifications, comme auſſi à la faux de la dure-mere & au lobe moyen du cerveau. Le troiſieme rameau, qui dans quelques ſujets eſt un rameau particulier, & dans d'autres n'eſt que l'aſſocié ou jumeau du ſecond, va juſqu'au lobe poſtérieur du cerveau. Ce troiſieme rameau paroît quelquefois

comme un branche principale, de sorte qu'elle passeroit très-bien pour la moyenne des trois principales.

169. La branche postérieure communique d'abord avec l'artere vertébrale du même côté, & ensuite se divise en plusieurs rameaux sur les anfractuosités superficielles du cerveau, & entre ces anfractuosités jusqu'au fond de tous les sillons. La branche antérieure, de même que la seconde ou moyenne, quand il y en a trois, produit aussi de pareilles ramifications aux anfractuosités & à leurs intervalles.

170. Toutes ces différentes ramifications rampent dans la duplicature de la pie-mere, qui leur donne comme des tuniques accessoires, s'y distribuent par quantité de réseaux capillaires, s'insinuent ensuite dans la substance corticale, & enfin dans la médullaire, où elles se terminent imperceptiblement.

171. Les arteres vertébrales entrent par le grand trou occipital, après avoir percé de côté & d'autre l'allongement de la dure-mere aux mêmes endroits où les nerfs de la dixieme paire que j'appelle nerfs sous-occipitaux, la percent en sortant. Dans ce trajet commun les arteres vertébrales sont en dessus, & les nerfs sous-occipitaux en dessous.

172. A leur entrée dans le crâne elles

donnent chacune à l'extrémité ou queue de la moelle allongée , aux corps olivaires & aux corps pyramidaux , plufieurs ramifications qui fe diftribuent fur les côtés du quatrieme ventricule , produifent le *plexus* ou lacis choroïde , fe répandent fur toute la furface du cervelet, s'infinuent entre fes couches continuellement enveloppées de la duplicature de la pie mere , & enfin fe perdent dans l'une & l'autre fubftance du cervelet.

173. Les deux arteres vertébrales fe tournent après cela l'une vers l'autre, pour l'ordinaire inmmédiatement fous le bord poftérieur de la groffe protubérance tranfverfale ou demi annulaire de la moelle allongée , où elles s'uniffent & forment enfemble un feul tronc commun. Ce tronc paffe directement de derriere en devant fous le milieu de la groffe protubérance , & en partie dans la rainure mitoyenne de la furface ou convexité de cette protubérance, au bord antérieur de laquelle il fe termine.

174. Dans le trajet par la rainure de la protubérance , le tronc commun ou mitoyen de ces arteres jette plufieurs petites branches de côté & d'autre , qui embraffent tranfverfalement les portions latérales de la protubérance , étant en partie nichées dans les petites rainures tranfver-

fales ou latérales des mêmes portions. Les branches latérales fe diftribuent enfuite aux parties voifines du cerveau, du cervelet & de la moelle allongée.

175. Ce tronc commun ou mitoyen des arteres vertébrales étant arrivé au bord de la groffe protubérance, fe divife de nouveau en deux petites branches, dont chacune s'anaftomofe aufli-tôt avec le tronc de la carotide interne du même côté. Il arrive encore qu'au lieu de divifion ou bifurcation du tronc commun des arteres vertébrales, les deux dernieres ou plus antérieures de fes branches latérales jettent chacun un petit rameau, en devant, & que ces deux petits rameaux forment les anaftomofes mentionnées avec les carotides.

176. Les principales arteres de la moelle épiniere, appelées communément arteres fpinales, font deux, l'une antérieure, l'autre poftérieure, logées le long des rainures qui divifent antérieurement & poftérieurement la moelle épiniere en parties latérales. Elles naiffent d'abord des arteres vertébrales prefqu'au-deffus du grand trou occipital, où ces arteres vertébrales jettent dès leur entrée dans le crâne chacune un petit rameau en bas, & étant plus avancée fous l'extrémité ou queue de la moelle allongée, en jettent deux autres en arriere.

177. Les deux premiers de ces quatre petits rameaux s'approchent après très-peu de chemin l'un de l'autre, s'unissent & forment ensemble l'artere spinale antérieure, qui descend dans le canal des vertebres le long de la rainure antérieure de la moelle épiniere. Les deux autres petits rameaux se renversent sur les côtés de l'extrémité de la moelle allongée, & se jettent en arriere, où ils s'unissent à peu près comme les deux premiers, & forment ensemble l'artere spinale postérieure, qui descend de même le long de la rainure postérieure de la moelle épiniere.

178. Les deux arteres spinales, en descendant tout le long de la moelle épiniere, jettent de côté & d'autre des ramifications latérales, par lesquelles l'artere spinale antérieure fait de fréquentes communications ou anastomoses avec l'artere spinale postérieure. Elles communiquent par le même moyen d'espace en espace avec les arteres vertébrales du cou, & avec les arteres intercostales, &c. Quelquefois elles se fendent pour ainsi dire, & se réunissent un peu après.

179. Les veines du cerveau & du cervelet, &c. sont en général comme des rameaux, non-seulement du *sinus* longitudinal supérieur de la dure-mere & de ses deux gros *sinus* latéraux, mais de tous

les autres *finus* inférieurs de la même membrane. Ces veines y aboutiffent par des différens troncs de la maniere expofée ci-devant dans la defcription du grand *finus* fupérieur. Leurs principales ramifications fuivent toutes les anfractuofités corticales du cerveau , & la direction de toutes les couches du cervelet. Elles rampent partout dans la duplicature de la pie-mere. On rapporte à ces veines en général celles du *plexus* choroïde.

180. Les veines de la moelle épiniere font des branches en partie de l'extrémité fupérieure de l'une & de l'autre veine vertébrale , & en partie de deux cordons veineux appelés *finus* vertébraux , qui defcendent fur les côtés de la face, ou convexité antérieure de la production de la dure-mere, & forment d'efpace en efpace des communications réciproques par des arcades demi-annulaires, comme par autant de *finus* fubalternes. Les deux *finus* longitudinaux communiquent auffi en chemin faifant avec les veines ventrales , à peu près comme les arteres voifines.

§ IX. *Ufages du Cerveau & de fes dépendances en général.*

181. Nous avons obligation à M. Malpighi d'avoir donné les premieres & les meilleures ouvertures pour parvenir à examiner la ftructure du cerveau en général,

principalement celle de ces deux subftan-ces, & pour en pouvoir deviner quelque chofe par rapport aux ufages. Les expé-riences & les recherches de cet illuftre & fidelle obfervateur ayant été réitérées par plufieurs excellens Phyficiens , & confir-mées par l'anatomie comparée, de même que par les ouvertures des morts de mala-dies, engagent tout le monde à regarder le cerveau comme un véritable organe fécré-toire, que le langage ordinaire des anato-miftes appelle glande.

182. Il eft inutile de difputer des noms, quand on convient de la chofe même, d'au-tant plus que depuis un demi-fiecle, on n'entend pas moins par le terme général de glande toutes fortes d'organes capables de féparer une liqueur particuliere de la maffe du fang, que l'on entend par le terme général de mufcle toutes fortes de fibres charnues capables de contraction, quoique ce terme pourroit avec autant de raifon être critiqué & rejeté, dans le fens que l'on rejette celui de glande.

183. Il faut avouer que tout y eft obfcur. Néanmoins il eft à efpérer que ce fera le cerveau & le foie qui à la fin fourniront le plus grand éclairciffement fur la ma-tiere des fécrétions , ou au moins donne-ront des moyens pour diftinguer le vrai d'avec le faux.

184. La couleur grisâtre de la fubftance corticale n'eft pas l'effet d'un mêlange particulier de rouge & de blanc. Il n'y a point d'expérience qui nous en fourniffe d'exemple. Il eft vrai que le fang donne à cette fubftance une teinture de rouge fort légere; mais la couleur cendrée n'en dépend pas, & c'eft elle qui paroît caractérifer la ftructure interne de ces organes fécrétoires.

185. M. Ruyfch nous apprend bien par fes injections anatomiques, que la fubftance corticale eft principalement compofée de vaiffeaux. Il montre qu'en faifant flotter ces vaiffeaux dans une liqueur claire & tranfparente, leurs extrémités repréfentent un nombre infini de pinceaux ou de houpes vafculeufes, & que les derniers filets de ces pinceaux font remplis de fa matiere d'injection. Il dit même que ces derniers filets lui paroiffent changer de ftructure, & enfin que la mécanique de ce changement pourroit faire la fonction qu'on attribue aux glandes.

186. Cependant ces injections & préparations ne nous découvrent pas encore le myftere, & même ne prouvent point affez l'exiftence des houpes ou des pinceaux que l'on prétend montrer; car ce ne font que les dernieres extrémités des artérioles macérées dans l'eau, ou quelqu'autre liqueur après l'injection, & en-

suite artiſtement détachées ou dépouillées d'autres parties eſſentielles de l'organe.

187. Premierement elles ſont détachées des extrémités veineuſes qui répondent à ces houpes , de quelque maniere que cela puiſſe être. Secondement elles ſont détachées des filets membraneux de la pie-mere , qui naturellement lient ces extrémités artérielles enſemble, & leur donnent un autre arrangement que celui de houpes ou pinceaux. Troiſiememen̄t les extrémités artérielles ſont par cette préparation détachées de leur connexion avec la ſubſtance médullaire , que les expériences particulieres de l'anatomie comparée démontrent être fibreuſes.

188. Il n'eſt pas étonnant que ces extrémités capillaires ainſi dépouillées flottent librement quand on les remue dans une liqueur, & qu'elles reſſemblent alors à des pinceaux ou à des houpes , n'étant abſolument dans cet état que les extrémités de petits vaiſſeaux tronqués. Cela conſidéré avec attention , il faut revenir aux grains glanduleux, pelotons , follicules , &c. de M. Malpighi, dont il ſera parlé ailleurs, & il faut reconnoître par les belles injeſtions de M. Ruyſch , que ces petits corps ſont d'un tiſſu vaſculaire, dont nous ne ſavons pas encore la ſtructure.

189. En un mot Malpighi a découvert l'exiſtence

l'exiſtence des grains ou follicules, ſans dé-
truire leur connexion naturelle. Ruyſch a
découvert une partie conſidérable de leur
ſtructure en détruiſant cette connexion; de
ſorte qu'on a obligation à tous les deux, &
ce n'eſt que par la combinaiſon des remarques de ces deux illuſtres Anatomiſtes, que
l'on peut donner des organes ſécrétoires en
général une idée conforme à tout ce que
l'on voit touchant les différentes filtrations
qu'on trouve dans le corps humain.

190. Un nombre prodigieux de petits
pelotons ſécrétoires filtre la maſſe du
ſang, portée continuellement par cette
quantité de ramifications dont je viens de
parler, & en ſépare inceſſamment un certain fluide extraordinairement fin, pendant
que le réſidu du ſang retourne par autant
d'extrémités veineuſes, & va ſe dégorger
dans les *ſinus* de la dure-mere, leſquels enfin le déchargent dans les veines jugulaires
& dans les veines vertébrales.

191. Ce liquide ſubtil, nommé communément eſprit animal, ſuc nerveux, ou
lymphe nerveuſe, eſt ſelon la même idée
continuellement pouſſé dans les fibres
médullaires qui forment la portion blanche du cerveau, du cervelet, de la moëlle
allongée & de la moëlle épiniere, & par
le moyen de ces mêmes fibres, arroſe,
imbibe, & remplit continuellement les

nerfs, qui n'en font que la continuation.

192. Tous les cordons des nerfs, en fortant par les trous du crâne & par ceux des vertebres, font accompagnés des allongemens particuliers de la pie-mere & de la dure-mere. Ceux de la dure-mere leur fervent de gaînes dans leur paffage par les ouvertures offeufes. Ceux de la pie-mere non-feulement accompagnent & enveloppent tout au long chaque cordon de nerfs, mais ils forment encore des cloifons internes entre tous les filets dont chaque cordon eft compofé. On fait par plufieurs expériences que les nerfs font les organes primitifs de tout le mouvement mufculaire, & de toute fenfation animale, & que ces deux fortes de fonctions font dépendantes du cerveau en général ; mais on ne fait ni en quoi confifte cette dépendance, ni à quoi fervent en particulier les accompagnemens membraneux, les filets médullaires & le fuc nerveux.

193. A l'égard de la conformation fuperficielle & de la différente configuration des contours, des anfractuofités, des éminences, des enfoncemens, des épanouiffemens, des plis & replis qu'on obferve dans les deux fubftances du cerveau & du cervelet, il n'y a rien de certain de ce que l'on avance fur leurs ufages particuliers. On peut dire en général que cela augmente très-confidé-

rablement l'étendue de la fécrétion du liquide animal, & caractérife les emplois
particuliers de chaque cordon nerveux, de
même que leur correfpondance générale &
réciproque, tant par rapport à la vivacité
des organes des fens, que par rapport à
l'activité des organes du mouvement.

194. La faux de la dure-mere empêche
qu'une portion latérale du cerveau ne pefe
fur l'autre, quand on eft couché fur le côté.
Sa cloifon tranfverfale fert de tente au cervelet, & le met à couvert de la compref-
fion mortelle que le cerveau pourroit lui
caufer par fon propre poids, furtout quand
on marche & quand on faute.

195. La cloifon & les production de la
pie-mere lient & affermiffent toutes les anfractuofités, divifions & fillons du cerveau,
du cervelet, &c. elles répandent un foutien général & prefqu'incompréhenfible à
toutes les branches & à toutes les ramifications de leurs vaiffeaux fanguins, à tous
les filamens médullaires, aux allongemens
& aux cordons qui en dépendent.

§ X. *Difcours fur l'Anatomie du cerveau lu
par M. Stenon dans une affemblée chez
M. Thevenot en 1668.*

MESSIEURS,

Au lieu de vous promettre de contenter
votre curiofité touchant l'Anatomie du

cerveau , je vous fais ici une confeſſion ſincere & publique que je n'y connois rien. Je ſouhaiterois de tout mon cœur être le ſeul qui fût obligé à parler de la ſorte , car je pourrois profiter avec le tems de la connoiſſance des autres , & ce ſeroit un grand bonheur pour le genre humain, ſi cette partie, qui eſt la plus délicate de toutes , & qui eſt ſujette à des maladies très-fréquentes & très-dangereuſes , étoit auſſi bien connue que beaucoup de Philoſophes & d'Anatomiſtes ſe l'imaginent. Il y en a peu qui imitent l'ingénuité de M. *Sylvius* , qui n'en parle qu'en doutant , quoiqu'il y ait travaillé plus que perſonne que je connoiſſe. Le nombre de ceux à qui rien ne donne de la peine , eſt infailliblement le plus grand. Ces gens qui ont l'affirmative ſi prompte , vous donneront l'hiſtoire du cerveau & la diſpoſition de ſes parties , avec la même aſſurance que s'ils avoient été préſens à la compoſition de cette merveilleuſe machine , & que s'ils avoient pénétré dans tous les deſſeins de ſon grand Architecte. Quoique le nombre de ces affirmateurs ſoit grand , & que je ne doive pas répondre du ſentiment des autres , je ne laiſſe pas d'être très-perſuadé que ceux qui cherchent une ſcience ſolide ne trouveront rien qui les puiſſe ſatisfaire, dans tout ce que l'on a écrit du cerveau. Il eſt très-certain que c'est le principal organe de notre ame, & l'instrument avec lequel elle exécute des choses admirables ; elle croit avoir tellement pénétré tout ce qui est hors d'elle, qu'il n'y a rien au monde qui puisse borner sa connoissance : cependant quand elle est entrée dans sa propre maison, elle ne la sauroit décrire, & ne s'y connoît plus elle-même. Il ne faut que voir disséquer la grande masse de matiere qui compose le cerveau, pour avoir sujet de se plaindre de cette ignorance. Vous voyez sur la surface des diversités qui méritent de l'admiration ; mais quand vous venez jusqu'à pénétrer jusqu'au dedans, vous n'y voyez goutte ; tout ce que vous en pouvez dire, c'est qu'il y a deux substances différentes, l'une grisâtre & l'autre blanche ; que la blanche est continue aux nerfs qui se distribuent par tout le corps ; que la grisâtre sert en quelques endroits comme d'écorce pour la substance blanche, & qu'en d'autres elle sépare les filamens blancs les uns des autres.

Si on nous demande, Messieurs, ce que c'est que ces substances, de quelle maniere les nerfs se joignent dans la substance blanche, jusqu'où les extrémités des nerfs y avancent, c'est-là où l'on doit avoüer son ignorance, si l'on ne veut augmenter le nombre de ceux qui préférent l'admiration du Public à la bonne foi. Car de dire que la fubftance blanche n'eft qu'un corps uniforme, comme feroit de la cire, où il n'y a point d'artifice caché, ce feroit avoir un fentiment trop bas du plus beau chef d'œuvre de la nature. Nous fommes affurés que partout où il y a des fibres dans le corps, partout elles obfervent une certaine conduite entr'elles, plus ou moins compofée, felon les opérations auxquelles elles font deftinées. Si la fubftance eft partout fibreufe, comme en effet elle le paroît en plufieurs endroits, il faut que vous m'avouyez que la difpofition de ces fibres doit être rangée avec un grand art, puifque toute la diverfité de nos fentimens & de nos mouvemens en dépend. Nous admirons l'artifice des fibres dans chaque mufcle, combien le devons-nous admirer davantage dans le cerveau, où ces fibres renfermées dans un fi petit efpace font chacune leur opération, fans confufion & fans défordre.

Les ventricules ou les cavités du cerveau ne font pas moins inconnues que fa fubftance. Ceux qui y logent les efprits, croyent avoir autant de raifon que ceux qui les deftinent pour recevoir les excrémens : mais les uns & les autres fe trouvent affez empêchés, quand il faut déterminer la fource de ces excrémens ou de ces efprits. Ils peuvent venir auffi-tôt des vaiffeaux que l'on voit dans ces cavités, que de la fubftance même du cerveau ; & il n'eft pas plus aifé de marquer quelle eft leur fortie.

Entre ceux qui mettent les efprits dans les cavités des ventricules du cerveau, les uns les font paffer des ventricules, antérieurs vers les poftérieurs, pour y trouver les entrées des Nerfs ; les autres croyent que les extrémités des nerfs fe trouvent dans les cavités antérieures. Il y en a qui tiennent que les excrémens du cerveau font dans ces ventricules, parce qu'ils y voyent quelque chofe de femblable ; ceux-là mêmes trouvent qu'il y a autant de pente dans le cerveau pour les faire defcendre dans la moëlle, qu'il y en a pour la conduire dans l'entonnoir dit *infundibulum :* mais pofons que tout aille dans l'entonnoir, vous les en pouvez faire fortir dans les finuofités de la dure-mere, & il y a quelque raifon de croire qu'ils trouvent des paffages qui les conduifent immédiatement dans les yeux, dans les narines & dans la bouche.

On voit encore moins de certitude, fur le fujet des efprits animaux. Eft-ce le fang ? feroit-ce une fubftance particuliere féparée du chyle dans les glandes du méfentere ? Les férofités n'en feroient-elles point la fource ? Il y en a qui les comparent à l'efprit-de-vin, & l'on peut douter fi ce ne feroit point la matiere même de la lumiere. Enfin les diffections dont nous nous fervons d'orcinaire, ne nous peuvent éclaircir l'efprit fur aucun de ces doutes.

Si la fubftance du cerveau nous eft peu connue, comme je viens de dire, la vraie maniere de le difféquer ne l'eft pas davantage. Je ne parle pas de celle qui coupe le cerveau en lamelles, il y a déjà longtems qu'on a reconnu qu'elle ne donne pas grand éclairciffement à l'anatomie. L'autre diffection qui fe fait en développant les replis, eft un peu plus artifte, mais elle ne nous montre que les dehors de ce que nous voulons favoir, & cela encore fort imparfaitement.

La troifieme qui ajoute au développement des replis une féparation du corps gris d'avec la fubftance blanche paffe un peu plus outre ; elle ne pénétre point toutefois plus avant, que jufqu'à la furface de la moëlle.

On fait divers mêlanges de ces trois manieres de diffections, & l'on pourroit même ajouter diverfes manieres de profil, de long, & de travers.

Pour moi je tiens que la vraie diffection feroit de continuer les filets des nerfs au travers de la fubftance du cerveau, pour voir par où ils paffent & où ils aboutiffent. Il eft vrai que cette maniere eft pleine de tant difficultés, que je ne fais fi on oferoit jamais efpérer d'en venir à bout, fans des préparations bien particulieres. La fubftance en eft fi molle, & les fibres fi délicates, qu'on ne les fauroit à peine toucher fans les rompre. Ainfi puifque l'anatomie n'eft pas encore parvenue à ce degré de perfection, de pouvoir faire la vraie diffection du cerveau, ne nous flattons pas davantage, avouons plutôt fincerement notre ignorance, afin de ne nous pas tromper les premiers, & les autres enfuite, en leur promettant de leur en montrer la vraie conformation.

Ce feroit un entretien trop ennuyeux que de fpécifier ici toutes les opinions & toutes les difputes que l'on fait fur le fujet du cerveau, les livres n'en font que trop remplis ; je rapporterai feulement les principales erreurs qui fubfiftent encore dans l'efprit de plufieurs Anatomiftes, & qui toutes peuvent être convaincues de fauffeté par l'anatomie. Elles fe réduifent à ces chefs. Entre ceux qui font profeffion de la bien favoir, les uns vous font paroître des parties féparées dans le cerveau, qui ne font qu'une même fubftance continuée ; les autres nous veulent perfuader par l'ad-

miniſtration anatomique, que les parties
ſe touchent ſans aucun attachement, quoiqu’elles ſoient viſiblement jointes enſemble par des filets, ou par des vaiſſeaux. Il y
en a qui donnent aux parties la ſituation
qu’ils croyent néceſſaire au ſyſtême qu’ils
ſe ſont imaginé, & cela ſans conſidérer
que la nature les a ſitués d’une maniere
tout-à-fait contraire. Vous en trouverez
qui vous démontreront la pie-mere où elle
ne ſe trouve pas, & qui ne connoiſſent
point la dure mere, dans quelques endroits
où elle ſe voit très-évidemment.

Ils vous feront même paſſer en un be-
ſoin la ſubſtance du cerveau pour une
membrane. J’ai trop bonne opinion des
hommes de lettres en général pour croire
qu’ils le faſſent avec deſſein de tromper les
autres; les principes qu’ils ſe ſont établis,
& la maniere de diſſection à laquelle ils
s’aſſujettiſſent, ne leur permettent pas de
faire autrement. Tous les Anatomiſtes les
démontreroient de la même façon, s’ils ſe
ſervoient tous de la même méthode. Il ne
faut donc pas s’étonner ſi leurs ſyſtêmes ſe
ſoutiennent ſi mal.

Les anciens ont été tellement préoccu-
pés ſur le ſujet des ventricules, qu’ils ont
pris les ventricules antérieurs pour le ſiége
du ſens commun, & deſtiné les poſtérieurs
à la mémoire, afin que le jugement, à

ce qu'ils difent , étant logé·dans celui·du·
milieu , pût faire plus aifément fes réfle-,
xions fur les idées qui lui viennent de l'un
& de l'autre ventricules. Il n'y a autre
chofe à faire qu'à prier ici ceux qui fou-
tiennent avec les anciens cette opinion ,
de nous donner des raifons qui nous obli-
gent à les croire , car je vous affure que
de tout ce qui a été allégué jufqu'à cette
heure pour établir cette opinion , il n'y a
rien de convaincant, & cette belle cavité
voûtée du troifieme ventricule , où ils
avoient pofé le fiége du jugement & dreffé
le trône de l'ame , ne s'y trouvant même
pas , vous voyez bien ce qu'il faut juger du
refte de leur fyftême.

Monfieur Willis nous donne un fyftême
tout-à-fait particulier. Il loge le fens commun dans le *corpus ftriatum* , ou corps
rayé, l'imagination dans le *corpus callofum*,
& la mémoire dans l'écorce, ou dans la fubftance grisâtre qui enveloppe la blanche ;
mais il y auroit beaucoup de chofes à dire
s'il falloit examiner en détail toutes fes
hypothèfes. Il nous décrit le corps rayé
comme s'il y avoit deux fortes de raies,
dont les unes montent & les autres defcendent ; & néanmoins fi vous faites une féparation du corps gris d'avec la fubftance
blanche, vous verrez que ces raies ne font
toutes que d'une même nature , c'eft-à-dire,

qu'elles font partie de la substance blanche du corps calleux, qui va vers la moëlle du dos séparée en diverses lamelles, par l'entremise de la substance grisâtre.

Quelle assurance peut-il donc avoir pour nous faire croire que ces trois opérations se font dans les trois corps qu'il leur destine? Qui est-ce qui nous peut dire si les fibres nerveuses commencent dans le corps rayé, ou si elles passent plutôt par le corps calleux jusqu'à l'écorce ou à la substance grisâtre? Certes le corps calleux nous est si inconnu, que pour peu qu'on ait d'esprit, on en peut dire tout ce qu'on veut.

Pour ce qui est de monsieur Descartes, il connoissoit trop bien les défauts de l'histoire que nous avons de l'homme, pour entreprendre d'en expliquer la véritable composition. Aussi n'entreprend-il pas de le faire dans son Traité de l'Homme, mais de nous expliquer une machine qui fasse toutes les actions dont les hommes sont capables. Quelques-uns de ses amis s'expliquent ici un peu autrement que lui; on voit pourtant au commencement de son Ouvrage qu'il l'entendoit de la sorte, & dans ce sens on peut dire avec raison que monsieur Descartes a surpassé les autres Philosophes dans ce Traité dont je viens de parler. Personne que lui n'a expliqué mécaniquement toutes les actions de l'homme, & principalement celles du cerveau ; les autres nous décrivent l'homme même. Monſieur Deſcartes ne nous parle que d'une machine, qui pourtant nous fait voir l'inſuffiſance de ce que les autres nous enſeignent, & nous apprend une méthode de chercher les uſages des autres parties du corps humain, avec la même évidence qu'il nous démontre les parties de la machine de ſon homme, ce que perſonne n'a fait avant lui.

Il ne faut donc pas condamner monſieur Deſcartes, ſi ſon ſyſtême du cerveau ne ſe trouve pas entierement conforme à l'expérience ; l'excellence de ſon eſprit qui paroît principalement dans ſon Traité de l'Homme, couvre les erreurs de ſes hypothêſes. Nous voyons que des Anatomiſtes très-habiles, comme Veſale & d'autres, n'en ont pu éviter de pareilles.

Si on les a pardonnées à ces grands hommes, qui ont paſſé la meilleure partie de leur vie dans les diſſections, pourquoi voudriez - vous être moins indulgens à l'égard de monſieur Deſcartes, qui a employé fort heureuſement ſon tems à d'autres ſpéculations ? Le reſpect que je crois devoir avec tout le monde aux eſprits de cet ordre, m'auroit empêché de parler des défauts de ce Traité ; je me ferois contenté de l'admirer avec quelques uns comme

la defcription d'une belle machine, & toute
de fon invention, fi je n'avois rencontré
beaucoup de gens qui le prennent tout autrement, & qui le veulent faire paffer
pour une relation fidelle de ce qu'il y a de
plus caché dans les refforts du corps humain. Puifque ces gens-là ne fe rendent
pas aux démonftrations très-évidentes de
monfieur Sylvius, qui a fait voir fouvent
que la defcription de monfieur Defcartes
ne s'accorde pas avec la difletion des
corps qu'elle décrit, il faut que fans rapporter ici tout fon fyftème, je leur en marque quelques endroits, où je fuis affuré
qu'il ne tiendra qu'à eux de voir clair, &
de reconnoître une grande différence entre la machine que monfieur Defcartes
s'eft imaginée, & celle que nous voyons,
lorfque nous faifons l'anatomie du corps
humain.

La glande pinéale a été de ces derniers
tems le fujet des plus grandes queftions fur
l'anatomie du cerveau; mais avant qué
d'entrer dans le fait, & que de réfoudre
la queftion du lieu où elle fe trouve, il
faut que je faffe voir premierement l'opinion de monfieur Defcartes fur ce fujet,
& cela par fes propres paroles. Voici divers
paffages où il en parle, & qui font confir-
més par d'autres endroits de fon traité,
que l'on peut voir à la fin de ce Difcours.

La superficie de la glande a un rapport à la superficie intérieure du cerveau Q.

Dans les concavités du cerveau, les pores sont opposés directement à ceux de la petite glande F.

Les esprits coulent de tous côtés de la glande dans les concavités du cerveau D.

La glande peut servir aux actions, nonobstant qu'elle penche tantôt d'un côté & tantôt de l'autre L.

Les petits tuyaux de la superficie des concavités regardent toujours vers la glande, & se peuvent facilement tourner vers les divers points de cette glande E.

Ainsi on ne peut douter qu'il n'ait cru que la glande pinéale ne fût entierement dans les concavités du cerveau.

Il ne faut point s'arrêter sur ce que monsieur Descartes dit en quelques endroits qu'elle est située à l'entrée des concavités, car cela n'est point contraire à ce qu'il dit ailleurs, puisque de la grandeur qu'elle est, elle peut, selon son opinion, occuper la place qui est vers l'entrée des concavités, ou quelqu'autre endroit des concavités, & être toujours dedans, comme il le dit de tous les autres passages.

Voyons maintenant si cette opinion se trouve conforme à l'expérience.

Il est vrai que la base de la glande touche immédiatement au passage du troifieme ventricule au quatrieme |, comme vous le voyez marqué dans la figure. Mais la partie poftérieure de la glande , c'eft-à-dire, fa moitié, eft tellement hors des concavités, qu'il eft très-aifé de fatisfaire les fpectateurs fur ce point. Et pour cela il n'y a autre chofe à faire qu'à ôter le *cerebellum*, ou le petit cerveau, & une des éminences d'un des Tubercules de la troifieme paire, ou toutes les deux, fi vous voulez, fans toucher aux ventricules, car la chofe ayant été faite adroitement, vous verrez la partie poftérieure de la glande toute découverte, fans qu'il y paroiffe aucun paffage par où l'air ou quelque liqueur puiffe entrer dans les ventricules.

Maintenant pour s'éclaircir de la fituation de fa partie intérieure, & pour faire voir qu'elle n'eft pas dans les concavités latérales, on n'a qu'à les confidérer après les avoir ouvertes, foit qu'en les ouvrant on fe foit fervi de la méthode de monfieur Sylvius ou de celle des anciens, car on verra toujours l'épaiffeur de la fubftance du cerveau entre la glande & les concavités latérales. On peut encore démontrer cette vérité, fans couper la fubftance du cerveau, en féparant de fa bafe la partie qui contient les concavités dont il eft queftion, car en ce faifant vous, trouverez la glande tellement hors de ces concavités,

que même elle ne les peut regarder en façon du monde, en étant empêché par les
attaches qui tiennent cette partie du cerveau jointe à fa bafe. Les anciens ont connu que la partie du cerveau appelée communément la voûte, ou *fornix*, n'eft pas
continuée avec la bafe du cerveau, mais
qu'elle en foutient la fubftance repliée,
& qu'ainfi elle forme au-deffous une troifieme cavité. Il eft vrai qu'en pouffant de
l'air avec force dans l'entrée de la fente
des tubercules de la deuxieme paire, l'air
élevant la voûte, rompt les filets qui la joignent à la bafe, & fait paroître une cavité
fort grande. De-là vient qu'on s'eft imaginé
que quand les efprits enflent les concavités, la voûte s'éleve, & que la furface de
la glande regarde de tous côtés la furface
des concavités.

Je dis qu'on fe l'eft imaginé, parce
qu'encore que la voûte s'éleve de la façon
que je viens de dire, il n'y a que la furface antérieure de la glande qui puiffe regarder les concavités latérales ; pour le
refte qu'on faffe telle préparation qu'on
voudra, on ne fera jamais en forte que la
partie poftérieure de la glande regarde les
ventricules poftérieurs. Mais fi vous ne
forcez pas le cerveau en rompant le crâne,
ou en faifant entrer de l'air avec force
entre fes parties, ou en ufant de quel-

qu'autre violence, vous ne trouverez aucune chose dans ce troisieme ventricule, dont le milieu est fort étroit, & qui est seulement rempli par la grande veine qui fait le quatrieme *sinus*, & par les corps glanduleux qui accompagnent cette grande veine.

J'avoue qu'il se trouve derriere cette fente, & justement au-dessous de son trou postérieur, une cavité qui est comme tapissée devant & à côté par la partie du *plexus* choroïde, qui monte vers le quatrieme *sinus* ; & par derriere elle est fermée par la glande pinéale, dont la partie antérieure est entierement continuée ; & quand on a ôté le fornix ou la voûte, cette cavité demeure entiere sous la premiere, & représente en quelque sorte un cornet renversé.

Quant à ce que dit monsieur Descartes, que la glande peut servir aux actions, quoiqu'elle penche tantôt d'un côté & tantôt de l'autre, l'expérience nous assure qu'elle en est tout-à fait incapable, car elle nous fait voir qu'elle est tellement engagée entre toutes les parties du cerveau, & tellement attachée de tous côtés avec ces mêmes parties, que vous ne lui sauriez donner le moindre mouvement, sans la forcer & sans rompre les liens qui la tiennent attachée. Pour ce qui est de sa

fituation, il eft aifé de montrer le contraire de ce que monfieur Defcartes nous
en dit, car elle n'eft pas à plomb fur le
cerveau, elle n'eft pas tournée vers le devant, comme plufieurs des plus habiles le
croyent, mais fa pointe regarde toujours
le *cerebellum*, ou le petit cerveau, & fait
avec la bafe un angle approchant du demi-
droit.

La connexion de la glande avec le cerveau par le moyen des arteres n'eft pas
plus véritable, car le tour de la bafe de
la glande tient à la fubftance du cerveau,
ou pour mieux dire, la fubftance de la
glande eft continuée avec le cerveau, qui
eft directement contraire à ce qu'il dit en
l'article H.

L'hypothèfe des arteres affemblées alentour de la glande, & qui montent vers le
grand euripe, n'eft pas de peu de confé-
quence pour le fyftême de monfieur Defcartes, puifque la féparation des efprits &
leur mouvement en dépend; cependant fi
vous en croyez vos yeux, vous trouverez
que ce n'eft qu'un affemblage de veines,
qui viennent du corps calleux, de la fubftance intérieure du cerveau, du *plexus*
choroïde, de divers endroits de la bafe du
cerveau & de la glande même; que ce
font des veines & non pas des arteres,
& qu'elles rapportent le fang vers le cœur,

au lieu que les arteres le portent du cœur vers le cerveau. Quelques-uns ont cru que monfieur Defcartes vouloit continuer les nerfs jufqu'à la glande, mais ce n'a point été fon opinion.

Les amis de monfieur Defcartes qui prennent fon homme pour une machine, auront fans doute pour moi la bonté de croire que je ne parle point ici contre fa machine, dont j'admire l'artifice ; mais pour ceux qui entreprennent de démontrer que l'homme de monfieur Defcartes eft fait comme les autres hommes, l'expérience de l'anatomie leur fera voir que cette entreprife ne leur fauroit réuffir.

On me dira qu'ils fe croyent auffi fondés fur l'expérience & fur l'anatomie. Je réponds à cela qu'il n'y a rien de plus ordinaire que de faire des fautes fans s'en appercevoir, en difféquant le cerveau, ce que l'on verra clairement dans la fuite de ce Difcours.

J'avois eu la penfée de rapporter les autres fyftêmes du cerveau, par lefquels on a voulu expliquer les actions animales, la fource & les parties des férofités du cerveau ; mais j'ai confidéré depuis que c'étoit une entreprife qui demandoit plus d'application & de loifir que le deffein de mon voyage ne m'en laiffe.

Les diffections ou les préparations étant

fujettes à tant d'erreurs, & les Anatomiſtes ayant été juſqu'à cette heure faciles à ſe faire des ſyſtêmes, & à y accommoder la molleſſe de ces parties, il ne faut pas s'étonner ſi les figures qu'on fait d'après ne ſont pas exactes. Mais les fautes de la diſſection ne ſont pas la ſeule cauſe de ce qui manque à leur exactitude, le Deſſinateur y mêle quelquefois l'ignorance de ſon art; la difficulté qu'il y a de donner dans le deſſein le relief & l'enfoncement à ces parties, & celle de lui faire bien entendre ce qu'il y a à obſerver le plus ſoigneuſement, lui ſervent toujours d'excuſe. Les meilleures figures du cerveau que nous ayons eues juſqu'à préſent, ſont celles que monſieur Willis nous a données : il s'y eſt pourtant gliſſé de-çà & de-là des fautes qu'il importe de remarquer, & il y auroit bien des choſes à ajouter, pour les rendre parfaites. Dans la troiſieme figure, il repréſente la glande ſupérieure, autrement la glande pinéale, comme une boule ronde ; ſi elle étoit ſans pointe, comme ſa figure la repréſente, on ne pourroit dire que ſa pointe regarde plutôt le devant que le derriere. Vous n'y voyez rien auſſi de la ſubſtance du cerveau qui eſt devant la baſe de la glande, & qui paſſe outre d'un côté du cerveau à l'autre, & ſelon la figure vous jugeriez qu'il n'y avoit rien au devant.

Derriere la glande il paroît un espace entre les corps de la troisieme paire des tubercules, qui se rencontre dans la base du cerveau, lequel espace paroît tout autrement, quand on le voit dans le naturel. L'expansion mince de la substance blanche du cerveau, qui se va continuer avec le milieu du petit cerveau, & qui en cet endroit est fort épaisse, ne s'y trouve pas, ni la vraie origine des nerfs pathétiques, qui sortent de cette même expansion. Il fait aussi paroître séparés les corps de la deuxieme paire des tubercules, encore qu'il tiennent d'ordinaire ensemble. Le dessous de la voûte y paroît toute d'une même substance ; cependant on y trouve des inégalités & une structure très-élégante. Le corps *striatum* ou rayé fait à la vérité paroître des rayons quand on le coupe en travers, mais ils sont fort différens de ce que la huitieme des figures de Monsieur Willis nous représente. Vous vous imagineriez à la voir, que ces rayons blancs se continuent avec la partie antérieure du même corps *striatum* ou rayé, au lieu que la partie antérieure de ce corps est d'une substance grisâtre, laquelle passant entre les rayons blancs, fait que dans cette maniere de dissection elle ne paroît ni tenir, ni être jointe à aucun autre corps.

Dans la troisieme figure, l'*infundibulum*

ou l'entonnoir n'a rien d'approchant du naturel : les nerfs qui font remuer les yeux ont une situation droite, au lieu qu'ils devroient être tournés ; vous n'y voyez pas la vraie origine des filets qui fortent de la bafe du cerveau pour compofer ces mêmes nerfs. Le pont de *Varolius* pouvoit être mieux exprimé & plus diftinctement : auffi les racines antérieures de la voûte que vous voyez dans les fept & huitieme figures ne font pas féparées, comme ces figures les font paroître, mais elles fe touchent en haut, où elles font un angle aigu.

La ligne marquée G. G. G. dans la feptieme figure, paroit une ligne continuée, encore que ce qui eft repréfenté entre les racines de la voûte n'ait point de connexion avec les extrémités.

Dans la même figure la glande pinéale tient à la fubftance du cerveau par deux funicules. Je ne parlerai point des figures de *Vefalius*, *Caferius*, &c. Car puifque les dernieres & les plus exactes font fi éloignées de la perfection qu'elles pouvoient avoir, on s'imaginera bien quel état on doit faire des autres.

Je n'ai vu que trois figures de *Varolius*, lefquelles expriment très-mal les plus belles remarques que jamais perfonne nous ait données du cerveau. Je ne fais pas fi les figures de la premiere édition, qui eft celle de Padoue de l'année 1573, font meilleures que celles que j'ai vues, qui font de Francfort 1591, & qui fe trouvent auffi dans l'anatomie de Bauhin. Entre celles de Monfieur Bartholin, il y en a trois qui repréfentent des diffections faites felon la maniere de difféquer le cerveau que Monfieur *Sylvius,* nous a donnée, où l'auteur même avertit le lecteur de quelques fautes. Mais, fans m'arrêter à diverfes autres qui fe trouvent dans ces figures en général, je dirai feulement qu'il n'y a gueres de figures où l'on trouve la vraie fituation de la glande, ni le vrai conduit du troifieme ventricule. Nous n'en avons point non plus qui nous exprime bien le *plexus* ou le lacis choroïde, ni qui nous y repréfente la ramification des veines contenues dans les concavités latérales, la diftribution des arteres, le concours de plufieurs veines qui compofent le quatrieme *finus,* ni les corps glanduleux qui s'y trouvent en affez grande quantité.

Vous venez de voir, Meffieurs de quelle maniere s'eft faite jufqu'à maintenant la diffection du cerveau, le peu de lumieres que l'on en a tiré, & comment les figures expriment peu fidélement les parties qu'elles devroient repréfenter. Jugez par là quelle foi on doit ajouter aux explications faites fur de fi mauvais fondemens. Il eft encore

arrivé

arrivé que ceux qui ont entrepris de faire ces explications, par je ne sais quel esprit, qui s'est rencontré en la plupart de ceux qui ont écrit des arts, ont employé des termes fort obscurs, des métaphores & des comparaisons si peu propres, qu'elles embarrassent presqu'également l'esprit de ceux qui entendent la matiere, & de ceux qui s'en veulent instruire. D'ailleurs la plupart de ces termes sont si bas & si indignes de la partie matérielle de l'homme la plus noble, que je suis aussi étonné du déréglement de l'esprit de celui qui les a employés le premier, que de la patience de tous les autres, qui depuis si long-tems s'en sont toujours servis. Quelle nécessité y avoit-il d'employer les mots de *nates*, de *testes*, d'*anus*, de *vulva*, de *penis*, puisqu'ils ont si peu de rapport aux parties qu'ils signifient dans l'anatomie du cerveau? En effet ils leur ressemblent si peu, que ce que l'un appelle *nates*, l'autre l'appelle *testes*, &c.

Le troisieme ventricule est un terme fort équivoque : les anciens ont appelé ainsi une cavité sous la voûte, *fornix*, laquelle voûte ils croyoient séparée de la base du cerveau, & ils l'ont représentée comme posée sur trois pieds, pour soutenir le corps du cerveau qui repose dessus.

Monsieur *Sylvius* prend pour le troisieme ventricule un canal qui se trouve dans la

ſubſtance de la baſe du cerveau, entre
l'entonnoir & le paſſage qui va ſous les
deux paires poſtérieures des tubercules du
cerveau, vers le quatrieme ventricule. Il
y en a qui en diſſéquant ſéparent les corps de
la deuxieme paire des tubercules, & prennent pour le troiſieme ventricule l'eſpace
entier qui ſe trouve entre ces deux corps,
ce qu'il ont fait en les ſéparant ; de ſorte
que le troiſieme ventricule eſt tantôt la
fente qui eſt au deſſus, & tantôt le canal
de deſſous ; & les autres veulent que ce ſoit
l'eſpace d'entre le canal & la fente, fait
par la rupture des corps que je viens de décrire. Voilà donc trois ſortes de troiſieme ventricule très différentes, deſquelles
il n'y a que la ſeconde qui ſoit vraie dans
le naturel, car la premiere & la troiſieme
dépendent entierement de la préparation.

On pouvoit ajouter une quatrieme ſigni-
fication, ſi on vouloit prendre la petite fente
qui eſt ſous la voûte pour un paſſage des
deux ventricules antérieurs dans le quatrieme ventricule. Mais elle eſt fort petite
& tellement remplie par les vaiſſeaux &
les corps glanduleux du lacis choroïde,
que je doute fort qu'il y ait par là quelque
communication entre les ventricules antérieurs & les poſtérieurs, puiſque le troiſieme ventricule, ſelon l'appellation de

monſieur *Syivius*, eſt aſſez grand pour cela. Auſſi la ſituation de ce canal de monſieur *Sylvius* eſt tellement propre à cet
uſage, que ſi vous voulez que quelque
choſe aille des ventricules latéraux au qua-
rieme ventricule, rien n'y peut aller, avant
que l'entonnoir & ce canal en ſoient premierement remplis.

Nous comptons deux glandes dans le
cerveau, encore que nous ne ſachions pas
ſi l'une ou l'autre a quelqu'autre choſe de
commun avec les glandes, que la ſeule figure, laquelle encore étant bien examinée
ne ſe trouvera pas tout-à-fait conforme à
celle des glandes.

La glande ſuppérieure ou pinéale ne
reſſemble pas à la pomme de pin dans tous
les animaux, ni dans l'homme même.

On appelle la glande inférieure pituitaire, encore qu'on n'ait pas la moindre aſſurance que ſon action ſoit ſur la pituite.

Le *plexus* choroïde repréſente un lacis
de vaiſſeaux; cependant vous y voyez aiſément les veines diſtinctes des arteres,
& vous pouvez avec la même facilité conduire la diſtribution des unes & des autres
ſéparément. Le nom de voûte vous fait
concevoir une cavité voutée, laquelle pourtant ne s'y trouve en façon quelconque,
quand vous la cherchez comme il faut. Le
corps calleux, ſelon l'uſage commun,

fignifie la fubftance blanche du cerveau, qu'on voit quand on en fépare les deux parties latérales ; mais il eft vrai que cette partie eft entierement femblable au refte de la fubftance blanche du cerveau, & ainfi l'on ne voit point de raifon de donner un nom particulier à une partie de cette fubftance.

Il n'y a que deux voies pour parvenir à la connoiffance d'une machine, l'une, que le maître qui l'a compofée nous en découvre l'artifice ; l'autre, de démontrer jufqu'aux moindres refforts, & les examiner tous féparément & enfemble.

Ce font là les vrais moyens de connoître l'artifice d'une machine, & néanmoins la plupart ont cru qu'ils l'avoient mieux devinée, qu'il n'étoit aifé de le voir, en l'examinant de près par les fens. Ils fe font contentés d'obferver fes mouvemens & fur ces feules obfervations ont bâti des fyftêmes qu'ils ont donnés pour des vérités, quand ils ont cru qu'ils pouvoient expliquer par là tous les effets qui étoient venus à leur connoiffance. Ils n'ont pas confidéré qu'une même chofe peut être expliquée de différente maniere, & qu'il n'y a que les fens qui nous puiffent affurer que l'idée que nous nous en fommes formée eft conforme à la nature. Or le cerveau étant une machine, il ne faut pas que nous efpérions d'en trouver l'artifice par d'autres voies

que par celles dont on se sert pour trouver
l'artifice des autres machines. Il ne reste
donc qu'à faire ce qu'on feroit en toute
autre machine, j'entends de démontrer
piece à piece tous ses reslorts, & considérer
ce qu'ils peuvent faire séparément & ensemble. C'est en cette recherche qu'on peut
dire avec raison que le nombre est bien petit de ceux qui y ont fait paroître l'ardeur
d'une vraie curiosité. La chimie a eu dans
tous les siecles des particuliers & des princes qui lui ont fait construire des labora-
toires, mais peu de gens se sont appliqués
avec une pareille ardeur à l'anatomie. Ce
n'est pas qu'il ait tenu aux princes, il s'en
est trouvé plusieurs qui ont eu de la curiosité pour une connoissance si importante,
& qui ont fait dresser de magnifiques théâ-
tres destinées aux dissections, qu'ils ont
même quelquefois honorés de leur présen-
ce. Mais ceux qui font les dissections ont
toujours voulu paroître consommés dans
cette science ; pas un d'eux n'a voulu con-
fesser combien il restoit de choses à y apprendre, & pour cacher leur ignorance, ils se
sont contentés de faire les démonstrations
de ce que les anciens ont écrit.

Les anatomistes auroient sujet de se
plaindre demoi si je ne m'expliquois ici davantage, pour faire voir qu'ils n'ont pas
tout le tort dont il semble que je les accuse,

H iij

lorſque je dis qu'ils ne s'appliquent pas aſſez aux recherches anatcmiques.

Ceux qui s'y adonnent ſont d'ordinaire médecins ou chirurgiens; ils ſont obligés les uns & les autres à voir leurs malades, & dès qu'ils ont acquis quelque connoiſſance & quelque réputation, ils ne peuvent plus donner le tems néceſſaire aux recherches. Mais ils ne devroient pas entreprendre de guérir un corps dont ils ne connoiſſent pas la ſtructure, c'eſt-à-dire qu'ils ne devroient pas ſe haſarder à remonter une machine dont ils ne connoîtroient pas les reſſorts.

Les autres qui ne voyent pas de malades, & qui n'ont point d'autre emploi que la proſeſſion de l'anatomie dans les écoles, ne ſe croyent pas plus obligés à faire des recherches que les médecins & les chirurgiens, car le but de leur profeſſion eſt d'enſeigner à ceux qui veulent pratiquer la médecine ou la chirurgie, la deſcription que les anciens nous ont laiſſée du corps humain; & quand on a démontré clairement ce qui eſt dans leurs écrits, & que les autres l'ont diſtinctement compris, les uns & les autres penſent avoir ſatisfait à leur devoir. L'on a ſi mal marqué les bornes de ces deux profeſſions, que la connoiſſance véritable de la machine du corps humain, qui étoit le plus néceſſaire, eſt négligée comme n'étant pas du département de l'anatomiste, du médecin, ni du chirurgien. Le soin de faire des recherches qui nous apprennent la vérité, veut un homme tout entier, qui n'ait que cela à faire. Celui même qui fait profession d'anatomie n'y est pas propre ; il est obligé à des démonstrations publiques qui l'empêchent de s'engager à cette application par des raisons que j'ai déjà dites, & par d'autres que je m'en vais encore vous représenter.

1. Chaque partie, pour être bien examinée, demande tant de tems & une telle application d'esprit, qu'il faut qu'on quitte tout autre ouvrage & toute autre pensée pour vaquer à celle-là ; ce que la pratique ne permet pas aux médecins ni aux chirurgiens, non plus que les démonstrations anatomiques à ceux qui en font profession. Il faut quelquefois des années entieres pour découvrir ce qui peut ensuite être démontré aux autres dans l'espace d'une heure. Je ne doute pas que monsieur Pequet n'ait employé bien du tems avant qu'il ait conduit le chyle du méfentere jusques dans la souclaviere, & je ne ferois peut-être pas cru si je difois la peine que j'ai eue avant que de pouvoir montrer la vraie infertion de ce même conduit de monsieur Pequet, dont Bils nous avoit donné la figure, au lieu qu'il ne faut maintenant

que demi heure ou une heure pour préparer & pour démontrer l'une & l'autre ensemble.

2. Encore que les anatomiſtes ouvrent mille corps dans les écoles, c'eſt un pur haſard s'ils y découvrent quelque choſe; ils ſont obligés de démontrer les parties ſelon les anciens, & il faut même pour cela qu'ils ſuivent une certaine méthode. Les recherches au contraire n'admettent aucune méthode, mais elle veulent être eſſayées par toutes les manieres poſſibles.

Il faut couper toutes les autres choſes pour démontrer celle qu'on leur demande; au contraire les recherches demandent qu'on ne coupe pas la moindre partie, ſans l'avoir examinée auparavant. Si on ſuivoit cette maniere dans les écoles, les ſpectateurs prendroient celui qui diſſeque pour un ignorant. Ils auroient raiſon de ſe plaindre du tems qu'il leur auroit fait perdre, parce que ſouvent, après avoir long-tems cherché, il ne trouveroit pas ce qu'il avoit entrepris de leur montrer. Vous voyez-bien par-là que ceux qui ont profeſſé l'anatomie juſqu'à cet heure, n'ont pas été obligés aux recherches, & que même ils n'y auroient pu réuſſir; de ſorte que ce n'eſt pas leur faute que l'anatomie n'ait pas fait plus de progrès depuis tant de ſiecles.

Cette ſcience, parlant en général, a

donc été traitée avec peu de succès, & les recherches du cerveau en particulier ont encore moins réuffi, n'ayant pas été entreprifes avec toute la diligence néceffaire, à caufe des difficultés attachées à la diffection de cette partie. Voyons maintenant en quoi elle confifte, & fi quelques-uns de ceux qui s'y font exercés s'y font pris comme la chofe le mérite.

Monfieur Bils s'eft appliqué à l'anatomie, fans étudier ce qu'en ont écrit les anciens ; mais je ne doute point qu'il n'eût pouffé plus loin la connoiffance qu'il en avoit, fi après avoir vu ce que les anciens avoient fait de bon, il eût employé fon tems & fon ardeur à faire de nouvelles recherches. Il faut avouer que l'on voit de fi belles expériences dans les écrits de ceux qui nous ont précédés, que nous aurions couru grand rifque de les ignorer, s'ils ne nous en euffent avertis. Il s'eft même rencontré quelquefois qu'ils nous ont dit des vérités que ceux de notre tems n'ont pas reconnues, faute de les avoir examinées avec affez d'application. Il eft vrai d'ailleurs que ce que les anciens & les modernes nous ont enfeigné touchant le cerveau, eft fi plein de difputes, qu'autant qu'il y a de livres d'anatomie de cette partie, ce font autant d'écueils, de difputes, de doutes & de controverfes ; mais cela n'empêche pas que l'on ne puisse beaucoup profiter de leur travail, & même tirer de grands avantages de leurs erreurs. Je parle des auteurs qui ont travaillé eux-mêmes, car pour les autres qui n'ont travaillé que sur les travaux d'autrui, on ne les peut lire que par divertissement, & il n'est pas toujours inutile de le faire, mais ils auroient eu bien plus de mérite, & leurs études auroient été d'un bien plus grand soulagement pour ceux qui travaillent, s'ils eussent fait un récit exact de ce que les anatomistes ont écrit du cerveau, où s'ils eussent étendu, selon les loix de l'analyse, toutes les manieres d'expliquer mécaniquement les actions animales, ou s'ils se fussent occupés à dresser un catalogue bien exact de toutes les propositions qu'ils y ont trouvées, entre lesquelles il auroit fallu distinguer soigneusement celles qui sont fondées sur le fait & sur l'expérience, d'avec les autres qui ne sont que des raisonnemens ; mais il n'y a eu personne jusqu'à cette heure qui s'y soit pris de la forte, c'est pourquoi il ne faut gueres s'arrêter qu'à ceux qui ont travaillé eux-mêmes.

La premiere chose qu'on y doit considérer, est l'histoire des parties, dans laquelle il est nécessaire de déterminer ce qui est vrai & certain, pour le pouvoir distinguer d'avec les propositions qui sont, ou fausses, ou incertaines. Ce n'eft pas même affez de s'en pouvoir éclaircir foi-même, il faut que l'évidence de la démonftration oblige tous les autres à en demeurer d'accord, autrement le nombre des controverfes augmenteroit, au lieu de diminuer. Chaque anatomifte, qui s'eft occupé à difféquer le cerveau, démontre par expérience ce qu'il en dit, la molleffe de la fubftance lui eft tellement obéiffante que, fans y fonger, les mains forment les parties, felon que l'efprit fe l'eft imaginé auparavant; & le fpectateur voyant fouvent deux expériences contraires faites fur une même partie, fe trouve bien empêché, ne fachant laquelle il doit recevoir pour vraie, il nie à la fin quelquefois l'une & l'autre, pour fe tirer de peine. C'eft pourquoi, pour prévenir cet inconvénient, il eft abfolument néceffaire, comme je l'ai déjà dit, de chercher dans les diffections une certitude convaincante. J'avoue bien que cela eft difficile, mais je connois auffi qu'il n'eft pas tout-à-fait impoffible. Ne croyez pas, Meffieurs, fur ce que je viens de dire, que je tienne qu'il n'y a rien d'affuré dans l'anatomie, & que tous ceux qui l'exercent nous forment impunément les parties à leur plaifir, fans qu'on les en puiffe convaincre. Vous pourrez douter à la vérité fi les parties qu'on vous montre féparées n'ont pas été jointes

H vj

auparavant; mais il feroit impoffible de vous les faire voir jointes les unes aux autres fi elles ne l'avoient été naturellement. Pour fortir nettement de ce doute, & pour s'affurer fi les parties qu'on vous montre n'ont pas été jointes enfemble, il ne faut que les examiner en l'état où elles fe trouvent naurellement, fans les forcer en façon du monde, mais laiffer faire à ceux que l'on veut convaincre tout leur poffible pour les démontrer jointes. On peut parvenir à la même certitude dans les autres circonftances, & particulierement, lorfqu'il s'agit de la fituation des parties, pourvu que l'on ne touche rien fans l'avoir examiné auparavant & même qu'à chaque moment on exprime ce qu'on touche. Pour cet effet il ne faut pas feulement être attentif à la partie à laquelle on eft occupé, mais il faut auffi faire réflexion fur toutes les opérations que l'on a faites avant que d'y parvenir, lefquelles peuvent avoir fait quelque changement dans cette même partie; car en maniant les parties extérieures, vous changez fouvent les intérieures fans vous en appercevoir; & quand vous venez à les découvrir, vous croyez qu'elles font telles qu'elles vous paroiffent, & vous ne vous fouvenez pas que vous avez vous-même bien changé leur fituation & leur attachement avec les autres parties. Je vous en rapporterai ici un exemple dans une queſtion anatomique, la plus fameuſe de ce ſiecle. Ceux qui nient la continuation de la glande pinéale avec la ſubſtance du cerveau, & l'attachement de la voûte avec la baſe du cerveau, ne parleroient pas d'une choſe de fait avec tant d'aſſurance s'ils ne croyoient s'en être éclaircis par des expériences faites avec toute l'attention néceſſaire. Il faut que dans leurs expériences ils n'ayent pas conſidéré les changemens qui arrivent quand on en a ôté le dehors, & qu'en le faiſant l'on déchire les attaches qui joignent le crâne à la dure-mere, & j'ai vu en levant la partie ſupérieure du crâne, que le milieu de la dure-mere y étoit encore attaché, lors même que je l'avois aſſez ouverte pour paſſer trois doigts entre les parties du crâne ſéparées. Comment cette élévation de la dure-mere ſe pourroit-elle faire ſans que les parties intérieures qui y ſont attachées ſouffriſſent par cette violence ? La glande pinéale tient au quatrieme *ſinus*, qui eſt attaché au *ſinus falcis*, de ſorte que vous ne ſauriez élever tant ſoit peu la dure-mere en cet endroit-là, ſans forcer la glande pinéale. Le même *ſinus* de la faux reçoit toutes les veines qui paſſent entre la voûte & la baſe du cerveau, & tiennent ces deux parties jointes enſemble. Il y a une con-

nexion affez ferme entre la partie fupérieure du cerveau & la dure mere , par
le moyen des rênes ; & quand vous éle-
vez la dure-mere , la fubftance fupérieure
du cerveau qui y eft attaché obéit en
même-tems , & le quatrieme *finus* étant
tiré en haut, fait que la connexion qui eft
entre la voûte & la bafe fe rompt. Je m'y
fuis trompé bien des fois au commencement, & je ne pouvois comprendre pourquoi ces attachemens n'étoient pas toujours
fenfibles. Mais voyant après dans les che-
vaux, dans les moutons, dans les chats ,
où la partie de la dure-mere qui fépare le
petit cerveau d'avec le grand, eft endurcie
en os, que je rompois beaucoup de parties
intérieures, en faifant l'évulfion de cette
partie offeufe, je commençai à reconnoître
la caufe de cette erreur, & j'ai appris que
ce n'étoit pas une opération de peu de con-
féquence que de bien féparer le crâne. On
fait toujours une fection circulaire dans le
crâne humain , pour en ôter le fegment
fupérieur; mais fi on faifoit une autre fection dans ce fegment, perpendiculaire à la
premiere, on l'ôteroit plus aifément fans
forcer beaucoup le cerveau ; car il faut
avouer que le cifeau , la fcie & les tenailles
ne fe laiffent jamais manier fans force &
fans concuffion ou ébranlement. On pourroit faire faire une petite fcie tout à-fait cir-

culaire, qui ne cauferoit pas un grand ébranlement, principalement, fi on la faifoit tourner fur un axe préparé d'une certaine maniere & pofée entre deux colonnes poin-
tues. Cette même fcie pourroit fervir à exécuter divers autres deffeins, que l'on peut
avoir dans la féparation du crâne, mais fi
on avoit quelque liqueur qui pût diffoudre
les os en peu de tems, ou les amollir, on
ne pourroit rien fouhaiter de plus commo-
de, & ce feroit la meilleure de toutes les
manieres de féparer le crâne.

Ce n'eft pas affez d'avoir à tout moment
une attention exacte, il y faut ajouter le
changement de manieres de difféquer, qui
font comme autant de preuves de la vérité
de votre opération, & qui peuvent également vous contenter vous-mêmes, & convaincre les autres.

Cela paroîtra bien étrange à ceux qui
croyent qu'il y a des loix arrêtées, felon
lefquelles on doit faire la diffection de chaque partie, & qui tiennent que les admi-
niftrations anatomiques données par les
anciens, doivent être entierement obfer-
vées, fans qu'il y ait rien à changer, ni à
ajouter. J'avouerai bien que les anciens
nous auroient pu donner des regles inviolables de la diffection de chaque partie,
s'ils en avoient eu une connoiffance par-
faite ; mais comme ils y ont été auffi peu

éclairés que ceux de notre siecle, & en diverses particularités encore moins que
nous, ils ont été aussi incapables, que nous
le sommes, de prescrire la vraie maniere
de la dissection, dans laquelle il n'y aura
rien de constant ni d'arrêté, jusqu'à ce
que l'on ait fait davantage de découvertes.
Il faut pourtant bien, me dira-t-on, se
servir de quelque méthode pour disséquer
les parties, selon qu'elles sont connues jusqu'à cette heure : j'en demeurerai aisément
d'accord ; il est bon de se servir de la méthode des anciens, faute d'une meilleure,
mais non pas comme d'une chose assu-
rée. La principale cause qui a entretenu
beaucoup d'anatomistes dans leurs erreurs,
& qui les a empêchés d'aller plus loin que
les anciens dans leurs dissections, a été
qu'ils ont cru que tout avoit été déjà si
bien remarqué, qu'il ne restoit rien davantage à rechercher par les modernes ; &
comme ils ont pris les regles anciennes de
la dissection pour des loix inviolables, ils
n'ont fait autre chose toute leur vie que de
démontrer les même parties par une même
méthode, au lieu que l'anatomie ne se doit
assujettir à aucune regle, & changer autant
de fois, qu'elle commence de dissections,
d'où elle tire ce profit que si elle ne découvre pas toujours quelque chose de nouveau,
elle reconnoît au moins si elle s'est trom-

pée dans ce qu'elle a vu auparavant, principalement quand il y a quelque difpute;
car elle doit alors laiffer aux fpectateurs la
liberté de prefcrire les loix de la diffection.

Il eft vrai que cette maniere de diffection
n'eft pas de grande parade, & qu'on ne peut
pas faire le favant, dans le tems que l'on
avoue fon ignorance. Pour moi j'aime
mieux avouer la mienne que de débiter
avec autorité des opinions dont la fauffeté
fera démontrée quelque tems après par
d'autres. Nous avons vu de grands anatomiftes qui font tombés dans cet inconvénient, & nous en voyons encore d'autres
qui s'imaginent que le monde aura plus de
foi pour leur opiniâtreté, que pour fes propres yeux. Je laiffe cet amour propre à ceux
qui s'en repaiffent; je tâche de fuivre les
loix de la philofophie, qui nous enfeignent
à chercher la vérité en doutant de fa certitude, & à ne s'en contenter pas, avant
qu'on fe foit confirmé par l'évidence dé la
démonftration. Je ne puis vous donner de
preuves plus manifeftes de la néceffité du
changement des diffections, que les deux
fuivantes. C'eft une expérience très-affurée
que quand on a foufflé dans le commencement de la fente qui eft fous la voûte,
on trouve la voûte féparée de la bafe, &
une cavité affez confidérable entre deux,
de même qu'on fait quand on ôté de force

le crâne, comme j'ai dit ci-dessus. Cela est tellement manifeste que ceux qui travaillent & ceux qui assistent à cette opération croyent qu'il ne se peut rien faire de plus certain : si l'on commence à en douter, il n'y a point d'autre moyen pour se délivrer de ce doute, que de chercher à démontrer cette cavité par d'autre voies, car si elle y est naturellement, vous la trouverez toujours de même, de quelque différente maniere que vous la cherchiez ; mais si par quelqu'autre sorte de dissection vous trouvez qu'elle n'y est pas, & que les parties entre lesquelles cette cavité se devoit rencontrer, sont attachées ensemble sans espace entre deux, vous devez dès-lors être convaincu de l'erreur de la premiere démonstration, & vous verrez clairement que la force de l'air que l'on avoit soufflé dedans, vous avoit causé cette apparence.

Si on fait la dissection du cerveau humain à la maniere de *Varolius* & de Willis, après l'avoir ôté du crâne, vous verrez d'ordinaire les corps de la deuxieme paire des tubercules séparés au milieu de la substance blanche qui est devant la glande, & qui sera le plus souvent rompue.

Quand on fait la même dissection en laissant le cerveau dans le crâne, on voit l'un & l'autre tout entier, & il est aisé de remarquer alors en faisant comparaison entre ces deux sections, que la cause de la premiere erreur a été la pesanteur des parties latérales qui rompent celles du milieu.

Après que l'on auroit fait un plan véritable & très-exact des parties du cerveau, découvert les erreurs avec leurs causes, & arrêté la vraie maniere de démontrer ces parties, en usant de toutes les précautions nécessaires, il faudroit encore tâcher d'exprimer ce que l'on auroit connu, par des figures justes & fidelles, car il vaudroit mieux n'en avoir point, que d'en avoir de fausses, ou d'imparfaites. On se sert du portrait quand l'original est éloigné, afin de s'en conserver ainsi la mémoire ; il y en a même qui ne voyent jamais ces parties qu'en peinture ; l'aversion qu'ils ont pour le sang les empêche de contenter leur curiosité, par l'inspection des sujets & du naturel, tellement que si les figures ne sont pas telles qu'elles doivent être, elles donnent de fausses idées à ceux qui s'en servent pour apprendre l'anatomie, & embarrassent les autres qui ne s'en servent que pour aider leur mémoire.

C'est pourquoi il faut employer tous les moyens possibles pour en avoir d'exactes, à quoi un bon dessinateur est aussi nécessaire, qu'un bon anatomiste. Il faut aussi une application & une étude toute particulieres pour prendre bien ses mesures, &

voir de quelle maniere se doit faire la dif-
section, & comment il faut ordonner les
parties, afin qu'on exprime distinctement
tout ce qui est à voir dans le cerveau,
où il se rencontre une difficulté qui est
particuliere à cette partie, lorsqu'on en
veut faire le dessein ; car pour les autres
parties, il suffit de les préparer une fois
pour en achever la figure. Le cerveau au
contraire, étant préparé, s'affaisse avant que
l'on en ait tiré le dessein, de sorte qu'il
faut dessiner d'après plusieurs cerveaux
pour achever une seule figure, ce qui
n'ayant peut-être pas été considéré, pourroit bien être cause, qu'il n'y a point de figures dans l'anatomie plus imparfaites
que celles du cerveau.

Je n'ai rien dit jusqu'ici de l'usage des parties, ni des actions qu'on appelle animales,
parce qu'il est impossible d'expliquer les
mouvemens qui se font par une machine,
si l'on ne sçait l'artifice de ces parties. Les
personnes raisonnables doivent trouver ces
anatomistes affirmatifs fort plaisans, lorsqu'après avoir discouru sur l'usage des
parties dont ils ne connoissent pas la structure, ils apportent pour raison des usages
qu'ils leur attribuent, que Dieu & la nature
ne font rien en vain. Mais ils se trom-
pent dans l'application qu'ils font ici de
cette maxime générale, & ce que Dieu,

felon la témérité de leur jugement , a deftiné à une fin , fe trouve par la fuite avoir été fait pour une autre. Il vaut donc mienx confeffer encore ici fon ignorance, être plus retenu à décider , & n'entreprendre pas fi légérement d'expliquer fur de fimples conjectures une chofe fi difficile.

Ce que j'ai dit jufqu'à cette heure n'eft encore que la moindre partie de ce que je crois qu'on doit faire pour avoir quelque connoiffance du cerveau, car il faudroit pour cela difféquer & examiner autant de têtes qu'il y de différentes efpeces d'animaux, & de différens états dans chaque efpece. Dans les *fœtus* des animaux ou voit comment le cerveau fe forme, & ce que l'on n'auroit point vu dans le cerveau fain & en fon entier, on le verra dans les cerveaux qui ont été changés par quelque maladie.

Dans les animaux vivans il y a à confidérer toutes les chofes qui peuvent caufer quelque altération aux actions du cerveau, foit qu'elles viennent du dehors, comme les liqueurs, les bleffures, les médicamens; foit que les caufes foient internes, comme font les maladies, dont la médecine cómpte un grand nombre. Il y a encore cette raifon de travailler fur le cerveau des animaux, que nous les traitons comme il nous plaît On y fait le trépan & toutes les autres opérations de la Chirurgie pour y apprendre les manieres de les faire. Pourquoi ne pas faire ces mêmes opérations, pour voir si le cerveau a quelque mouvement, & si en appliquant certaines drogues à la dure-mere, à la subtance du cerveau ou aux ventricules, on n'en pourroit pas apprendre quelques effets particuliers?

On pourroit aussi faire divers essais sans ouvrir le crâne, appliquer dessus extérieurement différentes drogues, en mêler d'autres aux alimens, faire des injections dans les vaisseaux, & apprendre par là ce qui peut troubler les actions animales, & ce qui est plus propre à les remettre, quand elles sont troublées.

Le cerveau est différent dans les différentes especes d'animaux, ce qui est une nouvelle raison de les examiner toutes; le cerveau des oiseaux & des poissons est fort différent de celui de l'homme, & dans les animaux qui l'ont le plus approchant du nôtre, je n'en ai pas vu un seul où je n'aie trouvé quelque différence fort manifeste.

Or cette différence, quelle qu'elle puisse être, donne toujours quelque lumiere aux recherches; elle nous peut apprendre ce qui est absolument nécessaire. Il y a des animaux où les fibres se voyent plus aisément que dans l'homme ; les parties qui dans l'homme font mêlées & jointes en-femble, fe trouvent par fois diftinctes & féparées dans d'autres animaux ; dans d'autres encore on trouve la fubftance plus ou moins folide, la grandeur inégale, & la fituation différente.

Je ne m'étendrai pas ici davantage, par-ce que je fuis perfuadé que tout le monde avouera fans difficulté que nous devons à la diffection des animaux prefque toutes les nouvelles découvertes de ce fiecle, & qu'il y a des parties qu'on n'auroit jamais reconnues dans le cerveau de l'homme, fi on ne les avoit remarquées dans celui des animaux.

Ce que nous avons vu jufqu'ici, Mef-fieurs, de l'infuffifance des fyftêmes du cerveau, des défauts de la méthode que l'on a fuivie pour le difféquer & pour le connoître, de l'infinité des recherches qu'il faudroit faire fur les hommes, fur les animaux, & cela dans tous les diffé-rens états où il les faudroit examiner, le peu de lumiere que nous trouvons dans les écrits de ceux qui nous ont précédés, & tous ces égards qu'il faut avoir en travail-lant fur des pieces fi délicates, doit bien détromper ceux qui s'en tiennent à ce qu'ils trouvent dans les livres des anciens. Nous ferons toujours dans une miférable igno-

rance, fi nous nous contentons du peu de
lumiere qu'ils nous ont laiffé, & fi les
Hommes les plus propres à faire ces recherches ne joignent leurs travaux, leur induf-
trie & leurs études pour parvenir à quelque connoiffance de la vérité, qui doit être
le principal but de ceux qui raifonnent &
qui étudient de bonne foi.

PASSAGES TIRÉS DES ÉCRITS
*de Monfieur Defcartes, qui confirment
ce qui a été allégué en la page 182 &
fuivantes, de ce Difcours de Monfieur
Stenon.*

Page 11. Car il faut favoir que les arteres qui les apportent du cœur, après s'ê-
tre divifées en une infinité de petites branches, & avoir compofé ces petits tiffus
qui font étendus comme des tapifferies au
fond des concavités du cerveau, se raf-
femblent autour d'une certaine petite
glande *a*, fituée environ le milieu de la
fubftance de ce cerveau *b*, tout à l'entrée
de fes concavités, & ont en cet endroit un
grand nombre de petits trous, par où les
parties les plus fubtiles du fang qu'elles
contiennent fe peuvent écouler dans cette
glande, mais qui font fi étroits qu'ils ne
donnent aucun paffage aux plus groffiers.

II

Il faut auſſi ſavoir que ces arteres ne s'arrêtent pas là, *c*, mais que s'y étant aſſem-
blées pluſieurs en une, elles montent tout
droit, & ſe vont rendre dans ce grand
vaiſſeau, qui eſt comme un euripe, dont
toute la ſuperficie extérieure de ce cerveau
eſt arroſée,

Page 12. La glande doit être imaginée
comme une ſource abondante, d'où les
parties du ſang les plus petites & les plus
agitées coulent en même tems de tous côtés dans les concavités du cerveau.

Page 63. Concevez la ſuperficie qui regarde les concavités comme un réveil ou
un lacis aſſez épais & repreſſé, dont toutes
les mailles ſont autant de petits tuyaux
par où les eſprits animaux peuvent entrer,
e, & qui regardant vers la glande d'où
ſortent ces eſprits, ſe peuvent facilement
tourner çà & là vers les divers points de
cette glande.

Page 65. Les eſprits ne s'arrêtent, non-
ſeulement en un eſpace, mais à meſure
qu'ils entrent dans les concavités du cerveau par les trous de la petite glande, *f*,
ils tendent d'abord vers ceux des petits
tuyaux qui leur ſont le plus directement
oppoſés.

Page 72. En expliquant comment les figures ſe tracent dans les eſprits ſur la ſuperficie de la glande, *g*, il détermine aſſez

évidemment les rapports qu'il fait entre la superficie antérieure du cerveau & la superficie de la glande.

Page 77. Confidérez outre cela que la glande eft compofée d'une matiere qui eft molle, *h*, & qu'elle n'eft pas toute jointe & unie à la fubftance du cerveau, *i*, mais feulement attachée à des petites arteres (dont les peaux font affez lâches & pliantes) *k*, & foutenues comme en balance par la force du fang que la chaleur du cœur pouffe vers elle, *l*, en forte qu'il faut fort peu de chofe pour la déterminer à s'incliner, ou fe pencher plus ou moins, tantôt d'un côté, tantôt d'un autre, & faire qu'en fe penchant elle difpofe les efprits qui fortent d'elle à prendre leur cours vers certains endroits du cerveau plutôt que vers les autres : & *un peu après*, fi les efprits étoient exactement d'égale force, &c. *m*, ils foutiendroient la glande toute droite & immobile au centre de la tête.

Page 77. Les efprits fortant ainfi plus particuliérement de quelques endroits de la fuperficie de cette glande que des autres, peuvent avoir la force de tourner les petits tuyaux de la fuperficie intérieure du cerveau, dans lefquelles ils fe vont rendre, *n*, vers les endroits d'où ils fortent, s'ils ne les y trouvent déjà tout tournés.

Fin du Difcours de M. Stenon.

196. Outre les tégumens externes de la tête, savoir la peau, la chevelure, la membrane cellulaire ou pelliculaire, il y a une espece d'expansion aponévrotique qui couvre la tête en maniere de calotte, & se continue autour du cou jusqu'au haut des épaules en maniere de capotte. C'est pourquoi je lui donne le nom de coîffe. On en appelle la portion supérieure particulierement calotte aponévrotique.

197. Cette aponévrose est très-forte sur la tête, & elle y paroît composée pour le moins de deux couches de fibres qui se croisent. Ensuite elle devient mince de plus en plus à mesure qu'elle se répand en bas autour du cou, & enfin se termine insensiblement sur les clavicules Elle jette de côté & d'autre, de haut en bas, & de dehors en dedans, une production qui, après avoir passé par-dessus l'extrémité supérieure du muscle mastoïdien, se glisse derriere ce muscle, vers les apophyses transverses des vertebres du cou, où elle communique avec les ligamens inter transverfaires.

198. PERICRANE. La surface externe de tous les os de la tête sont de même que les autres os du corps humain, excepté les dents, revêtus d'une membrane particuliere, dont la portion qui couvre précisément les os du crâne est nommée péricrâne, & la portion qui revêt les os

de la face, est simplement appelée périoste.

199. Le péricrâne est composé de deux lames étroitement collées ensemble. La lame interne, que l'on a prise quelquefois pour un périoste particulier, couvre immédiatement toutes les parties osseuses de cette région. La lame externe a aussi été regardée par quelques-uns comme distinguée de l'interne, sous le nom propre de péricrâne.

200. La lame externe du péricrâne s'écarte de l'interne à la circonférence du plan demi-circulaire, ou demi-ovale de la région latérale du crâne, dont il est fait mention dans le Traité des Os secs, *n.* 182. Elle devient là comme une tente aponévrotique ou ligamenteuse très-forte, qui couvre le muscle crotaphite, s'attache ensuite à l'apophyse angulaire externe de l'os frontal, au bord postérieur de l'apophyse supérieure de l'os de la pommette, & au bord supérieur de toute l'arcade zygomatique jusqu'à la racine ou base de l'apophyse mastoïde.

201. C'est dans cet écartement qu'une grande portion du muscle crotaphite est attachée à l'une & à l'autre des deux lames du péricrâne, de la maniere expliquée dans le Traité des muscles. Le reste de l'écartement qui ne sert pas d'attache au

muscle crotaphite, est rempli d'un tissu
réticulaire & adipeux dans l'intervalle
entre la portion inférieure du même muscle & l'arcade zygomatique. Il paroît qu'à
cet endroit la coîffe aponévrotique se
joint à la lame externe du péricrâne, &
qu'elles y communiquent toutes deux avec
des expansions aponévrotiques particulieres des muscles voisins, savoir du
mastoïdien, du masseter, du zygomatique, &c.

Article II.

§. I. *Les Yeux en général.*

202. Situation. Composition. Les
yeux sont pour l'ordinaire deux, situés au
bas du front, un à chaque côté de la racine du nez. Ils sont composés en général
de parties dures & de parties molles. Les
parties dures sont les os du crâne & de
la face, qui forment les deux cavités py-
ramidales ou coniques, comme deux entonnoirs, appelés orbites. Les parties
molles sont de plusieurs sortes.

203. La principale & la plus essentielle
des parties molles de chacun de ces deux
organes, est celle qu'on nomme le globe
de l'œil. Des autres parties molles les

unes font externes, les autres font internes. Les externes font les fourcils, les paupieres, la caroncule lacrymale, les points lacrimaux. Les internes font les mufcles, la graiffe, la glande lacrymale, les nerfs, les vaiffeaux fanguins.

204. LES ORBITES. Il y a fept os qui entrent dans la compofition de chaque orbite, favoir l'os frontal, l'os fphénoïde, l'os ethmoïde, l'os maxillaire fupérieur, l'os de la pommette, l'os *unguis* & l'os du palais. Il faut remarquer dans chaque orbite le bord, les parois, le fond. Le bord eft formé par l'os coronal, l'os maxillaire & l'os de la pommette ; le fond par l'os fphénoïde & l'os du palais. Les parois font conftruites de tous ces mêmes os, excepté l'os du palais. Le fond eft percé par le trou optique de l'os fphénoïde. La paroi externe attenant ce trou eft percée de deux fentes, appelées fentes orbitaires, une fupérieure & une inférieure. La fupérieure eft la fente fphénoïdale : j'ai nommé l'inférieure fente fphéno-maxillaire. Voyez le Traité des Os fecs fur le trou fourcillier, les trous orbitaires, &c.

205. Toute la concavité de l'orbite eft tapiffée d'une membrane, qui eft un allongement, ou plutôt une continuation de la dure-mere, & cela en partie par le trou optique de l'os fphénoïde, en partie

par la fente sphénoïdale, ou fente orbitaire supérieure. Cette membrane, qu'on peut appeler le périofte de l'orbite, communique avec le périofte de la bafe du crâne par la fente orbitaire inférieure, ou fente sphéno - maxillaire. Etant arrivée au bord de l'orbite elle rencontre le périofte de la face. Les deux périoftes forment enfemble à la partie fupérieure du bord de l'orbite une efpece de ligament large, & un autre moins large à la partie inférieure de ce bord, lefquels je nommerai ligamens des paupieres.

206. La fituation particuliere des orbites eft à peu près comme celle de deux entonnoirs, couchés latéralement l'un à côté de l'autre à quelque peu de diftance, de maniere que leurs pointes ou fonds s'approchent, leurs côtés voifins font prefque paralleles, & que leurs côtés oppofés font tournés obliquement en arriere. Cela fait que le milieu de la grande circonférence ou du bord de chaque orbite eft beaucoup plus écarté de la cloifon du nez que leur fond ou pointe. Cela rend auffi le bord ou la grande circonférence très-oblique, de forte que le côté temporal, appelé vulgairement angle externe de l'orbite, eft fort reculé & poftérieur à l'égard du côté nazal, appelé de même & très-improprement angle interne.

I iv

§. II. *Le globe de l'œil.*

207. Composition. Le globe de l'œil étant de toutes les parties molles qui appartiennent à l'origine de la vue la plus effentielle, & celle dont en eft obligé de faire mention prefque toutes les fois qu'on parle de ces autres parties, je trouve fort à propos d'en faire l'expofition en premier lieu. Ce globe eft compofé de plufieurs parties qui lui font propres, dont les unes font plus ou moins fermes, & repréfentent une efpece de coque, formée par l'affemblage & l'union de différentes ccuches membraneufes appelées tuniques du globe de l'œil. Les autres parties font plus ou moins fluides, & renfermées dans des capfules membraneufes propres, ou dans des intervalles des autres tuniques, fous le nom d'humeurs du globe de l'œil. On donne auffi le nom de tuniques à ces capfules.

208. Les tuniques du globe de l'œil font de trois fortes. Il y en a qui forment principalement la coque du globe : il y en a qui font acceffoires, & ne font attachées qu'à une portion du globe : il y en a enfin qui font particulierement capfulaires, & renferment les humeurs. Les tuniques qui forment la coque font trois. La plus externe & qui feule fait toute la convexité du globe, eft appelée fclérotique ou cor-

née. La moyenne est nommée choroïde ; la troisieme ou interne porte le nom de rétine. Les tuniques accessoires sont deux, la tendineuse ou albuginée , qui fait le blanc de l'œil, & la conjonctive. Les tuniques capsulaires sont deux, savoir la vitrée & la crystalline.

209. Le globe de l'œil ainsi formé porte en arriere une espece de queue ou pédicule d'une grosseur médiocre, qui est la continuation du nerf optique. Il est situé environ au milieu du pavillon de l'orbite, de la maniere qu'on verra dans la suite ; & il est attaché à l'orbite par le nerf optique, par six muscles, par la tunique conjonctive, & enfin par les paupieres. Les derrieres du globe, le nerf optique & les muscles sont environnés & enveloppés d'une graisse mollasse qui occupe tout le reste du fond de l'orbite.

210. LES HUMEURS. On en compte trois savoir l'aqueuse, la vitrée & la crystalline. La premiere est assez proprement appelée humeur. Elle est contenue dans un espace formé par le seul intervalle de la portion antérieure des tuniques. La seconde, ou l'humeur vitrée , est renfermée dans une capsule membraneuse particuliere, & occupe plus que les trois quarts de la coque, ou capacité du globe de l'œil. On la nomme humeur vitrée , parce qu'elle ressemble en

quelque façon à une maſſe de verre fondu... ..
Elle reſſemble plutôt au blanc d'un œuf ?
frais.

211. L'humeur cryſtalline eſt ainſi nom- ·
mée de ſa reſſemblance avec le cryſtal. On ·
l'appelle auſſi ſimplement le cryſtallin ; c'eſt ·
plutôt une maſſe gommeuſe qu'une hu- ·
meur. Elle eſt lenticulaire, plus convexe à
la face poſtérieure qu'à la face antérieure ,
& revêtue d'une membrane très-fine, appelée de même la membrane ou capſule
cryſtalline. Cela ſuffit ici pour donner une
notion générale de ces trois humeurs du
globe de l'œil.

§. III. *Les tuniques de l'œil en particulier.*

212. La sclérotique ou cornée. C'eſt
la plus externe, la plus épaiſſe & la plus forte
de toutes les membranes ou tuniques du
globe de l'œil. Elle renferme toutes les autres parties dont ce globe eſt compoſé. On
la diviſe en deux portions, une grande appelée cornée opaque, & une petite nommée cornée tranſparente, qui n'eſt qu'un
ſegment de ſphere, & ſitué antérieurement.

213. La cornée opaque eſt compoſée
de pluſieurs couches étroitement collées
enſemble. Son tiſſu eſt fort dur & com-
pacte, ſemblable à une eſpece de parche-
min. Elle eſt comme percée vers le milieu

de la portion poſtérieure de ſa convexité ,
où elle porte le nerf optique. Elle eſt fort
épaiſſe à cet endroit , & ſon épaiſſeur diminue par degrés vers la portion oppoſée.
Cette épaiſſeur eſt percée d'eſpace en eſpace
& très-obliquement par de petits vaiſſeaux
ſanguins. Elle eſt encore traverſée d'une
maniere particuliere par des filets des nerfs
qui entrent dans ſa convexité à quelque diſtance du nerf optique, ſe gliſſent dans l'é-
paiſſeur de la tunique , & percent ſa concavité vers la cornée tranſparente.

214. LA CORNÉE TRANSPARENTE ,
qu'on nomme auſſi ſimplement la cornée,
en donnant le nom de ſclérotique en particulier à l'autre portion, eſt auſſi compoſée de pluſieuts couches ou lames très-in-
timement unies enſemble. Elle paroît une
continuation de la ſclérotique ou cornée
opaque, quoique d'un tiſſu différent. Ce
tiſſu ſe gonfle par la macération dans de
l'eau froide.

215. La convexité de cette portion eſt
un peu ſaillante au-delà de la convexité de
la cornée opaque, dans les uns plus , dans
les autres moins, de ſorte qu'elle paroît
comme le ſegment d'une petite ſphere
ajouté au ſegment d'une ſphere plus grande.
La circonférence de ſa convexité n'eſt pas
circulaire comme celle de ſa concavité ,
mais un peu tranſverſalement ovale , car la

I. vij

portion fupérieure & la portion inférieure
de la circonférence font obliquement terminées dans leur épaiffeur. Cette obliquité
eft plus apparente dans le bœuf & le mouton, que dans l'homme.

216. La cornée tranfparente eft percée
d'un grand nombre de pores imperceptibles, par lefquels fuinte continuellement
une liqueur ou férofité très-fine, qui s'évapore à mefure qu'elle en fort. On s'en peut
affurer en preffant un œil de bœuf un peu
de tems après la mort, l'ayant bien effuyé
auparavant; car alors on verra très-fenfiblement une rofée très-fine s'accumuler peu à
peu jufqu'à former de petites gouttelettes,
ce qu'on peut réitérer plufieurs fois. C'eft
cette rofée qui produit fur les yeux des moribonds une efpece de pellicule glaireufe
qui quelquefois peu de tems après fe fend.
Voyez les Mémoires de l'Académie Royale
des Sciences, 1721.

217. La choroïde. C'eft la feconde
tunique du globe de l'œil. Elle eft noirâtre, plus ou moins tirant fur le rouge,
& elle eft adhérente à la cornée opaque
par le moyen de quantité de petits vaiffeaux, depuis l'infertion du nerf optique
jufqu'à la rencontre & l'union des deux
cornées, où elle quitte la circonférence
du globe, & forme une cloifon percée
qui fépare le petit fegment du globe d'a-

vec le grand fegment. Cette portion eſt communément appelée en particulier uvée. On a auſſi donné autrefois le même nom à la ſeconde tunique en général ; & comme cette portion eſt différemment colorée en pluſieurs ſujets, on l'a encore nommée iris, quoique ce terme convienne plus préciſément à la ſurface colorée de cette portion, & ne conviendroit pas même à cette ſurface dans ceux où elle eſt ſimplement brune, noirâtre ou preſque noire.

218. LA CHOROÏDE eſt compoſée de deux lames ; l'une interne & l'autre externe. La lame externe de la choroïde eſt plus forte que la lame interne. Elle paroît noire ou noirâtre comme l'interne, à cauſe de ſa tranſparence. Environ à une ligne & plus de diſtance de l'union des deux cornées, cette lame eſt plus intimement collée à la ſclérotique ou cornée opaque. Tout autour de cette adhérence elle change de couleur, & forme comme une ceinture blanchâtre de la même largeur que l'adhérence. Attenant du bord de la ſclérotique, cette ceinture blanche paroît plus forte qu'ailleurs, & d'un tiſſu particulier. Elle eſt ſi adhérente, & ſi intimement attachée à la ſclérotique, que ſi on fait un petit trou dans la ſclérotique ou cornée opaque, ſans

blesser la choroïde, & qu'on souffle dans ce trou, on verra le vent se promener partout entre les deux tuniques, & les écarter l'une de l'autre, sans pouvoir détacher cette adhérence, & passer jusqu'à la cornée transparente. On appelle cette adhérence improprement ligament ciliaire. En examinant la surface interne de cette lame, on y découvre quantité de lignes plates, arrangées en maniere de tourbillons : ce sont des vaisseaux, & ils ont été appelés par Stenon *vasa vorticosa*, vaisseaux tournoyans, tourbillons vasculaires. J'en parlerai encore dans la suite.

219. La lame interne de la choroïde est plus mince que la lame externe. La surface convexe de cette lame interne, de même que la surface voisine de la lame externe, est enduite d'une matiere noirâtre ou rouge-noire, qui se détache facilement quand on y touche, & qui teint promptement l'eau dans laquelle on trempe la choroïde. On n'a pu découvrir les sources de cette matiere. J'ai vu après des injections anatomiques très-fines quantité de petites étoiles vasculaires sur la surface interne de cette lame. Dans les ouvrages de M. Ruysch elle est appelée lame Ruyschienne.

220 UVÉE. IRIS. PRUNELLE. PROCESSUS CILIAIRES. On donne particulierement à

la portion antérieure ou cloifon percée de la choroïde le nom d'uvée ; celui de prunelle ou pupille au trou, dont à peu près le centre de cette cloifon eft percé ; celui d'Iris à la lame antérieure de la même cloifon ; & enfin celui de procès ciliaires à des plis rayonnés de fa lame poftérieure. Entre les deux lames de l'uvée on découvre deux plans très-minces de fibres qui paroiffent charnues ; favoir, un plan de fibres orbiculaires autour de la circonférence de la prunelle , & un plan de fibres rayonnées, attachées par un bout au plan orbiculaire , & par l'autre bout au grand bord de l'uvée.

221. Les plis ou procès ciliaires font de petites duplicatures rayonnées & faillantes de la lame poftérieure de l'uvée. Leur contour répond en partie au contour de la ceinture blanche de la lame externe. Ce font des feuillets oblongs, & pofés de champ ; leurs extrémités poftérieures ou voifines de la choroïde font fort déliées , & vont en pointes Leurs extrémités voifines de la prunelle font larges, faillantes, & fe terminent en angles aigus. On découvre dans la duplicature de chaque plis ciliaire un réfeau vafculaire très-fin. On a prétendu y pouvoir montrer des fibres charnues. Elles font nichées dans autant de petites rai-

nures ou cannelures de la membrane vitrée , comme on verrra dans la fuite.

222. L'efpace qui eſt entre la cornée
tranſparente & l'uvée renferme la plus
grande partie de l'humeur aqueuſe , dont
il fera parlé ci après ; & il communique
par la prunelle avec un efpace fort étroit
qui eſt derriere l'uvée , ou entre l'uvée
& le cryſtallin. On appelle ces deux efpaces les chambres de l'humeur aqueuſe ,
& on les diſtingue en chambre antérieure
& chambre poſtérieure. J'en parlerai encore après la defcription du cryſtallin , & à
l'occafion de l'humeur aqueuſe.

223. LA RETINE. LE NERF OPTIQUE.
La troiſieme tunique du globe de l'œil
eſt d'un tiſſu fort différent de celui des
deux autres tuniques. Elle eſt blanchâtre ,
mollaſſe , tendre , & comme médullaire ,
ou femblable à une efpece de colle fari-
neuſe étendue fur une toile réticulaire
extrêmement fine. Elle paroît plus épaiſſe
que la choroïde , & elle s'étend depuis
l'infertion du nerf optique juſqu'aux extrémités des rayons ciliaires. Elle eſt dans
tout ce trajet également collée à la choroïde. A l'endroit qui répond à l'infertion
du nerf optique , on voit un petit enfoncement , & dans cet enfoncement un bouton médullaire qui fe termine en pointe.
Il fort autour de ce petit enfoncement des

vaisseaux sanguins, qui vont se ramifier de côté & d'autre dans l'épaisseur de la retine.

224. On avance communément que la retine est la production de la substance médullaire du nerf optique ; la sclérotique celle de la dure-mere qui enveloppe ces nerfs, & enfin la choroïde celle de la pie-mere qui accompagne aussi ce même nerf. Cela ne répond pas à l'idée qui se présente naturellement par l'examen anatomique de ce nerf, & de son insertion au globe de l'œil. Pour cet effet il suffit de fendre avec un instrument bien tranchant le nerf optique selon toute sa longueur, depuis son entrée dans l'orbite jusques dans le globe, en deux parties latérales, exactement égales, & continuer la section également par le milieu ou centre de l'insertion du nerf.

225. Alors on verra que ce nerf, à son insertion dans le globe, devient un peu rétréci ; que sa premiere enveloppe est une vraie continuation de la dure-mere ; que cette gaîne est très-différente de la sclérotique, & en épaisseur & en tissu, la sclérotique étant plus épaisse & d'une autre structure que la gaîne de la dure-mere. On verra que la gaîne de la pie-mere forme dans l'épaisseur de la substance médullaire plusieurs cloisons fines & cellulaires dans

toute l'épaisseur du nerf, & qu'à l'endroit de son entrée dans le globe de l'œil la pie-mere ne répond pas directement à la choroïde.

226. Enfin on verra par cette administration que la substance médullaire de ce nerf en entrant dans le globe, est très-rétrécie & comme étranglée; qu'elle paroît se terminer seulement par le petit bouton dont j'ai parlé ci-dessus, & que la rétine a trop d'épaisseur pour pouvoir être regardée ici comme une expension de la substance médullaire du nerf.

227. L'insertion du nerf optique dans le globe de l'œil est le plus souvent trouvée n'être pas directement à l'opposite de la prunelle; de sorte que la distance de ces deux endroits n'est pas la même tout autour du globe. La plus grande de ces distances est le plus souvent du côté des tempes, & la plus petite est du côté du nez. J'ai observé à peu près une pareille inégalité dans la largeur de l'uvée, qui dans plusieurs sujets est moins large du côté du nez, que du côté des tempes; de sorte que le centre de la prunelle ne répond pas au centre du grand bord de l'iris. La même inégalité m'a encore paru dans la largeur de la couronne ciliaire.

§. IV. *Les humeurs de l'œil, leurs capsules.*

228. L'HUMEUR VITRÉE. C'est une liqueur gélatineuse très - claire & très-liquide, renfermée dans une capsule membraneuse très-fine & transparente, qu'on appelle tunique vitrée, & avec laquelle elle forme une masse à peu près de la consistance d'un blanc d'œuf. Elle occupe la plus grande partie de la capacité du globe de l'œil, savoir presque tout l'espace qui répond à l'étendue de la rétine, excepté un petit endroit derriere l'uvée, où elle forme une fossette dans laquelle est logé le crystallin. Cette humeur étant tirée hors du globe avec adresse, se soutient dans sa capsule pendant quelque tems en masse, à peu près comme le blanc d'œuf ; mais peu à peu elle en découle & se perd à la fin tout-à-fait.

229. La tunique vitrée est extérieurement composée de deux lames très-collées ensemble, qui environnent toute la masse par derriere & alentour, étant immédiatement appliquée dans tout ce contour à la rétine jusqu'à la grande circonférence de la couronne ciliaire. Depuis cet endroit jusqu'au bord circulaire de la fossette du crystallin, cette tunique est gravée tout autour par des sillons dispersés en maniere de rayons, dans lesquels sont nichés les

proceſſus ciliaires de l'uvée. Etant parvenue au bord de la foſſette, les deux lames s'écartent l'une de l'autre, & forment une capſule particuliere, qu'on appelle le châton du cryſtallin, dont il ſera parlé ci-après.

230. La lame interne de la tunique vitrée jette dans toute l'épaiſſeur de la maſſe vitrée quantité d'allongemens cellulaires & de cloiſons entrecoupées, d'une fineſſe ſi extrême, qu'il n'y en a aucune apparence dans l'état naturel, & que le tout enſemble ne paroît que comme une maſſe très-uniforme & également tranſparente dans toute ſon épaiſſeur. On ne découvre cette ſtructure cellulaire qu'en jetant le corps nouvellement détaché dans quelque liqueur aigrelette & légerement coagulante.

231. Les ſillons rayonnés de la tunique vitrée, qu'on peut appeler ſillons ciliaires de cette tunique, ſont tout-à-fait noirs dans un corps vitré détaché. Cela provient de la matiere noire dont les feuillets, ou proceſſus ciliaires ſont naturellement enduits comme le reſte de la tunique choroïde, & qui reſte dans le fond des ſillons, après que les feuillets en ont été dégagés. On découvre dans le corps des vaiſſeaux très-fins dont il ſera parlé ci-après.

232. LE CRYSTALLIN. C'eſt un petit corps lenticulaire, d'une conſiſtance médiocrement ferme, & d'une tranſparence à peu près ſemblable à celle du cryſtal. Il eſt renfermé dans une capſule membraneuſe tranſparente, & logé dans la foſſette de la partie antérieure de l'humeur vitrée, comme je viens de dire. On ne le peut compter parmi les humeurs que très-improprement, & par rapport à ſa grande facilité à ſe laiſſer manier, pétrir, & quelquefois même preſque diſſoudre par différentes compreſſions réitérées entre les doigts, ſur-tout après l'avoir tiré hors de ſa capſule.

233. La figure du cryſtallin eſt ordinairement lenticulaire, mais de façon que la face poſtérieure eſt plus convexe que la face antérieure. Rarement on trouve les deux faces d'une convexité égale. La ſtructure interne de la maſſe du cryſtallin n'eſt pas encore développée aſſez pour en parler avec aſſurance, ſur-tout dans l'homme, où l'on ne découvre point un certain arrangement de tuyaux cryſtallins entortillés en maniere de pelotons, qu'on prétend avoir vu dans les yeux des grands animaux.

234. La couleur & la conſiſtance du cryſtallin varient naturellement ſuivant les différens âges. C'eſt l'obſervation de

M. Petit le Médecin, démontrée par lui-même dans l'Académie des Sciences sur un grand nombre d'yeux humains, & insérée ensuite dans les Mémoires de 1726. Il est fort transparent & comme sans couleur jusques vers l'âge de trente ans, où il commence à devenir jaunâtre, & devient ensuite de plus en plus jaune. La consistance suit à peu près les mêmes degrés. Il paroît également mollasse jusqu'à l'âge de vingt-cinq ans, & acquiert après cela plus de consistance dans le milieu de la masse. Cela varie. Voyez encore les Mémoires de 1727.

235. La tunique, ou capsule crystalline est formée par la duplicature de la tunique vitrée, comme j'ai déjà dit ci-dessus. La lame externe couvre la face antérieure de la masse crystalline. La lame interne renferme la face postérieure de cette masse, & revêt en même tems la fossette vitrée, dans laquelle le crystallin est enfoncé jusqu'au bord commun de ces deux faces ou convexités. La portion antérieure de la capsule crystalline est plus épaisse que la portion postérieure, & elle est comme élastique. L'une & l'autre, je veux dire l'épaisseur & l'élasticité, se découvrent par la seule dissection.

236. La même portion antérieure se gonfle par la macération dans l'eau, & paroît alors composé de deux pellicules

unies enfemble par un tiffu fpongieux
fort fin & fort ferré. J'ai démontré vi-
fiblement cette duplicature dans un œil
de cheval par le feul fcalpel, & j'ai même
pouffé la féparation des deux lames juf-
que dans la tunique vitrée. J'ai quelquefois fait avec la pointe du fcalpel fur le
milieu de la capfule un petit trou, & y
ayant foufflé par un tuyau, le vent eft
en partie refté entre le bord de la maffe
du cryftallin & le bord de la capfule en
maniere de cercle tranfparent. C'étoit fur
l'œil de bœuf, & il y a plus de dix ans que
je l'ai fait.

237. Il m'a paru en examinant l'œil
de l'homme, que la rétine étant arrivée
à la grande circonférence de la couronne
ou cercle ciliaire, devient très-mince &
fe continue entre les feuillets ou proceffus
ciliaires de l'uvée & les fillons ciliaires
de la tunique vitrée, jufqu'à la circonférence du cryftallin. C'eft peut-être cette
continuation qui fait quelquefois paroître
les feuillets ou proceffus ciliaires comme
revêtus d'une pellicule blanchâtre; & c'eft
peut-être auffi ce qui augmente l'épaiffeur
de la portion antérieure de la capfule cryf-
talline.

238. L'humeur aqueuse. Ses chambres. L'humeur aqueufe eft une liqueur
très-limpide, très-coulante, & comme

une efpece de lymphe ou férofité très-peu vifqueufe. Elle n'a point de capfule particuliere comme la vitrée & le cryftallin. Elle occupe & remplit l'efpace qui eft entre la cornée tranfparente & l'uvée, & l'efpace qui eft entre l'uvée & le cryftallin, de même que le trou de la prunelle. On donne le nom de chambres de l'humeur aqueufe à ces deux efpaces, & on les diftingue par rapport à la fituation, en chambre antérieure & en chambre poftérieure.

239. Ces deux chambres ou capfules communes de l'humeur aqueufe font différentes en étendue. L'antérieure, qui eft affez vifible à tout le monde, entre la cornée tranfparente & l'uvée, eft la plus grande des deux. La poftérieure, qui eft cachée entre l'uvée & le cryftallin, eft fort étroite, fur-tout vers la prunelle, où l'uvée touche prefqu'au cryftallin, en étant un peu moins écartée vers la circonférence. Cette proportion des deux chambres a été affez prouvée & démontrée, contre l'opinion de plufieurs anciens, par les modernes, principalement par M. Heifter, de même que par M. Morgagni, & par plufieurs Académiciens de l'Académie Royale des Sciences, parmi lefquels M. Petit le Médecin s'eft le plus étendu fur cette matiere, comme on le peut voir plus

au

au long dans les mémoires imprimés de cette compagnie.

§. V. *La tunique Albuginée. Les muscles du globe de l'Œil.*

240. LA TUNIQUE ALBUGINÉE. C'est ce qu'on appelle communément le blanc de l'œil, & qui paroît sur toute la convexité antérieure du globe, depuis la cornée transparente jusqu'à la rencontre, pour ainsi dire, de cette convexité avec la convexité postérieure. Elle est principalement formée par l'expansion tendineuse de quatre muscles, de la maniere que je vais exposer. Cette expansion est très-adhérente à la sclérotique, & la fait paroître là tout-à-fait blanche & luisante, au lieu qu'ailleurs elle n'est que blanchâtre & terne. Elle est très-mince vers le bord de la cornée, où elle se termine très-uniformément, & devient comme effacée par la cornée.

241. LES MUSCLES. Il y a pour l'ordinaire six muscles attachés à la convexité du globe de l'œil dans l'homme. On les divise selon leur direction en quatre droits & en deux obliques. On distingue ensuite les muscles droits, selon leur situation, en supérieur, inférieur, interne, externe, & selon leurs fonctions particulieres, en releveur, abaisseur, adducteur, abducteur. Les deux obliques sont nommés selon leur situation & leur étendue, l'un

oblique supérieur, ou grand oblique, & l'autre oblique inférieur, ou petit oblique. Le grand oblique est aussi appelé trochléateur, du latin *trochlea*, c'est-à-dire poulie, parce qu'il passe par un petit anneau cartilagineux, comme autour d'une poulie.

242. Les muscles droits ne répondent pas tout-à-fait à leur nom, car dans leur place naturelle ils n'ont pas tous les quatre cette situation droite qu'on leur fait avoir hors de leur place dans un œil détaché. Pour comprendre ceci, il faut avoir une idée juste de la vraie situation du globe dans l'orbite, & se souvenir en même tems de l'obliquité des orbites dont j'ai parlé ci-devant. Ce globe est naturellement situé de maniere que pendant l'inaction, & même pendant l'équilibre de tous les six muscles, la prunelle est directement en devant : le bord interne de l'orbite est vis-à-vis le milieu du côté interne du globe : le bord externe de l'orbite étant reculé par son obliquité, n'est pas vis-à-vis le milieu du côté externe du globe, mais fort en arriere, & enfin que la plus grande circonférence de la convexité, entre la prunelle & le nerf optique, se porte directement en dedans & en dehors, comme en haut & en bas.

243. Selon cette idée, le seul interne

des quatre muscles eſt ſitué directement; la ſituation des trois autres eſt oblique. Selon la même idée, l'externe eſt le plus long de tous, l'interne en eſt le plus court; le ſupérieur & l'inférieur ont une même longueur moyenne. De plus dans cette ſituation l'externe eſt courbé autour de la concavité externe du globe; les deux autres ſont auſſi courbés, mais beaucoup moins, au lieu que l'interne eſt preſque tout droit. Cela n'empêche pas de les appeler ſelon le langage reçu, les muſcles droits de l'œil.

244. Ces muſcles ſont attachés par leurs extrémités poſtérieures dans le fond de l'orbite, tout proche le trou optique, à l'allongement de la dure mere par des tendons courts & étroits, ſelon l'arrangement marqué ci-deſſus. De-là ils vont tous charnus juſques vers la plus grande circonférence de la convexité, entre le nerf optique & la cornée tranſparente, où ils s'élargiſſent par des tendons fort plats & ſi larges qu'ils s'entretouchent & enſuite s'uniſſent. Ces tendons s'attachent d'abord par une inſertion particuliere à la circonférence marquée, & après cela continuent leur adhérence juſqu'à la cornée & forment, comme il eſt dit ci-deſſus, la tunique albuginée, ou le blanc de l'œil.

245. Le muſcle oblique ſupérieur eſt attaché par un tendon étroit au fond de

l'orbite, comme les mufcles droits, &
cela précifément entre le droit fupérieur
& le droit interne. De-là il va côtoyer
l'orbite vis-à-vis l'intervalle de ces deux
mufcles, jufques vers l'apophyfe angulaire interne de l'os frontal. À cet endroit
il fe termine par un tendon grêle qui paffe
par une efpece d'anneau, comme par une
poulie, fe porte enfuite dans une gaîne
obliquement en arriere fous le mufcle droit
fupérieur, c'eft-à-dire entre ce mufcle &
le globe, en s'élargiffant, & s'attache enfin au globe un peu poftérieurement &
latéralement vers le mufcle droit externe.

246. L'anneau par où paffe le mufcle
trochléateur eft en partie cartilagineux
& en partie ligamenteux. La portion cartilagineufe eft applatie, un peu large, &
à peu près femblable à la moitié d'un anneau. La portion ligamenteufe tient fortement aux deux extrémités de ce petit
cartilage courbe, & s'attache au fond de
la petite foffette qui fe trouve dans l'orbite fur l'apophyfe angulaire de l'os
frontal. Par le moyen de cette portion ligamenteufe l'anneau eft en quelque façon
mobile, & obéit aux mouvemens du mufcle. Au bord antérieur de l'anneau eft attachée une gaîne ligamenteufe qui en-
ferme le tendon jufqu'à fon infertion au
globe.

247. Le muscle oblique inférieur eft fitué obliquement au bas de l'orbite, & fous
le muscle abaiffeur ou droit inférieur,
de forte que l'abaiffeur fe trouve entre le
globe & le muscle oblique inférieur. Ce
muscle oblique inférieur eft attaché par
une extrémité un peu tendineufe à la racine de l'apophyfe nafale de l'os maxillaire, vers le bord de l'orbite, entre l'ouverture du conduit nafal & la fiffure orbitaire inférieure.

248. De-là il paffe obliquement & un
peu tranfverfalement en arriere fous le
muscle abaiffeur, & va s'attacher à la partie latérale poftérieure du globe par un
tendon plat, à l'oppofite & à peu de diftance du tendon de l'oblique fupérieur
ou trochléateur, de forte que les deux
muscles embraffent en quelque maniere
le globe par fa partie poftérieure externe.

249. USAGES DE CES MUSCLES. Des
quatre droits le fupérieur porte la portion
antérieure du globe en haut, quand on leve
les yeux ; l'inférieur fait rouler cette portion en bas, quand on baiffe les yeux ; l'interne la tourne vers le nez, & fait le mouvement qu'on appelle adduction ; & l'externe
la tourne vers la tempe par le mouvement
appelé abduction.

250. Quand deux muscles droits voifins agiffent en même tems, ils font aller

la portion antérieure du globe obliquement vers le côté qui répond à l'intervalle de ces deux mufcles. Enfin quand
les quatre mufcles agiffent succeffivement
les uns après les autres, ils font mouvoir
la partie antérieure du globe en rond;
c'eft ce qu'on appelle rouler les yeux.

251. Ils faut obfervèr que tous ces mouvemens du globe de l'œil fe font autour
du centre de ce globe, de forte qu'en
même tems que la portion antérieure fe
meut, toutes les autres portions fe meuvent
auffi refpectivement. Ainfi quand on tourne
la prunelle, par exemple, vers le nez ou en
haut, alors on tourne en même tems l'attache du nerf optique vers la tempe
voifine, ou en bas, & ainfi du refte.

252. L'ufage des mufcles obliques eft
principalement de contrebalancer l'action
des mufcles droits, & de fervir d'appui
au globe de l'œil dans tous les mouvemens dont je viens de parler. Leurs attaches à contre-fens des droits le prouvent
affez. Leurs points fixes, par rapport aux
mouvemens du globe, font en devant &
au bord de l'orbite, comme ceux des
mufcles droits font en arriere & dans le
fond de l'orbite. La graiffe molaffe qui
eft derriere le globe eft abfolument infuf-
fifante & incapable de donner un tel
appui, & elle doit céder aux mouvemens

latéraux du nerf optique. Le nerf optique l'eſt encore moins. J'ai démontré que ce nerf ſuit tous les roulemens du globe de l'œil, ce qu'il ne pourroit pas faire, ſi la graiſſe n'étoit pas ſouple & très-obéiſſante, & par conſéquent ſans réſiſtance. Il faut ajouter ici que le nerf, outre ſa direction, a une courbure vers ſon inſertion au globe de l'œil, laquelle courbure lui permet de s'allonger, & par conſéquent l'empêche d'être tiraillé quand il eſt obligé de ſuivre les roulemens du globe.

253. L'obliquité de ces deux muſcles n'empêche pas leur fonction d'appui, qui n'eſt pas un appui ſéparé, ſur lequel le globe de l'œil gliſſe, comme la tête d'un os dans la cavité articulaire d'un autre os, mais un appui attaché, qui s'accommode à tous les degrés des roulemens du globe de l'œil. Une ſituation directe de ces muſcles auroit incommodé les muſcles droits. Leur obliquité devient, pour ainſi dire, rectifiée par deux moyens. L'un de ces moyens eſt la paroi interne de l'orbite ; l'autre eſt le muſcle droit externe.

254. La paroi interne de l'orbite ſert en quelque façon d'un appui collatéral qui empêche le globe de vaciller en dedans, comme la rencontre des deux muſcles obliques l'empêche en partie de vaciller en dehors. Le muſcle abducteur ou muſ-

cle droit externe, non-feulement empêche
par fon contour le globe de vaciller en
dehors, mais il empêche auffi le mouvement indirect des mufcles obliques de le
pouffer hors de l'orbite du côté de la tempe.
Les autres ufages qu'on attribue à ces
mufcles m'ont paru n'avoir aucun fonde-
ment, felon leurs attaches & la conformation des parties auxquelles ils ont rapport.
Voyez ce que j'en ai dit dans les Mémoires
de l'Académie, 1721.

§. VI. *Les Sourcils, les mufcles Frontaux, les Occipitaux, les Sourciliers.*

255. LES SOURCILS. Ce font les deux
arcades de poils fituées au bas du front
entre le haut du nez & les tempes, dans
la même direction que celle des arcades
offeufes qui forment le bord fupérieur des
orbites. La peau qui les foutient ne paroît pas beaucoup plus épaiffe que celle du
front. La membrane adipeufe y a plus
d'épaiffeur qu'aux endroits voifins. Leur
extrémité du côté du nez eft appelée tête,
étant plus groffe que l'autre extrémité,
à laquelle on donne le nom de queue. Leur
couleur eft différente dans les différens fujets, & elle eft fouvent différente des cheveux dans les mêmes fujets. Leur volume
varie auffi. Les poils, en particulier, font
forts & un peu roides ; ils font couchés

obliquement, de maniere que leurs racines sont tournées vers le nez, & leurs
pointes vers les tempes.

256. Les sourcils ont des mouvemens
communs avec la peau du front & avec
la peau chevelue qui couvrent la tête. Par
ces mouvemens on leve les sourcils en
haut, on fait plisser la peau du front par
des rides plus ou moins transversales, plus
ou moins régulieres, & on remue la chevelure, & presque toute la peau chevelue,
les uns plus, les autres moins; & il y en
a qui par le seul mouvement de la chevelure
dérangent leur chapeau sur la tête, même
le font tomber tout-à-fait. Les sourcils
ont aussi des mouvemens particuliers qui
froncent la peau au-dessus du nez. Tout
cela se fait par les muscles suivans.

257. LES MUSCLES FRONTAUX. Ce sont
deux plans charnus, minces, larges, d'une
hauteur ou longueur inégale, situés immédiatement après la peau & la membrane
adipeuse sur les parties antérieures du
front, lesquelles ils couvrent depuis la racine du nez & environ les deux tiers suivans du contour inférieur des sourcils jus-
que vers les parties latérales de la chevelure du front. Ils se touchent sur la racine
du nez, comme ne faisant qu'un seul muscle. A cet endroit leurs fibres sont courtes,
& longitudinales ou verticalement droites ;

K v

258. Les fibres suivantes deviennent de côté & d'autre par degrés plus longues & obliques, de-sorte que les plus antérieures sont les plus courtes & droites, les plus latérales sont les plus longues & obliquement détournées vers les tempes par leurs extrémités supérieures. Cet arrangement de deux plans forme un espace ou intervalle angulaire entre leur rencontre & la chevelure au milieu du front. On ne trouve pas dans tous les sujets le même arrangement, comme on y trouve une grande variété des rides frontales & des limites de la chevelure du front.

259. Ces muscles sont attachés par les extrémités inférieures de leurs fibres charnues immédiatement à la peau au travers de la membrane adipeuse. Ils couvrent les muscles sourciliers, & y sont fort adhérens par une espece d'entrelacement. Ils paroîssent avoir quelque attache par ces mêmes fibres inférieures aux apophyses angulaires de l'os frontal, & se confondre un peu avec les muscles orbiculaires des paupieres & les muscles du nez. Les extrémités supérieures de leurs fibres charnues sont attachées à la surface externe ou convexité de la calotte aponévrotique. Leurs portions latérales couvrent chacune la portion voisine du muscle crotaphite ou temporal, & elles y sont comme col-

lées. Les attaches en haut & en bas font par degrés.

260. LES MUSCLES OCCIPITAUX. Ce font deux petits plans charnus, minces, très-larges & courts, fitués fur les parties latérales de l'occiput, à quelque diftance l'un de l'autre. Ils font attachés par les extrémités inférieures de leurs fibres charnues à la ligne tranfverfale fupérieure de l'os occipital, & un peu au-deffus. De-là leurs fibres charnues montent obliquement de derriere en devant, & s'attachent à la furface interne ou concavité de la calotte aponévrotique.

261. La largeur de ces mufcles s'étend depuis la partie poftérieure moyenne de l'occiput jufques vers les apophyfes maftoïdes, & leur hauteur diminue inégalement à mefure qu'ils s'approchent des mêmes apophyfes. L'inégalité de leur hauteur les fait paroître chacun comme double dans quelques fujets. Quelquefois ils font fi minces & fi pâles, qu'ils paroiffent manquer. On les trouve encore couvers d'une expanfion aponévrotique des mufcles trapezes.

262. Les mufcles occipitaux & les frontaux paroiffent être de vrais mufcles digaftriques, par rapport à leurs attaches réciproques à la calotte aponévrotique, & par rapport à leur action. Leurs

attaches à la calotte aponévrotique font à contre-fens, les unes étant attachées par dehors, & les autres par dedans, de forte que l'aponévrofe peut-être regardée comme un tendon mitoyen de quatre mufcles de l'efpece de ceux qu'on appelle fimples, c'eft-à-dire, dont les fibres charnues ne font attachées qu'à un côté de leur tendon. Les attaches fixes des occipitaux au bas de l'occiput, & les attaches mobiles des frontaux à la peau du front & aux fourcils étant bien confidérées avec leurs attaches réciproques à une même aponévrofe, paroiffent encore démontrer que ces mufcles font digaftriques.

263. A l'égard de l'ufage de ces quatre mufcles, il paroît qu'ils agiffent toujours comme de concert, & que les mufcles occipitaux ne font que des auxiliaires ou coadjuteurs des mufcles frontaux, dont la fonction eft de lever ou tirer en haut les fourcils, en faifant à la peau du front des rides plus ou moins tranfverfes, dont les traces latérales fuivent en quelque maniere la direction des fourcils, avec une efpece de régularité dans les uns, & très irrégulierement dans les autres.

264. Pour s'affurer de la coopération de ces quatre mufcles, on n'a qu'à tenir la main appliquée fur les occipitaux, pendant qu'on leve par différentes reprifes les

fourcils & qu'on ride le front; car on
sentira un tiraillement qui répond à chaque mouvement des fourcils, dans les
uns plus, dans les autres moins. Il paroît
même dans quelques-uns que les occipitaux se relâchent ou prêtent, pendant que
les frontaux par leur contraction font remuer toute la chevelure avec la calotte
aponévrotique vers le devant, & que les
occipitaux la ramenent ensuite.

265. LES MUSCLES SOURCILIERS sont
des faisceaux charnus situés derriere les
fourcils & derriere la portion inférieure
des muscles frontaux, depuis la racine du
nez jusqu'au-delà de la moitié suivante
des arcades fourcilieres. Ils sont fortement attachés, en partie, à la synarthrose
des os du nez avec l'os frontal, où
ils se rencontrent de fort près avec les
muscles du nez, & en partie à une petite
portion voisine de l'orbite. De-là ils montent d'abord un peu, & aussi-tôt après ils
suivent plus ou moins la direction des fourcils. Ils sont composés de plusieurs paquets
de fibres obliques, attachées par un bout
aux endroits que je viens de nommer, & par
l'autre bout, en partie à l'extrémité inférieure des muscles dont ils sont couverts,
& après cela en partie immédiatement à
la peau qui couvre les fourcils. On confond facilement cette portion avec une

portion du mufcle orbiculaire des paupieres.

266. Leur action eft d'abaiffer les fourcils, de les approcher l'un de l'autre, de
froncer par des rides longitudinales &
longitudinalement obliques là peau qui couvre le bas du front au-deffous du nez, &
même par des rides irrégulierement tranfverfales la peau qui répond précifément
à la racine du nez. Cette action, de même
que celle des frontaux, comme auffi celle
des mufcles du nez & des levres, n'eft
pas toujours arbitraire, mais très-fouvent
machinale & occafionnée. Peut être fer-
vent-ils auffi à tenir dans une efpece d'é-
quilibre les mufcles frontaux, pendant
l'inaction de ces mufcles, dont les fibres
font mobiles par les deux extrémités.

§. VII. *Les Paupieres, la Membrane Conjonctive.*

267. LES PAUPIERES font une efpece
de voiles ou rideaux placés tranfverfalement au-deffus & au-deffous de la convexité antérieure du globe de l'œil. Il
y a deux paupieres à chaque œil, une
fupérieure & une inférieure. La paupiere
fupérieure eft la plus grande & la plus mobile des deux dans l'homme. La paupiere
inférieure eft la plus petite & la moins
mobile des deux. Les deux paupieres de

chaque œil s'uniſſent ſur les deux côtés
du globe. On donne aux endroits de leur
union le nom d'angle, & on appelle in‑
terne ou grand angle celui qui eſt du côté
du nez, & angle externe ou petit angle
celui qui eſt du côté des tempes.

268. Structure. Les paupieres ſont
compoſées de parties communes & de par‑
ties propres. Les parties communes ſont
la peau, l'épiderme, la membrane cel‑
lulaire ou adipeuſe. Les parties propres
ſont les muſcles, les tarſes, les cils,
les points ou trous ciliaires, les points
ou trous lacrymaux, la caroncule la‑
crymale, la membrane conjonctive, la
glande lacrymale, & enfin les ligamens
particuliers qui ſontiennent les tarſes. De
toutes ces parties des paupieres, les tarſes
& leurs ligamens en ſont comme la baſe.

269. Les tarses. Ce ſont des carti‑
lages minces, qui forment principale‑
ment le bord de chaque paupiere. Ils ſont
plus larges dans leur milieu qu'à leurs ex‑
trémités. Ceux des paupieres ſupérieures
ont environ cinq lignes de largeur, & les
paupieres inférieures n'en ont qu'environ
deux lignes. Leurs extrémités du côté des
tempes ſont plus grêles & plus étroites
que celles du côté du nez.

270. Ces cartilages ou tarſes ſont con‑
formes aux bords & à la courbure des pau‑

pieres. Le bord inférieur du cartilage ou
tarfe fupérieur, & le bord fupérieur du
tarfe inférieur fe terminent également. Je
donne à ces deux bords le nom de bords
ciliaires. Le bord ciliaire du tarfe fupérieur eft un peu demi-circulaire entre fes
extrémités; le bord ciliaire du tarfe inférieur eft plus uniforme. Ces bords font
plus minces que ceux qui fe touchent
quand les yeux font fermés. Leurs faces
internes, c'eft-à-dire celles du côté du
globe, font en partie tranfverfées de plufieurs petites cannelures, dont je parlerai
ci-après. Les extrémités du cartilage fupérieur tiennent aux extrémités du cartilage inférieur par des efpeces de petits
ligamens.

271. LES LIGAMENS LARGES DES TAR-
SES. Ce font les allongemens membraneux formés par la rencontre du périofte
orbitaire & du péricrâne, le long du
bord fupérieur & du bord inférieur de
l'une & de l'autre orbite. Le fupérieur
eft plus large que l'inférieur. Le fupérieur eft attaché au bord voifin du cartilage fupérieur, & l'inférieur eft attaché au
bord voifin du cartilage ou tarfe inférieur; de-forte que ces ligamens & les
tarfes feuls, & fans les autres parties,
repréfentent des paupieres. Je les ai mon-

trés le premier dans mes cours particuliers.

272. LA MEMBRANE CONJONCTIVE. On
en parle ordinairement dans l'hiſtoire des
tuniques du globe de l'œil. J'en ai auſſi
fait mention en avertiſſant que j'en re-
mettois l'expoſition à celle des paupieres.
C'eſt une membrane très-mince, dont une
portion couvre la ſurface interne des paupieres, ou pour m'exprimer plus préciſément, la ſurface interne des tarſes &
de leurs ligamens larges. Elle ſe replie
vers le bord de l'orbite, & par l'autre
portion ſe continue ſur la moitié antérieure du globe de l'œil, où elle eſt adhérente à la tunique tendineuſe ou albuginée. Ainſi ce n'eſt qu'une même membrane repliée, qui revêt les paupieres
& le devant du globe de l'œil. Elle ne
paroît pas être une continuation du péricrane. Elle a quelque connexion avec les
ligamens larges des tarſes.

273. On ne donne communément le
nom de conjonctive qu'à la portion qui
revêt le globe de l'œil. L'autre portion
eſt ſimplement nommée la membrane interne de la paupiere. On peut appeler
l'une la conjonctive de l'œil, & l'autre
la conjonctive des paupieres Celle des
paupieres eſt très-adhérente, fine, parſe-

mée de vaisseaux capillaires totalement sanguins. Elle est percée de quantité de pores imperceptibles, dont il transsude continuellement une sérosité ; & on y découvre assez facilement plusieurs plis sensibles, dont il sera parlé ci-après.

274. La conjonctive de l'œil n'est adhérente que par un tissu cellulaire, qui la rend lâche & comme mobile. On la peut pincer, & d'espace en espace l'écarter un peu de la tunique tendineuse. Elle est blanchâtre, & par une espece de transparence la tunique tendineuse la fait paroître tout-à-fait blanche, de-sorte qu'elles forment ensemble ce qu'on appelle le blanc de l'œil. La plupart des vaisseaux dont elle est parsemée en grande quantité, ne contiennent dans leur état naturel que la portion séreuse du sang, & par conséquent ne sont visibles que par des injections anatomiques, des inflammations, des obstructions, &c. On peut par la pointe du scalpel continuer la séparation de cette membrane sur la cornée transparente.

275. La glande lacrymale. Elle est blanchâtre, & du nombre de celles qu'on appelle glandes conglomérées. Elle est située sous l'enfoncement qu'on voit dans la voûte de l'orbite, vers le côté des tems pes, dont il est parlé dans le traité des os

Tecs, n. 199, & latéralement au-deſſus du globe de l'œil. Elle eſt un peu plate, & comme diviſée en deux lobes, dont l'un eſt du côté de l'attache du muſcle droit ſuperieur, & l'autre eſt tourné vers le muſcle droit externe. Elle eſt fort adhérente à la graiſſe qui environne les muſcles & la convexité poſtérieure de l'œil. Elle a été autrefois appelée glande innominée.

276. Il part de cette glande pluſieurs petits conduits, qui deſcendent preſque parallelement dans l'épaiſſeur de la tunique interne, ou conjonctive de la paupiere ſupérieure, & percent la tunique en dedans vers le bord ſupérieur du tarſe. Ces conduits ſont très-difficiles à découvrir. Le meilleur moyen d'y parvenir eſt de laiſſer tremper pendant quelques momens la paupiere dans de l'eau froide, & après l'avoir ôtée de l'eau, ſans l'eſſuyer, ſouffler par un petit tuyau d'eſpace en eſpace ſur la ſurface de la membrane, ſans la toucher, mais bien proche, afin que le vent ſeul découvre les orifices de ces tuyaux & les rende viſibles en les rempliſſant.

277. LES CILS. Les bords de chaque paupiere en leur entier ſont formés par le bord du tarſe & la rencontre de la membrane interne avec la peau & l'épiderme. Ce bord a une petite largeur plate, depuis deux ou trois lignes de diſtance de l'angle

interne des paupieres jufqu'à l'angle externe, vers lequel la largeur va en diminuant. Cette largeur, qui n'eft que l'épaiffeur applatie des paupieres, eft taillée obliquement, de forte que quand les deux paupieres fe touchent légérement, elle forment avec la furface du globe de l'œil un canal triangulaire.

278. Le bord applati de chaque paupiere eft garni d'une rangée de poils qu'on appelle cils. Ceux de la paupiere fupérieure font courbés en haut & plus longs que ceux de la paupiere inférieure, qui font courbés en bas. Les rangées font du côté de la peau. Elles ne font pas fimples, mais plus ou moins inégalement doubles & triples. Les poils font proportionnément plus longs vers le milieu des paupieres que vers les extrémités, & il ne s'en trouve point ordinairement à la diftance marquée de l'angle interne.

279. Les glandes ciliaires. Le long du même bord des paupieres vers la membrane interne, ou du côté de l'œil, paroît une rangée de petits trous, qu'on peut appeler trous ou points ciliaires. Ce font les orifices d'autant de petites glandes longuettes logées dans les fillons, cannelures, ou rainures de la face interne des tarfes. Ces petites glandes ciliaires font blanchâtres, & étant examinées par un mi-

crofcope fimple, elles paroiffent comme
de petites grappes de plufieurs grains qui
communiquent enfemble. Quand on les
preffe entre deux ongles, il en fort par
les points ciliaires une matiere fébacée
comme une efpece de cire molle.

280. LES POINTS LACRYMAUX. Vers
le grand angle, ou angle interne des pau‑
pieres, la portion plate de leurs bords fe
termine par un bord plus arrondi & plus
mince. Les deux bords arrondis forment
par leur rencontre, non pas un vrai angle
en pointe, mais une efpece d'angle arrondi,
qu'il n'eft pas cependant à propos d'ap‑
peler angle obtus, à caufe de l'équivoque
qu'il en pourroit réfulter, felon le lan‑
gage reçu des mathématiciens. C'eft pour‑
quoi auffi le nom de grand angle y eft
très‑improprement employé ici, il vaut
mieux fe fervir de celui d'angle interne,
ou angle nafal.

281. A cet endroit l'extrémité de la
portion plate eft diftinguée de la portion
arrondie par une petite protubérance en
maniere de mamelon, lequel eft percé
obliquement d'un petit trou dans l'épaiffeur
du bord de chaque paupiere. Ces deux
petits trous font affez vifibles, & fouvent
plus dans les vivans que dans les morts.
On les appelle communément points la‑
crymaux. Ce font les orifices de deux petits

conduits qui vont s'ouvrir par-delà l'angle de l'œil, dans un réfervoir particulier appelé fac lacrymal, dont il fera parlé dans la defcription du nez.

282. Les points lacrymaux font vis-à-vis l'un de l'autre, de forte que quand l'œil eft fermé ils fe rencontrent. On voit autour de l'orifice de l'un & de l'autre de ces points un petit cercle blanchâtre qui paroît être une appendice cartilagineufe du tarfe, & qui tient l'orifice toujours ouvert. La difpofition de ces deux cercles obliques eft telle que quand l'œil n'eft que légérement fermé, ils fe touchent feulement du côté de la peau, & non pas du côté du globe de l'œil. La membrane fine qui couvre ces cercles & qui s'infinue par les points jufques dans les conduits, paroît quelquefois fe froncer quand on y touche avec le bout d'un ftilet. C'eft feu M. de Saint-Yves, chirurgien-oculifte à Paris, qui a le premier fait cette obfervation.

283. CARONCULE LACRYMALE. On donne ce nom à une petite maffe rougeâtre, grenue & oblongue, fituée précifément entre l'angle interne des paupieres & le globe de l'œil. Elle n'eft pas un corps charnu, comme le nom le marque Elle paroît toute glanduleufe, étant vue par un microfcope fimple, à peu près comme les glandes qu'on appelle con-

glomerées. On y découvre quantité de petits poils fins, qui paroissent enduits d'une
matiere huileuse plus ou moins jaune. On
voit sur le globe de l'œil à côté de ce petit corps glanduleux un pli sémilunaire,
formé par la conjonctive en maniere de
croissant, dont la concavité regarde l'uvée,
& la convexité le nez. Ce pli paroît le plus
quand on tourne l'œil du côté du nez.

§. VIII. *Les muscles des Paupieres.*

284. On en compte pour l'ordinaire
deux, un propre, ou particulier à la paupiere supérieure, nommé muscle releveur
de cette paupiere ; & un commun aux
deux paupieres, appelé muscle orbiculaire des paupieres, lequel on subdivise
différemment, comme on va voir.

285. Le releveur propre. C'est un
muscle très-mince situé dans l'orbite au-
dessus & tout le long du muscle releveur
du globe de l'œil. Il est attaché près du
trou optique au fond de l'orbite, entre
les attaches postérieures du muscle releveur du globe, & du muscle trochléateur
ou oblique supérieur, par un petit tendon fort étroit. De-là les fibres charnues
vont en devant & par-dessus le muscle
releveur du globe, en s'épanouissant de
plus en plus, & se terminent par une espece d'aponévrose très-large au tarse de
la paupiere supérieure.

286. Le muscle orbiculaire. C'eſt ainſi qu'on nomme en général toute l'étendue des fibres charnues, qui par une couche très-mince entourent la circonférence du bord de l'une & de l'autre orbite, & de-là ſans interruption vont couvrir entierement les deux paupieres juſqu'aux cils. Les fibres qui accompagnent le bord de l'orbite ſont à peu près orbiculaires. Le contour de la plupart de celles qui couvrent les paupieres eſt tranſverſalement ovale.

287. Elles ont preſque toutes un tendon commun, ſitué tranſverſalement entre l'angle interne de l'œil & l'apophyſe naſale de l'os maxillaire. Ce tendon eſt grêle & paroît ligamenteux : il eſt très-fort à ſon attache à l'os, & diminue à meſure qu'il approche de l'angle des paupieres, où il ſe termine à l'union des pointes ou extrémités de l'un & de l'autre tarſe. Les fibres charnues s'y attachent antérieurement, de ſorte qu'il ne paroît d'abord que comme une ligne blanche.

288. De-là ces fibres tournent les unes en haut, les autres en bas, & vont ſe rencontrer toutes du côté de l'angle externe, où elles s'uniſſent par un entrelacement particulier & très-difficile à développer. Quand on renverſe cette portion du muſcle & qu'on en examine la ſurface poſté-

rieure,

rieure, on y entrevoit une petite bande tendineuse très-mince qui traverse les fibres charnues, & les partage depuis l'union des deux tarses jusques sur le bord temporal de l'orbite, où elle disparoît, de sorte que les fibres qui sont au-delà, paroissent à cet endroit continuer le grand contour du muscle.

289. Je divise ce muscle en quatre portions. La premiere est celle qui environne l'orbite, & qui ne paroît pas entrecoupée vers les tempes. Cette portion par son contour en haut est placée entre les sourcils & le bas du muscle frontal, auquel elle est fort adhérente. La seconde portion est celle qui en haut est entre le bord supérieur de l'orbite & le globe de l'œil, & en bas couvre le bord inférieur de l'orbite. Quelques-unes des fibres de la même portion sont attachées en haut & en bas au bord de l'orbite. Riolan a divisé cette portion en deux demi circulaires, une supérieure, & une inférieure. La supérieure se glisse entre le muscle sourcilier & le bas du muscle frontal, avec beaucoup d'adhérence à l'un & à l'autre.

290. La troisieme portion paroît plus particulierement appartenir aux paupieres, & elle est pour la plus grande partie employée à la paupiere supérieure. Les fibres de cette portion se rencontrent aux deux

angles de l'œil, & paroiſſent à ces endroits ne faire que des inflexions étroites, ſans s'y diſcontinuer ; mais étant examinées du côté qui regarde le globe de l'œil, elles ont paru dans quelques ſujets comme diſtinguées en ſupérieures & en inférieures. La plupart de ces fibres forment enſemble un contour tranſverſalement ovale, dont le petit diametre eſt plus large dans les yeux ouverts, que dans les yeux fermés.

291. La quatrieme portion n'eſt qu'une ſuite de la troiſieme. Elle en differe en ce que les fibres ne vont pas aux angles, & ne forment que de petites arcades, dont les extrémités ſe terminent au bord de chaque paupiere. Cette portion eſt réellement diviſée en deux, une pour le bord de la paupiere ſupérieure, l'autre pour le bord de la paupiere inférieure. Riolan a appelé cette portion muſcle ciliaire.

292. Toutes ces différentes portions du muſcle orbiculaire ſont adhérentes à la peau, dont elles ſont couvertes depuis le haut du nez juſqu'à la tempe, & depuis le ſourcil juſqu'au haut de la joue. Elles forment ſur cette peau, par leur contraction pluſieurs plis très-differens, ſelon la différence de la direction des fibres. Ils ſont comme rayonnés autour de l'angle temporal. Il y en a peu entre le ſourcil & la paupiere ſupérieure. Il y en a pluſieurs au-

deſſous de la paupiere inférieure, leſquels deſcendent très-obliquement de devant en arriere.

293. La peau de la paupiere ſupérieure eſt pliſſée en arcade, preſque parallelement à la direction de ſes fibres demi-ovales, & croiſent avec celles du muſcle releveur, au lieu que les autres plis croiſent ſimplement avec les fibres orbiculaires. Les plis rayonnés & les obliques ne paroiſſent gueres dans la jeuneſſe ſans l'action de la premiere & de la ſeconde portion du muſcle orbiculaire. Leurs traces paroiſſent même ſans cette action avec l'âge.

294. La paupiere ſupérieure dans l'homme a beaucoup plus de mouvement que la paupiere inférieure. Les petits clignotemens ſimples qui arrivent de moment en moment, dans les uns plus, dans les autres moins, ſe font à la paupiere ſupérieure alternativement par le releveur propre & par la portion palpébrale ſupérieure du muſcle orbiculaire. Ils ſe font auſſi alternativement & en même tems à la paupiere inférieure par la portion palpébrale inférieure du muſcle orbiculaire, mais très-peu à cauſe du petit nombre des fibres palpébrales inférieures.

295. Ces mouvemens légers, ſurtout celui de la paupiere ſupérieure ne ſont pas ſi faciles à expliquer conformément

à la vraie ftructure. Les mouvemens qui font tout-à-fait froncer les paupieres, & qu'on fait ordinairement pour tenir un œil bien fermé, pendant qu'on regarde fixement avec l'autre, peuvent être affez clairement expliqués par la fimple contraction de toutes les portions du mufcle orbiculaire. Ces derniers mouvemens font auffi abaiffer les fourcils, de forte qu'on peut mouvoir les fourcils en trois différentes manieres, fçavoir en haut par les mufcles frontaux, en bas par les mufcles orbiculaires, & en devant par les mufcles fourciliers Il feroit inutile d'examiner ici les difficultés, j'en parlerai ailleurs.

§ IX. *Les Vaiffeaux de l'Œil & fes appartenances.*

296. L'artere carotide externe, moyennant l'artere maxillaire externe ou angulaire, l'artere temporale & l'artere frontale donnent plufieurs ramifications aux tégumens qui environnent l'œil, & à toutes les portions du mufcle orbiculaire, lefquelles ramifications communiquent avec celles qui fe diftribuent à la membrane conjonctive des paupieres, & à la caroncule.

297. La même carotide externe, au moyen de la branche appelée artere maxillaire interne, envoye dans l'orbite par

la fente orbitaire inférieure ou fente fphéno-maxillaire , un rameau confidérable,
qui s'y diftribue au périofte de l'orbite ,
aux mufcles du globe de l'œil , au releveur propre de la paupiere fupérieure, à
la graiffe, à la glande lacrymale, à la membrane conjonctive du globe de l'œil &
à celles des paupieres , à la caroncule,
&c. Elle fait des communications avec la
carotide interne. Il en part une artériole
qui va aux cellules ethmoïdales du nez
par le petit trou orbitaire interne poftérieur.

298. L'artere carotide interne étant
entrée dans le crâne , jettent de petits rameaux qui accompagnent le nerf optique,
& les nerfs qui paffent par la fente fphéno-
maxillaire. Un de ces petits ramaux artériels s'infinue dans l'épaiffeur du nerf
optique , & produit fur la rétine les petites arterioles qu'on voit affez diftinctement fur les parois internes de cette membrane. Les autres fe rencontrent avec les
petites ramifications de la carotide externe
dont je viens de parler ; elles pénétrent
l'épaiffeur de la partie poftérieure de la
fclérotique, & après avoir fait un peu de
chemin plus en avant dans cette épaiffeur,
elles la percent au dedans en quatre ou
cinq endroits, environ à une égale diftance entre le nerfs optiques & la prunelle.

L iij

299. Les petits rameaux artériels ayant percé la sclérotique en quatre ou cinq endroits, percent aussi-tôt après par autant d'endroits la lame externe de la choroïde, & forment entre cette lame & la lame interne les *vasa vorticosa* ou tourbillons vasculaires de Sténon, de même que les étoiles vasculaires de la lame interne de la choroïde, dont j'ai parlé dans sa description. On en voit aussi de petits filets vasculaires très-adhérens à la membrane vitrée. Ces mêmes petits rameaux artériels, avant que de former les tourbillons, envoyent presque tout droit à la circonférence de l'uvée des artérioles qui forment dans son épaisseur une espece de cercle vasculaire, dont il part des capillaires jusqu'à la membrane crystalline, lesquels capillaires on injecte facilement dans des enfans nouveau nés.

300. Les veines de toutes ces parties répondent à peu près aux arteres. Les internes se déchargent d'un côté dans la veine jugulaire interne par les *sinus* orbitaires, les *sinus* carverneux & les *sinus* pétreux, d'un autre côté dans la veine jugulaire externe par la veine maxillaire externe ou angulaire, la veine maxillaire interne, la veine temporale, &c.

301. Outre les vaisseaux capillaires qu'on distingue évidemment par la rougeur

du fang, il y en a plufieurs qui ne laiffant paffer que la portion féreufe & lympha- tique du fang, ne paroiffent pas dans l'état naturel. Il n'y a que les inflammations & les injections qui les rendent vifibles en quelques endroits; par exemple, fur la mem- brane conjonctive du globe de l'œil. Ces moyens ne les découvrent pas ordinaire- ment partout, principalement après l'en- fance. Les injections extrêmement fines réuffiffent quelquefois dans les *fœtus* & dans les nouveau-nés, & y font apperce- voir les vaiffeaux de la membrane cryftal- line & de la membrane vitrée. Ces injec- tions m'ont paru dans un *fœtus* d'environ fix mois avoir pénétré une partie de la maffe du cryftallin, & de l'humeur vitrée.

§ X. *Les Nerfs de l'œil & fes appar- tenances.*

302. Je vais donner une efpece de répé- tition éclaircie de ce que j'en ai dit dans le Traité des Nerfs. Outre les nerfs opti- ques dont j'ai fait l'expofition ci-deffus , le globe de l'œil reçoit plufieurs petits nerfs particuliers qui rampent de côté & d'autre autour & le long du nerf opti- que, depuis fon entrée dans l'orbite juf- qu'à fon infertion au globe. Ces filets nerveux viennent principalement d'un petit ganglion lenticulaire, formé par des

rameaux fort courts de la branche orbitaire ou ophtalmique de la cinquieme paire, & d'une branche du nerf de la troisieme paire, ou nerf moteur commun des yeux.

303. Ces filets nerveux du petit ganglion lenticulaire étant arrivés au globe de l'œil, se partagent & en forment cinq ou six qui s'écartent autour du nerf optique, & d'abord pénétrent dans l'épaisseur de la sclérotique ou cornée opaque, qu'ils percent bientôt après en dedans, & ensuite par des intervales plus ou moins égaux se glissent entre la sclétorique & la choroïde jusques vers l'uvée. Là ils se divisent chacun en plusieurs filamens courts, qui se terminent dans l'épaisseur de l'uvée. Ces petits nerfs qui se glissent de deriere en devant entre la sclérotique & la choroïde, ont été autrefois regardés par de très-habiles anatomistes comme des ligamens particuliers.

304. Les nerfs qui vont aux autres parties qui ont rapport à l'œil, viennent de la troisieme, de la quatrieme, de la sixieme & des deux premieres branches de la cinquieme paire de la moelle allongée. La portion dure de la septieme paire en fournit aussi. La troisieme, la quatrieme & la sixieme donnent des nerfs aux muscles du globe de l'œil. Les deux branches de

la cinquieme, & la portion dure de la feptieme en donnent, non-feulement aux autres parties qui environnent le globe, mais
auffi aux mufcles frontaux & aux parties
internes du nez.

305. Le tronc de la troifieme paire, ou
nerf moteur commun, étant entré dans
l'orbite par la fente orbitaire fupérieure
ou fente fphénoïdale, produit quatre
branches. La premiere va en deffus, &
fe divife en deux, une pour le mufcle fupérieur du globe, & une pour le mufcle
releveur de la paupiere fupérieure. Le
tronc continue fa route, & donne la feconde branche, qui eft courte, & va au
mufcle inférieur, ou abaiffeur du globe.
La troifieme branche eft longue, & va au
petit oblique ou oblique inférieur; c'eft
elle qui contribue à la formation du petit
ganglion lenticulaire dont j'ai parlé. La
quatrieme branche eft groffe, & va au
mufcle interne du globe.

306. La premiere branche de la cinquieme paire, laquelle branche on appelle
communément le nerf ophtalmique, en
entrant dans l'orbite fe divife en trois
rameaux, & quelquefois d'abord en deux,
dont un fe fubdivife après. De ces trois
rameaux il y en a un fupérieur, que j'ai
nommé nerf fourcilier; un interne, que

L v

j'ai appelé nasal ; & un externe, auquel, pour prévenir un équivoque, le nom de temporal convient mieux que celui de lacrymal.

307. Le rameau supérieur ou sourcilier va tout le long du périoste de l'orbite, & ayant passé par le trou sourcilier ou l'échancrure sourciliere de l'os frontal, il se distribue au muscle frontal, au muscle sourcilier & à la portion supérieure du muscle orbiculaire des paupieres. Il communique avec un rameau de la portion dure de la septieme paire.

308. Le rameau interne ou nasal passe sous la ramification du nerf de la troisieme paire, va vers le côté du nez, se distribue à la partie voisine du muscle orbiculaire, à la caroncule, &c. & au nez. Ce rameau jette un filet qui passe par le trou orbitaire interne antérieur, rentre dans le crâne, en sort aussi-tôt après par un des trous de la lame éthmoïdale, & descend sur les parties internes du nez. J'ai trouvé ce même rameau nasal communiquer avec le rameau sourcilier par une arcade particuliere, avant que de passer dans le trou orbitaire.

309. Le rameau externe, ou temporal, qui est quelquefois une division du rameau sourcilier, va se distribuer à la

glande lacrymale. Il jette un filet en paſſant qui perce l'apophyſe orbitaire de
l'os de la pomette.

310. La ſeconde branche de la cinquieme paire, à laquelle branche on donne le
nom de nerf maxillaire ſupérieur, jette un
rameau qui paſſe par le canal oſſeux de la
partie inférieure de l'orbite, & en étant
ſorti par le trou orbitaire antérieur inférieur, il ſe diſtribue à la portion voiſine du muſcle orbiculaire des paupieres.
Il communique là avec un rameau de la
portion dure. Je ne parle pas ici des autres
diſtributions de ce rameau du nerf maxillaire ſupérieur.

311. La portion dure de la ſeptieme
paire, ou du nerf auditif, laquelle portion j'ai nommée le petit nerf ſympathique,
donne à la partie ſupérieure, à l'inférieure
& à la latérale externe du muſcle orbitaire, des rameaux, dont un communique
avec le nerf ſourcilier, & un autre avec
le nerf ſous-orbitaire, comme je viens
de dire. Voyez le traité des nerfs.

312. Tout le monde ſait que l'œil eſt
l'organe de la vue. Les parties tranſpa-
rentes du globe modifient par différentes
réfractions les rayons de la lumiere. La rétine & la choroïde en reçoivent les im-
preſſions. Le nerf optique porte ces im-
preſſions au cerveau. La prunelle ſe dilate

Uſages
en gé-
néral de
l'œil &
de ſes
apparte-
nances.

L vj

dans l'éloignement des objets & dans l'obſcurité ; elle ſe rétrécit dans la proximité des objets & dans la clarté. Les muſcles du globe & ceux des paupieres font les mouvemens dont j'ai fait l'expoſition ci-deſſus.

313. La glande lacrymale humecte continuellement le devant du globe. Le clignotement de la paupiere ſupérieure étend la férofité lacrymale, d'autant mieux qu'elle eſt comme légérement veloutée intérieurement. La rencontre des deux paupieres dirige cette férofité vers les points lacrymaux. L'onctuoſité des trous ciliaires l'empêche de s'échaper entre les deux paupieres. La caruncule, par ſa maſſe & par ſon onctuoſité, l'empêche de paſſer par deſſus les points lacrymaux, & l'oblige, pour ainſi dire, d'y couler.

314. Les ſourcils peuvent détourner un peu la ſueur de tomber ſur l'œil. Les cils ſupérieurs, plus longs que les inférieurs, peuvent auſſi avoir cet uſage. Ils peuvent encore, de même que les cils inférieurs, empêcher la pouſſiere, les inſectes, &c. d'entrer dans les yeux, pendant qu'on les tient ſeulement entr'ouverts.

ARTICLE III.

Le Nez.

315. DIVISION. Les parties dont le nez est compofé peuvent être divifées en deux manieres, fçavoir, felon leur fituation en parties externes & en parties internes ; felon leur ftructure, en parties fermes & en parties molles.

316. Les parties externes font la racine du nez, la voûte, le dos ou épine du nez, les côtés du nez ou de la voûte, le bout du nez, les aîles ou aîlerons, les narines externes, la fouscloifon.

317. Les parties internes font les narines internes, la cloifon du nez, les anfractuofités, les conques fupérieures, les conques inférieures, les arriere-narines ou ouvertures poftérieures des narines internes, les *finus* frontaux, les *finus* maxillaires, les *finus* fphénoïdaux, les conduits lacrymaux, les conduits palatins.

318. Les parties fermes font pour la plupart offeufes, & il y en a auffi de cartilagineufes, favoir l'os frontal, l'os ethmoïde, l'os fphénoïde, les os maxillaires, les os propres du nez, les os un-

guis, les os du palais, le vomer, les conques inférieures, les cartilages. On y ajoute le périofte & le périchondre, comme parties acceffoires des os & des cartilages.

319. Les parties molles font les tégu-mens, les mufcles, le fac lacrymal, la membrane pituitaire, les vaiffeaux, les nerfs, les poils des narines. Les parties offeufes font expofées tout au long dans le Traité des Os. Je trouve cependant nécef-faire de marquer ici la diftribution de l'ar-rangement de ces os, pour la formation propre de quelques-unes des principales parties. La cloifon eft formée par la lame defcendante de l'os ethmoïde & par le vomer, & elle eft pofée dans la rainure ou couliffe faite par les crêtes des corps maxil-laires & par les rebords des os du palais, dont il eft parlé dans le dit traité, *n°*. 279, 317. Le dos du nez offeux eft formé par les os propres. Les côtés font formés par les apophyfes fupérieures ou nafales des os maxillaires.

320. Les narines internes, ou les deux cavités du nez comprennent tout l'efpace qui eft entre les narines externes & les arriere-narines, immédiatement au-def-fus de la voûte du palais, d'où ces cavi-tés s'étendent en haut jufqu'à la lame cri-bleufe de l'os ethmoïde, où elles com-

muniquent en devant avec les *finus* frontaux, & en arriere avec les *finus* fphénoïdaux. Latéralement ces cavités font terminées´, du côté interne par la cloifon du nez, & du côté externe, c'eft-à-dire, du côté des joues, elles font terminées par les conques, entre lefquelles elles communiquent avec les *finus* maxillaires.

321. La fituation particuliere de ces cavités doit être obfervée. Leur fond va directement de devant en arriere, de forte qu'avec un ftilet tout droit & d'une épaiffeur médiocre, on peut paffer très-facilement en ligne droite, depuis le bout du nez jufqu'au deffous de la grande apophyfe de l'os occipital. Les ouvertures des *finus* maxillaires font à peu près vis-à-vis le bord fupérieur des os de la pomette. Les ouvertures des *finus* frontaux font plus ou moins vis-à-vis & entre les poulies ou anneaux des mufcles trochléateurs. On jugera facilement du refte par ces remarques.

322. La portion inférieure du nez externe eft compofée de plufieurs cartilages, dont il y en a communément cinq ordinaires & d'une figure affez réguliere, les autres n'étant que comme acceffoires, plus petits, moins réguliers, & d'un nombre moins déterminé que ceux-là. Des cinq ordinaires, il y en a un mitoyen & quatre latéraux. Le mitoyen eft le principal de

tous , & le foutien des autres. Il tient
immédiatement aux parties offeufes du
nez. Les autres tiennent à ce principal
cartilage , & entr'eux mêmes par le moyen
des ligamens.

323. Ce principal ou grand cartilage
du nez eft divifé en trois parties , une mitoyenne & deux latérales. La partie mitoyenne eft une lame cartilagineufe fort
large, jointe par une efpece de fymphyfe
au bord antérieur de la lame mitoyenne de
l'os ethmoïde, au bord antérieur de l'os
vomer, & à la partie antérieure de la rainure ou couliffe des os maxillaires, jufqu'à l'épine nafale de ces os, & jufqu'au
bout de la foucloifon, acheve la cloifon
du nez, & en forme prefque la principale
portion.

324. Les parties latérales font obliques,
étroites, & d'ailleurs conformes aux parties latérales de la voûte offeufe. Il y a
tout le long de leur adoffement fur la lame
cartilagineufe, une canelure très fuperficielle, qui les fait paroître quelquefois
comme deux pieces diftinguées l'une de
l'autre & féparées de la lame, avec laquelle néanmoins elles ne font qu'une feule
piece continue. La canelure fuperficielle
fe termine en bas par une très-petite crête.

325. Les cartilages latéraux font deux
à chaque côté de la portion inférieure de

la lame cartilagineufe , l'un antérieur &
l'autre poftérieur. Les deux antérieurs font
très-recourbés en devant, & forment par
la rencontre de leur courbure le bout du
nez. Le petit intervalle des extrémités
recourbées de ces deux cartilages eft pour
l'ordinaire rempli d'une efpece de tiffu
graiffeux. Les deux cartilages poftérieurs
forment les aîles des narines. Ces cartilages font médiocrement larges, & d'une
figure indéterminée.

326. Les efpaces qui fe trouvent entre
quelques portions des cartilages antérieurs
& des cartilages poftérieurs, ceux qui fe
trouvent entre les cartilages poftérieurs
& les parties voifines des os maxillaires,
& enfin ceux qui fe trouvent entre ces
quatre cartilages latéraux & le grand ou
principal cartilage, ces efpaces, dis-je,
varient dans différens fujets, & font remplis de petites pieces cartilagineufes,
comme des efpeces de cartilages acceffoires, dont le nombre, le volume & la
figure varient de même que les efpaces.

327. La foucloifon eft une colonne
graiffeufe appliquée au bord inférieur de
la cloifon cartilagineufe des narines ,
comme une efpece d'appendice molle &
mobile. L'épaiffeur particuliere des aîles
ou aîlerons des narines, & celle du bord
inférieur de ces aîles ou aîlerons , ne

dépend pas des cartilages, qui font très-
minces, mais elle dépend de la même efpece de graiffe ferme, dont les cartilages
font couverts. Le grand cartilage eft immobile par fon attache intime aux parties
offeufes du nez. Les cartilages latéraux
font mobiles à caufe de leur connexion
ligamenteufe, & on les peut mouvoir différemment, par le moyen des mufcles particuliers qui y font attachés.

328. Tout cet appareil de la ftructure
du nez externe eft couvert des tégumens
ordinaires, fçavoir de la peau, de l'épiderme & de la graiffe. Celle qui couvre le
bout du nez & les aîles ou aîlerons des
narines, renferme dans fon épaiffeur quantité de petits grains glanduleux qui font
les glandes fébacées de M. Morgagni,
dont on exprime facilement cette matiere
en les preffant entre les bouts des ongles.
Toutes ces parties offeufes ou cartilagineufes ont auffi leur périofte & leur périchondre.

329. LES MUSCLES. On n'en compte communément que fix, fçavoir deux droits,
appelés pyramidaux ou triangulaires ;
deux obliques ou latéraux, & deux tranfverfes ou myrtiformes. Il s'en trouve encore de furnuméraires & de petits acceffoires, furtout dans les fujets bien charnus. On leur peut auffi donner certains

mouvemens par le moyen des mufcles des levres, qui dans plufieurs cas deviennent auxiliaires & coopérateurs des mufcles propres du nez.

330. Le mufcle pyramidal ou antérieur de chaque côté eft attaché par un bout à la fynarthrofe de l'os propre du nez avec l'os frontal, où fes fibres charnues font entremêlées avec les fibres charnues des mufcles frontaux & des mufcles fourciliers. Il eft fort plat, & defcend en s'élargiffant un peu à mefure fur le côté du nez. Enfuite il fe termine un peu en bas par une aponévrofe qui repréfente dans les grands nez la bafe d'une pyramide, & s'attache par cette aponevrofe au cartilage mobile qui forme l'aîle de la narine du même côté.

331. Le mufcle oblique ou latéral eft un plan charnu très-mince, placé à côté & prefque le long de l'antérieur, avec lequel il paroît dans quelques fujets fi étroitement uni, qu'on prendroit tous les deux pour un feul mufcle très-large en bas. C'eft apparemment ce qui a donné lieu d'appeler le mufcle antérieur, mufcle triangulaire. Ce mufcle latéral eft attaché par fon extrémité fupérieure à l'apophyfe nafale de l'os maxillaire, au-deffous de fa connexion avec l'os frontal, & quelquefois un peu plus bas que le milieu.

du bord interne de l'orbite. De-là il fe porte vers l'aîle de la narine du même côté, & s'attache au cartilage mobile près l'os maxillaire, où il eft couvert latéralement d'une portion du mufcle le plus voifin de la levre fupérieure, & paroît dans quelques fujets fe confondre avec ce même mufcle labial.

332. Le mufcle tranfverfal ou inférieur, appelé aufli mufcle myrtiforme, eft attaché par un bout à l'os maxillaire, près le bord inférieur de l'orbite, environ à l'endroit qui répond à l'extrémité de l'alvéole de la dent canine ou angulaire du même côté. De-là il fe porte prefque tranfverfalement par un trajet oblique de bas en haut, & s'attache aux cartilages latéraux du même côté du nez, fur lefquels il paroît dans quelques fujets s'avancer fur les aîles du grand cartilage, & s'y attacher.

333. Les deux premieres de ces trois paires de mufcles foulevent par leur contraction les aîles des narines, & par conféquent les dilatent. Ils font en même tems monter la levre fupérieure par la connexion des mufcles latéraux avec les mufcles de cette levre. Ils forment encore par leur action des rides obliques fur la peau qui couvre les côtés du nez.

334. La membrane pituitaire. On

appelle ainsi en général la membrane qui
tapisse sans interruption les narines internes, les anfractuosités cellulaires, les
conques ou cornets, les parois de la
cloison du nez, & par la même continuité non interrompue, toute la surface
interne des *sinus* frontaux, des maxillaires, des conduits lacrymaux, des conduits palatins, & des sphénoïdaux. Elle
se continue encore au-delà des arriere-
narines sur le pharynx, sur la cloison du
palais, &c. comme on verra dans la suite.

335. Elle est nommée pituitaire, de ce
que la plus grande partie de son étendue
sert à séparer du sang artériel qui y est
distribué, une lymphe mucilagineuse que
les anciens ont appelée pituite, & qui
dans l'état naturel est pour l'ordinaire médiocrement coulant, car dans un autre
état elle est ou gluante & morveuse, ou
limpide & sans consistance, ou autrement
altérée. Mais elle n'est pas également fournie par toute l'étendue de la membrane.

336. Cette membrane étant examinée
avec soin, paroît d'une différente structure dans ses différentes portions. Vers le
bord des narines externes elle est très-
mince, & y paroît comme un tissu dégé-
néré de la peau & de l'épiderme. Sur le
reste de son étendue elle est en général
comme spongieuse & plus ou moins épaisse.

Elle paroît plus épaisse sur les parois de la cloison du nez, le long de tout le trajet inférieur des narines internes & autour des conques ou cornets. Si on fait avec la pointe du scalpel un petit trou dans l'épaisseur de la membrane, & qu'on y souffle, le vent y découvrira un tissu cellulaire très-étendu. Elle paroît plus tendre dans le *sinus*.

337. Elle est parsemée de quantité de petits grains glanduleux du côté du périofte & du périchondre dont elle est accompagnée. Les conduits excrétoires de ces grains font très-longs autour de la cloison du nez, & leurs orifices y font assez sensibles. On peut même en soufflant seulement par un tuyau sur les orifices, y faire glisser le vent, & par là rendre visibles les conduits dans presque toute leur étendue. Mais il faut auparavant, avoir bien nettoyé & lavé ces parties dans de l'eau dégourdie.

338. On découvre aux mêmes endroits plus qu'ailleurs une espece de velouté très-fin, mais qui ne paroît que sur des portions mises & examinées dans de l'eau bien claire, de la maniere que j'ai indiquée ailleurs, & dont je me suis toujours servi depuis plus de vingt ans dans mes cours d'anatomie. Riolan se servoit de cette méthode dans l'examen des petits *fœtus*.

339. Les sinus. Les frontaux, les fphénoïdaux & les maxillaires s'ouvrent tous vers les narines internes, mais difléremment. Les frontaux s'ouvrent de haut en bas, & répondent aux entonnoirs particuliers de l'os ethmoïde, dont j'ai parlé dans le Traité des Os Secs. Les fphénoïdaux s'ouvrent en devant vis-à-vis les arrieres narines, & un peu plus haut les maxïllaires s'ouvrent entre les deux conques ou cornets. Ainfi les frontaux fe dégorgent plus facilement, quand on eft debout, ou affis, tout droit, & les fphénoïdaux quand on penche la tête en devant.

340. Les *finus* maxillaires ne peuvent fe vider tout-à-fait & tous deux à la fois dans aucune fituation. Leur ouverture qui eft fimple dans les uns & double, &c. dans les autres, eft précifément entre les deux conques de chaque côté, & fur le milieu de la hauteur de leur cavité; de forte qu'ils ne fe vident qu'à moitié, quand on tient la tête droite, quand on la penche en devant, & quand on la renverfe en arriere. Ce n'eft qu'en fe couchant fur un côté que le *finus* de l'autre côté fe peut vider entierement, pendant que celui du côté fur lequel on eft couché, refte rempli.

341. Il eft bon de faire obferver exactement l'étendue du *finus* maxillaire. En bas

ce *finus* a très-peu d'épaiffeur au-deffus des quatre dernieres dents molaires, dont les racines dans quelques fujets y pénétrent. En haut il n'y a qu'une lame très-mince entre l'orbite & le *finus*, elle eft même tranfparente. En arriere au-deffus de la tubérofité de l'os maxillaire la paroi de ce *finus* eft encore très-mince, furtout à l'endroit qui eft devant la racine de l'apophyfe ptérygoïde, & par où le nerf maxillaire inférieur jette en bas un rameau qui defcend vers le trou palatin poftérieur, vulgairement appelé trou guftatif. En dedans, c'eft-à-dire, du côté des conques ou cornets du nez, la partie offeufe du même *finus* eft encore très-mince.

342. LE SAC LACRYMAL. C'eft une pochette membraneufe, oblongue, qui reçoit la férofité de l'œil par les points lacrymaux, dont il a été parlé ci deffus, & la décharge au bas des narines internes. Il eft fitué en partie dans une gouttiere offeufe formée par l'apophyfe nafale de l'os maxillaire & l'os *unguis*, en partie dans un canal offeux fabriqué dans le même os maxillaire, & achevé par une portion inférieure de l'os *unguis*, & une petite portion fupérieure de la conque ou coquille nafale inférieure. Cette gouttiere & ce canal font enfemble le conduit la-

crymal

crymal offeux. Je conseille fort de lire
là-deffus le Traité des Os fecs, avant que
de paffer outre.

343. Je dirai ici un petit mot de la fituation & de la direction du conduit lacrymal offeux. Il defcend un peu obliquement en arriere, depuis le bord interne ou nafal de l'orbite, jufques vers le bas de la partie latérale de la narine interne du même côté, où fon extrémité inférieure s'ouvre à côté du *finus* maxillaire fous la conque nafale inférieure, environ à l'endroit qui par une ligne verticale répond à l'interftice de la feconde & de la troifieme dent molaire. La portion fupérieure de ce conduit n'eft que demi-canal ou gouttiere ; la portion inférieure eft canal entier, & plus étroite que la fupérieure.

344. On peut divifer le fac lacrymal en portion fupérieure ou orbitaire, & en portion inférieure ou nafale. La portion orbitaire occupe toute la gouttiere offeufe. Elle eft fituée immédiatement derriere le tendon mitoyen du mufcle orbiculaire. Environ le quart de fa hauteur ou longueur eft au-deffus du tendon, & le refte au-deffous. La portion nafale ou inférieure eft cachée dans le canal offeux du nez. Elle a moins de capacité & moins de longueur que l'autre.

345. La portion orbitaire eft fermée

par son extrémité supérieure à peu près comme un petit intestin aveugle, & en maniere de cul-de-sac. Sa cavité est en bas continuée avec celle de la portion nasale. Elle est percée du côté de l'angle interne de l'œil, derriere le tendon du muscle orbiculaire, par un petit canal très court, formé par la rencontre & l'union des deux conduits des points lacrymaux, derriere ce même tendon.

346. La portion nasale du sac étant parvenue au bas du conduit osseux du nez, sous la conque ou coquille inférieure des narines internes, s'y termine par une petite ampoule membraneuse un peu applatie, dont le fond est percé d'une ouverture, que je trouve ronde, ou presque ronde quand je la cherche avec précaution, sans laquelle je l'ai quelquefois trouvée oblongue.

347. J'ai attribué cette différence aux efforts que j'ai faits en écartant la conque inférieure pour avoir la liberté de bien voir cette ouverture, que j'ai même trouvée plus en arriere que dans le milieu du fond de l'empoule ou extrémité de cette portion. c'est pourquoi quand je veux voir ou faire voir cette ouverture dans son état naturel, je n'écarte pas le cornet inférieur, mais je le coupe légérement avec un instrument bien tranchant, ou avec de bons ci-

feaux. Si on tire directement une ligne transversale depuis le deffous du nez jusques vers l'os de la pomette, & une ligne directement de bas en haut vis-à-vis la troisieme dent molaire, ou vis-à-vis la deuxieme & la troisieme, la rencontre de ces deux lignes marque à peu près l'endroit qui répond à l'extrémité inférieure du fac.

348. J'ai encore trouvé l'extrémité fupérieure de ce fac partagée en partie antérieure & en partie poftérieure, par une efpece de valvule connivente, fituée dans la partie antérieure, & un peu plus bas que le tendon du mufcle orbiculaire. Le petit canal commun des conduits des points lacrymaux s'ouvre dans la partie poftérieure de cette divifion, & par conféquent derriere la valvule.

349. Le tiffu de ce fac eft un peu fpongieux ou cellulaire, & médiocrement épais. Il eft fortement uni par fa convexité avec le périofte du canal offeux. Ce périofte fe montre très-diftinctement. Le même tiffu paroît être compofé de deux lames collées enfemble par une fubftance fpongieüfe. L'externe eft celle dont je viens de parler, l'interne paroît glanduleufe, & dans quelques fujets elle eft lâche & fe pliffe un peu, ce que je regarde comme une indifpofition.

350. LES CONDUITS INCISIFS, ou conduits naso-palatins de Stenon. Ce font deux conduits qui vont du fond des narines internes, au travers de la voûte du palais, & s'ouvrent derriere les premieres ou groſſes dents inciſives. On voit très-diſtinctement dans le ſquelette leurs deux orifices au bas des foſſes naſales, vers le devant & à côté des crêtes maxillaires; on y voit leur trajet oblique au travers des os maxillaires, & enfin leurs orifices inférieurs dans une petite cavité ou foſſette nommée trou palatin antérieur. Voyez le Traité des Os ſecs. Ils ne ſont pas ſi apparens dans les ſujets frais, ſurtout dans l'homme, car dans le mouton & dans le bœuf on les découvre ſans peine.

351. M. Santorini dans ſes obſervations anatomiques a donné une belle démonſtration de ceux de l'homme. Il a ajouté à cet endroit ſa maniere d'y réuſſir, qui eſt à peu près la même dont je m'étois toujours ſervi dans mes cours particuliers, pour démontrer à la fois toutes les parties externes qui ont rapport au nez, comme on le peut voir dans les ouvrages ci-devant imprimés de ceux qui m'ont fait l'honneur de me ſuivre, ſurtout des étrangers. Je dis à peu près, car au lieu de ſcier la tête également en deux parties latérales, j'ai toujours fait paſſer la ſcie un

peu latéralement, pour conserver d'un côté la cloifon entiere du nez , celles des
finus frontaux, celles des *finus* fphénoïdaux, & celle des conduits incififs , fans
bleffer de l'autre côté les conques ou cornets , ni les cellules de l'os ethmoïde.
Je me fers d'une fcie très-fine , fait d'un
reffort de montre.

352. Par cette méthode je prenois d'a-
bord le côté dont étoient emportées toutes
ces cloifons, & j'y faifois voir les conques dans leur entier , leurs convexités ,
l'épaiffeur particuliere de la membrane
pituitaire fur leurs bords inférieurs, l'o-
rifice, ou les orifices, quand il y en avoit
plufieurs, du *finus* maxillaire, la difpofition de l'orifice du *finus* fphénoïdal , les
conduits de communication du *finus* frontal avec les cellules ethmoïdales & avec
l'intervalle des deux conques & la conformation des arrieres-narines. J'y mon-
trois par la même occafion l'orifice de
la trompe d'*Euftachius* derriere l'arriere-
narine , & la communication du fond du
nez avec le fond de la bouche.

353. Sur le même côté j'emporte auffi
enfuite par degrés avec un inftrument bien
tranchant , ou avec de bons cifeaux fort
étroits & pointus, la conque fupérieure ou
conque ethmoïdale , fans bleffer ni violen-
ter les parties voifines. Sur ces parties qui

étoient couvertes de la conque, on voit d'abord un peu vers le devant une foffette oblongue & comme ovale, qui defcend un peu obliquement en arriere. On apperçoit à l'extrémité poftérieure ou inférieure de cette foffette une ouverture de deux ou trois lignes de diamettre, qui répond dans le *finus* maxillaire. On trouve auffi à l'extrémité antérieure ou fupérieure de la foffette une ouverture qui répond au *finus* frontal.

354. Immédiatement derriere cette même foffette on voit encore deux ouvertures, dont l'une répond dans le *finus* frontal, & l'autre dans les cellules ethmoïdales du même os frontal. On découvre enfin dans la portion poftérieure de l'os ethmoïde pour le moins deux ouvertures de communication entre les cellules de cet os. Tout ceci eft fort différent de ce que l'on voit dans un fquelette & fur les mêmes parties dépouillées de leurs membranes, &c. D'ailleurs cela varie, car dans un des fujets que j'ai examinés, il y avoit un peu devant l'ouverture du *finus* maxillaire, & un peu plus haut, deux gouttieres qui fe réuniffoient en allant au *finus* frontal. La gouttiere fupérieure étoit un peu tortue.

355. Enfuite j'emporte de la même maniere, & avec les mêmes précautions, la

conque inférieure, ou conque maxillaire ; après quoi on apperçoit à deux ou trois lignes de diftance ou environ de l'extrémité antérieure de cette conque une petite ouverture à peu près d'une ligne de diametre, laquelle ouverture eft obliquement fituée, de forte qu'elle regarde en arriere. Elle paroît être à l'extrémité d'un conduit du même diametre. Mais en fendant avec les pointes de bons cifeaux là petite ouverture, on verra auffi-tôt une cavité ovale femblable à un cul-de-fac un peu applati, & dont le grand diametre eft environ de trois lignes ou plus, & eft dans la même direction que la cloifon du nez.

356. Cette cavité ovale eft l'extrémité inférieure du fac lacrymal, de forte que ce fac eft feulement rétrécie dans la portion qui eft entre la portion orbitaire & cette cavité inférieure. On trouve au-dedans de la même portion étroite l'ouverture d'un conduit aveugle, qui de devant en arriere & de bas-en haut, fait le chemin d'environ trois lignes. Je ne fais pas encore à quoi il fe termine précifément, ni à quoi il peut fervir.

357, Arteres. Veines. Les arteres de toutes ces parties viennent de la carotide externe. Celles des parties externes du nez font principalement des branches & des rameaux de l'artere maxillaire ex-

terne ou angulaire, & de l'artere temporale. Celles des parties internes du nez
font des branches & des ramifications de
l'artère maxillaire interne. Les veines
font à peu près de la même maniere de
pareilles branches & des ramifications
de la jugulaire externe. Elle communiquent avec le *finus* orbitaire, & par ce
moyen avec les *finus* de la dure-mere,
& enfin avec les jugulaires internes.

358. NERFS. Les principaux font les
filets des nerfs olfactifs, qui defcendent
par les trous de la lame tranfverfale de
l'os ethmoïde & fe diftribuent fur la
membrane commune des narines internes,
principalement fur les portions veloutées
de cette membrane. Le rameau interne
du nerf orbitaire ou ophtalmique donne
un filet qui paffe par le petit trou orbitaire interne antérieur dans le crâne, &
en fort auffi, en accompagnant à travers la
lame ethmoïdale un des filets dont je
viens de parler.

359. Ce même rameau interne s'avance
enfuite vers l'os *unguis*, & fe diftribue
en partie au fac lacrymal, en partie à la
partie fupérieure du mufcle pyramidal &
à celle des tégumens du nez. Le nerf
fous-orbitaire, qui eft un rameau du
nerf maxillaire fupérieur, étant paffé par
le trou orbitaire inférieur, jette des

filets aux parties latérales externes du nez. Un autre rameau du nerf maxillaire supérieur s'avance fur l'arriere narine du même côté, & fe difperfe fur les conques & autres parties internes du nez.

360. USAGES. En général le nez eft l'organe de l'odorat, moyennant la portion veloutée de la membrane interne, dans laquelle portion les nerfs olfactifs fe diftribuent principalement. Le nez fert auffi à la refpiration, & la lymphe mucilagineufe dont toute l'étendue de la membrane pituitaire eft enduite, empêche que l'air, par fes paffages continuellement réitérés, ne deffeche cette membrane, & ne la rende par là incapable pour l'odorat. Le nez fert encore à régier & à modifier la voix, à quoi contribuent auffi les *finus*. Le fac lacrymal recoit la férofité des yeux, la décharge fur le palais, d'où elle coule pour la plus grande partie dans le pharynx.

ARTICLE IV.

Les Oreilles en général.

361. Tout le monde fait qu'elles font au nombre de deux, qu'elles font fituées fur les parties latérales de la tête, & qu'elles font l'organe de l'ouie. Les ana-

tomiftes en font communément une divifion, ou plutôt une diftinction en oreille
externe & en oreille interne. Par l'oreille
externe, ils entendent tout ce qui s'en trouve
hors du fond du trou ou conduit auditif
externe de l'os des tempes. Par l'oreille interne ils comprennent ce qui eft renfermé
dans les cavités de cet os, & ce qui y a
quelque rapport.

362. L'oreille externe eft pour la plus
grande partie formée d'un cartilage très-
ample & très-façonné, qui eft comme la
bafe de toutes les autres parties dont l'o-
reille externe eft compofée. L'oreille interne eft principalement faite de différentes
pieces offeufes, en partie fabriquées dans
l'épaiffeur de l'os des tempes, & furtout
dans celle de la portion appelée apophyfe
pierreufe; en partie féparément contenues
dans une cavité particuliere de cet os. J'en
ai donné le détail dans le Traité des Os
fecs, c'eft pourquoi je me contente ici d'y
renvoyer, & d'avertir qu'il en faut avoir
une connoiffance exacte, avant la lecture
de l'expofition que je vais faire des autres
parties qui entrent dans la compofition de
l'oreille.

L'oreil-
le exter-
ne. 363. Figure. Division. L'oreille externe dans fon entier reffemble en quelque
façon à une coquille de moule, dont la
groffe extrémité feroit tournée en haut,

la petite en bas, la convexité du côté de la tête, & la cavité en dehors. On diftingue dans l'oreille externe entiere deux portions, une grande & ferme appelée en latin *pinna*, qui en fait le haut & la plus grande partie; une petite & molle nommée lobe, qui eft en bas. On y confidere encore deux faces, une obliquement antérieure, & inégalement concave; une obliquement poftérieure & inégalement convexe. Les oreilles qui n'ont pas été contraintes par des bandes dans la jeuneffe font naturellement courbées en devant.

364. La face antérieure eft divifée en éminences & en cavités. On compte quatre éminences, & on les nomme helix, anthelix, tragus, antitragus. L'helix eft le grand rebord plié qui fait le contour de la grande portion de l'oreille. L'anthelix eft la boffe ou la groffe éminence oblongue qui eft entourée du pli de l'oreille. Le tragus eft le petit bouton antérieur qui eft au-deffous de l'extrémité antérieure du pli de l'oreille, & qui avec l'âge devient couvert de poils. L'antitragus eft le bouton poftérieur qui eft au-deffous de l'extrémité inférieure de l'anthelix.

365. On y compte auffi quatre cavités de la face antérieure, favoir le creux du grand pli; la foffette de l'extrémité fupérieure de la boffe, appelée foffette ou ca-

vité naviculaire ; la conque ou la grande cavité double qui eſt au-deſſous de la boſſe, & dont le fond ſupérieur eſt diſtingué du fond inférieur par une continuation de l'hélix en maniere de crête tranſverſale ; enfin le conduit de l'oreille externe, lequel eſt au bas du fond inférieur de la conque.

366. La face poſtérieure de l'oreille externe entiere ne préſente qu'une éminence conſidérable, qui eſt une partie de la convexité de la conque ; l'autre partie eſt cachée par l'attache de l'oreille à l'os des tempes. Cette attache empêche auſſi de voir le creux de la crête qui diviſe le fond de la conque en ſupérieur & en inférieur.

367. STRUCTURE. J'ai dit ci-deſſus que l'oreille externe eſt principalement formée d'un cartilage particulier qui eſt comme la baſe de toutes les autres parties dont elle eſt compoſée. Ces autres parties ſont les ligamens, les muſcles, les tégumens, les glandes ſébacées, les glandes cérumineuſes, les arteres, les veines, les neifs. Je ne trouve pas à propos de placer ici l'hiſtoire d'une groſſe glande voiſine, que les Grecs ont nommée parotide à cauſe de la proximité de l'oreille. J'en parlerai à l'occaſion des glandes ſalivaires, dont elle eſt la plus conſidérable.

368. LE CARTILAGE DE L'OREILLE. Il eſt à peu près de la même étendue & de

la même forme que la grande portion, ou portion ferme de l'oreille externe entiere. Il n'est pas de la même épaisseur, étant couvert des tégumens communs par les deux faces. Il manque tout-à fait au lobe, c'est-à-dire à la petite portion inférieure & molle de l'oreille. Il représente sur la face postérieure à contrefens toutes les éminences & tous les enfoncemens de la face antérieure, excepté la portion repliée du grand contour Il est tout d'une piece depuis le même contour jusqu'au conduit auditif externe, excepté les deux extrémités de la portion repliée de l'helix, qui font un peu séparées d'avec le reste en maniere de lambeaux, & tiennent par le moyen des tégumens.

369. La portion cartilagineufe du conduit auditif externe ne fait pas un circuit entier. Elle forme un tuyau interrompu par un côté, & très-court, qui fe termine par un bord oblique, & attaché au bord du conduit offeux par de petites inégalités, comme une efpece d'engrenure. Cette obliquité fait que le bord du conduit cartilagineux va par en bas comme en pointe ou en bec. L'interruption latérale du conduit cartilagineux est entre la partie fupérieure & la partie postérieure de fa circonférence. Les deux côtés interrompus font arrondis comme des languettes. Il y a

outre cela dans le reste du circuit même deux ou trois incisures en maniere de petites fentes obliquement transverses par rapport au conduit. L'antérieure de ces fentes est comme quadrangulaire. Les languettes ne sont pas toujours directement vis-à-vis l'une de l'autre, car la supérieure est un peu plus éloignée de l'os des tempes que la postérieure.

370. LIGAMENS. L'oreille externe est attachée au crâne, non seulement par la portion cartilagineuse du conduit dont je viens de parler, mais encore par des ligamens, dont il y en a principalement deux, un antérieur & un postérieur. Le ligament antérieur est attaché par une extrémité à la racine de l'apophyse zygomatique de l'os des tempes, à la partie antérieure du conduit osseux, un peu supérieurement, tout au coin de la cavité glénoïde. Il est attaché par l'autre extrémité à la partie antérieure & supérieure du conduit cartilagineux.

371. Le ligament postérieur est attaché par un bout à la racine de l'apophyse mastoïde, & par l'autre à la partie postérieure de la convexité de la conque, de sorte qu'il est vis-à-vis & à l'opposite de l'antérieure. Il y a encore une espece de ligament supérieur qui paroît n'être que la continuation de la calotte aponévro-

tique des muscles frontaux & occipitaux.

372. MUSCLES. Il y en a qui attachent les cartilages de l'oreille externe à l'os des tempes, & il y en a qui ne passent pas le cartilage. Les uns & les autres varient dans les différens sujets, & sont quelquefois si minces qu'on les prendroit pour des ligamens plutôt que pour des muscles. Il s'en trouve ordinairement trois de la premiere espece, savoir un supérieur, un postérieur & un antérieur. Ils sont tous fort minces. Le supérieur est attaché à la convexité de la fossette naviculaire de l'anthelix, & à celle de la portion supérieure de la conque, de là il monte sur la portion écailleuse de l'os des tempes, en s'épanouissant, dans les uns plus, dans les autres moins, comme par rayons, & s'attache principalement à l'aponévrose ligamenteuse qui couvre la portion postérieure du muscle crotaphite.

373. Le muscle antérieur est petit, plus ou moins renversé, & comme une suite du supérieur. Il est attaché par un bout au-dessus de la racine de l'apophyse zygomatique, & par l'autre bout à la partie antérieure de la convexité de la conque cartilagineuse.

374. Le muscle postérieur est presque transversal & médiocrement large, attaché par un bout à la partie postérieure de la

convexité de la conque, & par l'autre
bout fur la racine de l'apophyfe maftoïde. Il couvre le ligament poftérieur. La
divifion qu'on en fait en plufieurs bandes
ne paroît qu'artificielle, ou occafionnée par
la diffection dans quelques fujets, quoiqu'elles paroiffent naturelles dans d'autres.

375. A l'égard des petits mufcles qui
ne paffent pas le cartilage, ce font des
traits de fibres qui fe trouvent fur l'une
& l'autre faces des cartilages de l'oreille
externe. Ces fibres font très-pâles dans
plufieurs fujets, & n'ont aucune apparence
de fibres mufculaires. Tels font ceux que
M. Valfalva a découverts fur les différens
plis creux de la face poftérieure du cartilage, & ceux que M. Santorini a montrés
fur le *tragus* & le long de la convexité
de la portion antérieure de l'helix.

376. TÉGUMENS. La peau de l'oreille externe eft en général la continuation de celle
qui couvre les parties voifines de la région
temporale. La peau de la face antérieure
de l'oreille n'eft accompagnée que de très-
peu de tiffu cellulaire ou adipeux; c'eft
pourquoi elle y exprime exactement toutes
les éminences & toutes les cavités de cette
face, jufqu'au fond du conduit auditif
externe. En parlant ici de la peau, j'y com-
prens auffi l'épiderme.

377. Elle couvre auffi par la même con-

tinuation la face postérieure; mais les plis y étant fort serrés, elle ne fait que passer là-dessus, excepté une portion de la conque, savoir celle qui environne l'entrée du conduit auditif, & qui moyennant le tissu cellulaire est appliquée à l'os des tempes. Sur cette face postérieure le creux du pli commun de l'anthelix & de la conque ne paroît pas; il est rempli du tissu cellulaire, & la peau passe par-dessus.

378. LOBE. CONDUIT AUDITIF. Le lobe de l'oreille, c'est-à-dire la portion molle qui est au-dessous du *tragus*, de l'*anti-tragus* & du conduit auditif, est simplement composé de peau & de tissu adipeux. Le conduit auditif est en partie osseux & en partie cartilagineux. La portion osseuse est la plus longue & fait le fond du circuit. Elle est décrite dans le Traité des Os secs. La portion cartilagineuse dont j'ai fait l'exposition ci-dessus, est la plus courte, & en forme l'ouverture externe dans les adultes.

379. Les deux portions jointes ensemble bout à bout composent un canal long d'environ huit lignes, inégalement large, & un peu tortueux. Ce canal ou conduit est tapissé en dedans de la peau & de la membrane cellulaire, depuis l'ouverture de la portion cartilagineuse jusqu'au fond de la portion osseuse. Ainsi la peau avec

la membrane cellulaire fupplée aux interruptions de la portion cartilag'neufe, & y forme comme un tuyau cutané dans l'autre conduit. La membrane cellulaire fe confond avec le périchondre & le périofte du conduit auditif.

380. Glandes. La peau qui couvre l'une & l'autre face du cartilage, renferme quantité de grains glanduleux, qui fuintent toujours une humeur onctueufe & blanchâtre comme une efpece de craffe, laquelle s'amaffe principalement aux environs de l'attache de l'oreille à la tête, & fous le pli de l'helix. Ces grains font des glandes fébacées. La peau qui tapiffe la cavité du conduit auditif eft environnée d'une autre efpece de grains glanduleux. Ils font jaunâtres & très-vifibles autour de la convexité du tuyau cutané dont je viens de faire mention.

381. Ces derniers grains font arrangés de maniere que leurs intervalles repréfentent une efpece de réfeau ou corps réticulaire, & ils s'avancent un peu dans l'épaiffeur de la peau. On les appelle glandes cérumineufes qui produifent la matiere jaunâtre & épaiffe à laquelle on donne le nom de cire, en latin *cerumen*. La furface interne du tuyau cutané eft garnie de poils fins, entre lefquels s'ouvrent les pores ou orifices des glandes cérumineufes.

Ces glandes fe préfentent d’abord à la vue fur la convexité du tuyau cutané dans la grande interruption du tuyau cartilagineux.

382. VAISSEAUX SANGUINS. Les arteres de l’oreille externe viennent antérieurement de l’artere temporale, & poftérieurement de l’artere occipitale, qui eft un des rameaux de la carotide externe. Il eft bon de remarquer ici que l’artere occipitale communique avec l’artere vertébrale, & par ce moyen avec la carotide interne. Les veines font de pareils rameaux de la veine jugulaire externe. La veine occipitale non-feulement communique avec la veine vertébrale, mais encore immédiatement avec le *finus* latéral voifin de la dure-mere.

383. LES NERS. La portion dure du nerf auditif étant fortie par le trou ftylo-maftoïdien, de la maniere que je dirai dans la fuite, donne aufli un rameau qui monte derriere l’oreille, & jette plufieurs filets fur la face poftérieure de l’oreille externe. Le tronc de ce rameau renvoye aufli des filets au conduit & à la face antérieure de l’oreille. Le nerf de la feconde paire vertébrale envoye aufli un rameau à l’oreille, lequel rameau par fes ramifications fe rencontre avec celles du premier rameau de la portion dure.

384. Je retire ici l'avis que j'ai donné ci-deſſus, de relire & retenir exactement ce que j'ai expoſé ſur la ſtructure
oſſeuſe de cet organe dans le Traité des
Os ſecs, depuis n°. 260, juſqu'au n°. 267,
& depuis n°. 393, juſqu'au n°. 444. Ce ſeroit trop long d'en faire ici la répétiton.
Mais il eſt très-néceſſaire d'avoir l'idée
juſte de toutes les particularités des pieces
oſſeuſes, pour bien comprendre ce que
j'en dirai dans l'expoſition des autres parties qui y ont rapport, & dont il s'agit
préciſément dans cet endroit.

385. Ces parties ſont principalement la
membrane du tambour, ou peau du tympan, le périoſte de la caiſſe, celui des
oſſelets, du labyrinthe & de toutes ſes
cavités, la membrane maſtoïdienne interne, les muſcles des oſſelets, & les parties qui achevent la ſtructure de la trompe
d'Euſtachius, les arteres, les veines, &
les nerfs. Je trouve fort à propos, &
même une néceſſité de commencer par la
trompe d'Euſtachius pour deux raiſons :
premierement, parce que ſes parties oſſeuſes ne peuvent donner aucune connoiſſance de toute ſa compoſition & de ſa
ſtructure entiere ; ſecondement, parce
qu'on eſt obligé d'en faire mention par
rapport aux muſcles des oſſelets.

386. TROMPE D'EUSTACHIUS. Je l'ai

indiquée dans le Traité des Os fecs, n°. 261. fous le nom de conduit palatin de l'oreille. J'ai averti à cette occafion qu'on lui donne communément en France le nom d'aqueduc, & qu'il ne faut pas le confondre avec l'aqueduc de Fallope. J'en ai parlé plus au long n°. 403. du même traité, où j'ai dit que c'eft un canal ou conduit qui va de la caiffe vers les ouvertures poftérieures des foffes nafales ou narines, & vers la voûte du palais; qu'il eft creufé dans l'apophyfe ou épiphyfe pierreufe, le long du conduit carotidal, & qu'enfuite il eft augmenté par l'épiphyfe ou apophyfe épineufe de l'os fphénoïde.

387. Ce conduit, dans fon état naturel, s'étend depuis la cavité de la caiffe du tambour, jufqu'à la racine ou partie fupérieure de l'aîle interne de l'apophyfe ptérygoïde. Dans tout ce trajet il eft compofé de deux portions, une purement offeufe, & une dont le calibre eft en partie offeux, en partie cartilagineux, & en partie membraneux. Pour ne pas fe tromper ici, il eft abfolument néceffaire, furtout aux commençans, de fuivre l'avis que j'ai donné dans le Traité des Os fecs, n°. 186, 187, pour examiner les parties inférieures de la bafe du crâne, qui eft de tenir ces parties bien élevées, & de les regarder de bas en haut, &c.

388. La portion purement offeufe eft
tout au long immédiatement au-deffus de
la fiffure de la cavité glénoïde ou cavité
articulaire de l'os des tempes, & fe termine à la rencontre de l'apophyfe épineufe de l'os fphénoïde avec l'apophyfe
pierreufe, c'eft-à-dire, entre cette apophyfe
épineufe & l'orifice inférieur du canal carotidal de l'os pierreux.

389. La portion mêlée s'étend dans la
même direction, depuis cet endroit jufques vers l'aile interne de l'apophyfe pte-
rygoïde, ou le bord externe de la narine poftérieure. Pour s'en former une
idée plus jufte, il faut la confidérer comme
divifée dans toute fa longueur en quatre
quartiers ou parties; favoir, en deux parties fupérieures, & en deux parties inférieures.

390. Les deux quarts fupérieurs font
offeux, & de ces deux l'interne eft fait par
le côté de l'apophyfe pierreufe de l'os
des tempes; l'externe par le côté de l'apophyfe épineufe de l'os fphénoïde; de
forte que la moitié fupérieure de cette
portion de la trompe eft offeufe. Des
deux quarts inférieurs, l'interne eft cartilagineux, & l'externe eft fimplement
membraneux; de forte que la moitié inférieure de cette même portion de la
trompe eft en partie cartilagineufe, fa-

voir du côté de l'os fphénoïde ; & en partie membraneufe , favoir du côté de l'os pierreux.

391. La trompe d'Euftachius ainfi formée eft fort étroite du côté de l'oreille, & par fa portion offeufe. Elle devient un peu plus large par l'autre portion , furtout vers la narine poftérieure, où le côté interne & cartilagineux de la trompe fe termine par un bord faillant, & le côté externe s'unit à la paroi de la narine voifine. La cavité de la trompe eft revêtue d'une membrane femblable à celle qui revêt les narines internes , & dont elle paroît être la continuation. Cette membrane a une épaiffeur particuliere & comme acceffoire fur le bord faillant , de forte que ce bord reffemble en quelque façon à un demi bourlet.

392. La fituation des deux trompes eft oblique. Leurs extrémités poftérieures s'écartent vers les oreilles ; leurs extrémités antérieures s'approchent vers les narines, & les bords faillans ou demi bourrelets font tournés l'un vers l'autre par leur convexité. Leurs ouvertures font ici ovales, de même que leurs calibres , furtout celui de la portion mélangée.

393. LA MEMBRANE DU TAMBOUR. C'eft une pellicule mince, tranfparente, & un peu plate, dont le bord eft rond & forte-

ment engagé dans la rainure orbiculaire
qui diftingue le conduit offeux de l'oreille
externe d'avec la caiffe du tambour. Elle
eft très-bandée ou tendue, fans être tout-
à-fait plate, car du côté du conduit externe elle a une concavité légérement pointue dans le milieu, & du côté de la caiffe
elle a une convexité qui va pareillement en
pointe dans le milieu, qui en fait comme
le centre.

394. Cette membrane eft fituée obliquement. La partie fupérieure de fa circonférence eft tournée en dehors, & la
partie inférieure en dedans, conformément
à la direction de la rainure offeufe dont
il eft parlé dans le Traité des Os fecs.
Elle eft compofée de plufieurs lames très-
fines & très-étroitement collées enfemble.
La lame externe eft comme une production de la peau & de l'épiderme du conduit auditif externe. On les en peut tirer
enfemble comme un doigt de gant. La
lame interne n'eft que la continuation du
périofte de la caiffe. On peut encore féparer chacune de ces deux lames en plufieurs
autres, principalement après avoir fait ma-
cérer la membrane entiere dans de l'eau.
Je me fouviens de l'avoir divifée en fix
lames. Elle eft couverte extérieurement
d'une toile mucilagineufe très-épaiffe dans
la premiere enfance.

395. L'enfoncement

395. L'enfoncement du centre de la membrane du tambour ou peau du tympan, se fait par l'attache de l'osselet appelé marteau, dont le manche est fortement collé à la face interne de la membrane, depuis la partie supérieure de sa circonférence jusqu'au centre, où est attaché le bout du manche. Ce manche paroît être dans une duplicature membraneuse extrêmement fine, au moyen de laquelle il est attaché à la membrane du tympan, & qui lui sert aussi de périoste.

396. PÉRIOSTE INTERNE. Celui de la caisse produit le périoste des osselets ; il devient assez visible par l'injection anatomique, qui fait paroître des vaisseaux capillaires très-distinctement ramifiés sur la surface de ces osselets, comme on a vu dans mes cours particuliers. Il se continue sur les deux fenêtres ; il s'insinue dans le conduit d'Eustachius, où il s'efface en se confondant avec la membrane interne de ce conduit.

397. LES CELLULES MASTOÏDIENNES. Ce sont des cavités fort irrégulieres dans l'épaisseur de l'apophyse mastoïde, qui communiquent entr'elles, & ont une embouchure commune sur le côté interne & un peu au dessus du bord postérieur de la rainure orbiculaire. Ces cavités ou cellules sont tapissées d'une membrane qui est en

partie la continuation du périofte de la caiffe, & en partie marque une ftructure glanduleufe comme une efpece de membrane pituitaire. L'embouchure maftoïdienne eft vis à-vis la petite embouchure de la trompe d'Euftachius, & un peu plus haut.

398. LIGAMENS DES OSSELETS. Je fuppofe ici qu'on ait lu la defcription que j'ai faite de ces offelets dans le Traité des Os fecs, n. 408, &c. L'enclume eft attachée par la pointe de la jambe courte au bord de l'embouchure maftoïdienne, moyennant un ligament court & fort. Entre l'enclume & le marteau fe trouve un petit cartilage fort mince. Le marteau eft attaché par toute la longueur de fon manche à la face interne de la membrane du tambour, de la maniere que je viens de dire; j'ajoute feulement ici que par le microfcope on trouve autour de la pointe du manche, dans l'épaiffeur de la membrane, un petit plan orbiculaire d'une couleur légerement blanchâtre tirant fur le rouge.

399. MUSCLES DES OSSELETS. Le marteau a trois mufcles, un externe, un antérieur & un interne; l'étrier en a un. Le mufcle externe ou fupérieur du marteau, attribué à Cafférius, & indiqué par Aquapendente, eft un faifceau très mince de

fibres charnues, situées le long de la partie supérieure du conduit auditif osseux, entre le périoste & les autres tégumens. Il est large en dehors, & se rétrécit à mesure qu'il avance vers la partie supérieure, ou l'interruption de la rainure orbiculaire de la caisse, où il entre par un tendon grêle par-dessus la peau du tambour, & s'attache au col du marteau attenant la petite éminence ou apophyse courte du manche. Ce muscle est souvent si pâle qu'on a de la peine à le connoître.

400. Le muscle antérieur du marteau, ou celui que M. Duverney avoit nommé externe, est charnu, long & grêle. Il accompagne la paroi externe de la trompe d'Eustachius, à laquelle il est collé tout au long. Son extrémité antérieure est attachée à ladite paroi, devant l'épine sphénoïdale. L'extrémité postérieure se termine par un tendon long & grêle, qui se glisse dans la fissure articulaire ou glenoïdale de l'os des tempes, & par une petite échancrure obli-que de cette fissure dans la caisse, en s'at-tachant à toute la longueur de l'apophyse longue & grêle du marteau. Il est en partie accompagné d'un nerf qui forme ce qu'on appelle la corde du tambour, comme on verra ci-après.

401. Le muscle interne du marteau est encore bien charnu & visible. Il est situé le

long de la paroi interne de la trompe d'Euftachius, en partie fur la portion cartilagineufe, & en partie fur la portion offeufe,
où il eft attaché par fon extrémité de l'os
pierreux. Il va enfuite tout le long de la
cavité du demi-canal offeux de la caiffe,
dans lequel demi-canal il eft renfermé &
recouvert d'une demi gaîne membraneufe
ou ligamenteufe, qui étant attachée au
bord du demi-canal, forme avec lui un
tuyau entier. Il faut même fendre la gaîne
pour voir le mufcle à nud.

402. Vers l'extrémité du demi-canal
offeux, où eft le bec de cuiller dont il
eft parlé dans le Traité des Os fecs, (n.
500,) ce mufcle interne fe termine par un
tendon qui fe courbe autour de la petite
traverfe offeufe ou ligamenteufe de ce
bec, comme autour d'une poulie, & s'attache au col du marteau au-deffus de l'apophyfe grêle, & s'avance même vers le côté
du manche. Ces deux mufcles fe touchent
quelquefois par leurs extrémités en couvrant la portion mélangée de la trompe
d'Euftachius.

403. Le muscle de l'étrier. C'eft un
petit mufcle court & gros, caché dans
l'épaiffeur de la petite pyramide offeufe du
fond de la caiffe. La cavité qu'il occupe
touche de fort près le conduit offeux de
la portion dure du nerf auditif. Il fe ter-

mine par un tendon grêle qui fort de la cavité offeufe , par le petit trou dont la
pointe de la pyramide eft percée. Ce tendon, en fortant du trou, fe tourne en devant, & s'attache au col de l'étrier du côté
de la jambe la plus grande & la plus courbe
de cet os.

404. PÉRIOSTE DU LABYRINTHE. Les
trois différentes parties du labyrinthe ,
c'eft-à-dire le veftibule , les trois canaux
demi-circulaires, & le limaçon , font ta-
piffées d'un périofte très-fin qui fe continue
fur toutes les parois de leurs cavités , &
ferme les deux fenêtres communes de la
caiffe & du labyrinthe.

405. Les deux canaux demi-circulaires
dans tous les fujets que j'ai examinés , fe
font trouvés fimplement tapiffés d'un périofte collé aux parois de leurs cavités. Je
n'y ai point encore trouvé de bandes membraneufes particulieres. Les deux demi-
canaux du limaçon font tapiffés de maniere
que le périofte des deux côtés de la lame
fpirale offeufe , s'avance au-delà du bord
de cette lame offeufe, & forme une duplicature membraneufe qui s'étend jufqu'à la
paroi oppofite , & par-là acheve la cloifon
fpirale.

406. Cette cloifon fpirale fépare entié-
rement les deux demi-canaux , depuis la
bafe jufqu'à la pointe , où la cloifon laiffe

une petite ouverture par laquelle les petites extrémités des deux demi-canaux se communiquent. La grosse extrémité du demi-canal interne aboutit par un contour oblique de la fenêtre ronde, qui est fermée par la continuation du périoste de ce même demi-canal. La grosse extrémité de l'autre demi-canal s'ouvre dans le vestibule Ces deux extrémités sont tout à-fait séparées par une continuation du périoste, & par un contour oblique, &c.

407. Tout le périoste de l'oreille interne, principalement celui de la caisse & des osselets, est dans les petits enfans comme morveux. La peau ou membrane du tambour y est épaisse, opaque & enduite d'une matiere limoneuse blanchâtre.

408. ARTERES. VEINES. On découvre sur toute l'étendue du périoste interne de l'oreille, sur celui des osselets, même sur celui des canaux demi-circulaires & sur celui des demi-canaux du limaçon, quantité de vaisseaux sanguins, non-seulement par le moyen des injections anatomiques, mais aussi dans les inflammations, même sans microscope, sans lequel je les ai fait très-distinctement voir dans les canaux demi-circulaires & dans les demi-canaux du limaçon. Les arteres viennent en partie de la carotide interne, & en partie de la vertébrale basilaire, dont on voit des

rameaux capillaires accompagner le nerf auditif dans le trou auditif interne. Les veines se dégorgent dans les *sinus* voisins de la dure-mere.

409. Nerfs de l'oreille interne. La portion molle du nerf auditif aboutit par son tronc à la grande fossette du trou auditif interne, où les filets de ce tronc passent par plusieurs petits trous de la base du limaçon, en partie au périoste des canaux demi-circulaires, en partie au périoste interne des demi canaux du limaçon.

410. La production dure, que j'ai nommée le petit nerf sympathique, va d'abord dans la petite fossette du trou auditif interne, & ensuite parcourt tout le conduit osseux, appelé aqueduc de Fallope, & sort par le trou stylo-mastoïdien de l'os des tempes. Dans ce trajet il communique d'abord avec la dure-mere, sur la face supérieure ou antérieure de l'apophyse pierreuse, à l'endroit de l'interruption du conduit osseux dont il est parlé dans le Traité des Os secs, (n. 264, 544.)

411. Dans le même trajet, derriere la petite pyramide du fond de la caisse, ce nerf envoye un filet par une petite ouverture au muscle de l'étrier ; ensuite un peu avant que de sortir par le trou stylo-mastoïdien, il en produit une autre plus considérable, qui perce de derriere en devant dans

la caisse, passe entre la jambe longue de l'enclume & le manche du marteau, & ensuite traverse un peu obliquement toute la largeur de la caisse jusqu'au bord ou côté opposé, où il sort de la caisse par le même endroit, par lequel le tendon du muscle antérieur du marteau y entre.

412. La corde du tambour est le nom qu'on donne communément à ce petit nerf, à cause de son trajet, par rapport auquel il a quelque ressemblance avec la corde dont on voit traversé le fond d'une caisse militaire. Etant sorti de la cavité de l'oreille interne, il s'avance vers le côté de la base de la langue, où il se joint au petit nerf lingual, & y est regardé comme une espece de nerf récurrent. Je remets à l'Histoire de la langue le reste de ce qui regarde ce petit nerf.

413. La portion dure du nerf auditif étant sortie par le trou stylo-mastoïdien, se distribue très-amplement comme il est remarqué dans le Traité des Nerfs. Il faut bien observer ses différentes communications avec les branches & les rameaux des nerfs de la cinquieme paire de la moelle allongée, avec le nerf sympathique moyen ou de la huitieme paire, avec la seconde paire des nerfs vertébraux, avec les nerfs sous-occipitaux ou de la dixieme paire, &c.

414. Usages. L'oreille est de tous les

organes celui dont on peut démêler le plus
distinctement la structure, & dont on peut
démontrer le plus commodément un grand
nombre des parties, ou plutôt des petites
machines qui entrent dans sa composition.
On sait qu'en général c'est l'organe de
l'ouie; mais quand on veut entrer dans le
détail des usages de chacune de ses parties
bien examinées, bien connues & bien con-
sidérées, on trouvera que dans tout ce qu'en
ont dit les plus habiles Physiciens, il y a
très-peu de réel,

415. Il est certain que la concavité de
l'oreille externe ramasse le son ou bruit,
& le concentre vers le fond de la conque
jusqu'au conduit auditif externe. La seule
expérience en augmentant cette concavité
par le creux de la main, le démontre. On
peut dire avec certitude que la membrane
du tambour, selon qu'elle est plus ou moins
bandée, rend l'ouie plus ou moins sensible.
L'expérience le prouve en ce que cette
membrane étant mouillée par quelque liqueur affoiblit dans le moment l'ouie, &
étant reséchée la rétablit un moment après.
On démontre par les muscles des osselets
que cette membrane peut être bandée &
relâchée selon le besoin. Cette examen
regarde un autre Traité.

ARTICLE V.

La Bouche.

416. Ce terme ou mot peut avoir ici deux significations : premierement il marque la fente transverfale qui eft entre le nez & le menton, formée par deux parties qu'on appelle levres. Secondement, il marque la cavité interne dont cette fente tranfverfale eft l'ouverture externe. Cela donne lieu de diftinguer la bouche en externe & en interne, & de divifer les parties dont la bouche en général eft compofée, en parties externes & en parties internes. Les parties offeufes font les os maxillaires, les os du palais, la mâchoire inférieure, les dents. On y peut ajouter l'os hyoïde, & même y rapporter les premieres vertèbres du cou.

417. Les parties externes de la bouche font, les levres, une fupérieure, & une inférieure ; les bords ou la portion rouge des levres ; les coins ou commiffures des levres ; la foffette de la levre fupérieure, la bafe de la levre inférieure, le menton, la gorge ou bafe du menton, la peau, la barbe, & même les joues, comme les parties latérales de la bouche en général, & celles des levres en particulier.

418. Les parties internes de la bouche font, les gencives, le palais, la cloifon du palais, la luette, les amygdales, la langue, la membrane qui tapiffe toute la cavité de la bouche, les conduits falivaires, les glandes falivaires, le fond de la bouche. On peut compter parmi ces parties de la bouche tous les mufcles qui y ont rapport, comme ceux des levres, ceux de la langue, ceux de la luette & de la cloifon du palais, & la plûpart de ceux de la langue. On y peut même rapporter les mufcles de la mâchoire inférieure & de l'os hyoïde, qui font expofés dans le Traité des Mufcles.

419. J'ai fait dans le Traité fommaire, (*n*.66,) une expofition générale de toutes les parties qui entrent dans la compofition du cou. Ces parties qui font en grand nombre, comme on le peut voir à l'endroit cité, font pour la plûpart naturellement expofées dans les Traités des Os, des Mufcles, des Artères, des Veines & des Nerfs. Il y en a très peu dont on fait l'Hiftoire dans le Traité de la Poitrine.

420. Il n'en refte donc que le larynx, le pharynx & les glandes thyroïdes, avec le mufcle peaucier, qui appartiennent à la tête. C'eft pourquoi, au lieu de faire un Traité particulier de ce petit nombre, je les ai rapportés au Traité de la Tête, d'autant mieux que le larynx & le pharynx ont tant

de liaison avec les parties internes de la bouche, que je trouve même nécessaire d'en parler, surtout du larynx, avant que d'entrer dans le détail de ce qui regarde la bouche. J'en ai fait un *Nota* exprès dans le Traité de la Poitrine, (*n.* 156.)

§. I. *Le Larynx.*

421. SITUATION. C'est ce qui fait la tubérosité que l'on sent au haut de la partie antérieure du cou, & que l'on appelle vulgairement le nœud de la gorge & le morceau d'Adam. Les Anatomistes le nomment la tête de la trachée-artère, dont j'ai fait l'exposition particuliere dans le Traité de la Poitrine, (*n.* 127,) &c. & elle est plus grosse & plus saillante dans les hommes que dans les femmes.

422. STRUCTURE. Il est principalement composé de cinq cartilages, dont voici les noms : le thyroïde, qui est l'antérieur & le plus grand ; le cricoïde, qui est l'inférieur & la base commune des autres ; deux aryténoïdes, qui sont postérieurs & les plus petits ; l'épiglotte, qui est au-dessus de tous. Ces cartilages tiennent ensemble par des ligamens particuliers. Il a des muscles, des glandes, des membranes, &c. comme on va voir.

423. LE CARTILAGE THYROÏDE. C'est un grand cartilage fort large, & replié de façon

qu'il a une convexité longitudinale fur le
devant, & deux portions latérales, qui en
font comme les aîles. Le haut de fa portion antérieure mitoyenne eft échancré en
angle. Le bord fupérieur de chaque aîle eft
en arc, de forte que les bords avec l'échancrure mitoyenne reffemble à la partie fupérieure d'un cœur de cartes.

424. Le bord inférieur de chacune de
ces ailes eft plus égal, le bord poftérieur
de l'un & de l'autre eft fort uni, & il eft
allongé en haut & en bas par des apophyfes, dont la fupérieure eft plus longue que
l'inférieure. J'appelle ces quatre apophyfes
les cornes du cartilage thyroïde. Leurs extrémités font arrondies, & comme de petites têtes, dont les deux inférieures ont
chacune vers le côté interne une petite
facette luifante, en maniere d'éminence
articulaire.

425. A la face externe de chaque aile
vers le bord, eft une ligne faillante un peu
oblique, qui defcend de derriere en devant. Son extrémité fupérieure eft proche
l'apophyfe ou corne fupérieure, & elle
eft terminée par une petite tubérofité, de
même que fon extrémité inférieure, dont
la tubérofité eft quelquefois la plus confidérable. Ce font des attaches mufculaires
& ligamenteufes. La face interne des ailes
& celle de la convexité de la portion anté-

rieure font très-uniformes. Ce cartilage
s'offifie par degré avec l'âge.

426. Le cartilage cricoïde. Il reffemble à une efpece d'anneau épais, inégal, fort large d'une côté, & fort étoit du
côté oppofé, ou à une petite portion d'un
gros tuyau, taillé directement par un bout
& très-obliquement par l'autre bout. Je le
diftingue en bafe, en fommet, en face antérieure, en face poftérieure, & en deux
faces latérales. La bafe eft prefque horifon-
tale, l'homme étant confidéré comme debout. C'eft à cette bafe qu'eft attachée la
trachée artere ; de forte qu'on peut regarder le cricoïde comme l'extrémité fupérieure de la trachée.

427. La portion poftérieure du cricoïde
eft plus grande que fes autres portions. La
face poftérieure ou convexe de cette portion poftérieure eft divifée par une éminence longitudinale, comme par une efpece de ligne faillante, en deux demi-fa-
ces, qui font des attaches mufculaires. Le
fommet eft légérement échancré au-deffus
dè cette ligne faillante, & il fe termine à
chaque côté par une efpece d'angle obtus
qu'il y fait avec le bord oblique de l'une
& de l'autre portion latérale du cricoïde
Ces deux angles ont chacun en haut une
facette articulaire un peu convexe & très-
polie.

428. Toute la face postérieure est distinguée des deux faces latérales par deux lignes saillantes, qui descendent chacune presque toutes droites du dessous de la facette articulaire du sommet, jusqu'à un peu au-dessous de la moitié de la hauteur de la face, où ces lignes se terminent chacune par une autre ligne articulaire un peu concave. Il y a de petits tubercules aux environs de ces quatre facettes articulaires, dont les deux supérieures sont pour l'articulation des cartilages aryténoïdes, comme on verra ci après ; & les deux inférieures pour l'articulation des cornes ou appendices inférieures du cartilage thyroïde.

429. LES CARTILAGES ARYTÉNOÏDES. Ce sont deux petits cartilages pairs & symmétriques, lesquels unis ensemble ressemblent à un bec d'aiguiere. Ils sont situés sur le sommet du cartilage cricoïde. On considere dans chacun la base, la corne, deux faces, une concave & postérieure, une convexe & antérieure ; deux bords, un interne, & un externe qui est fort oblique. Leurs bases sont larges, épaisses, & creusées chacune par une petite facette articulaire légerement concave, par laquelle chaque aryténoïde est articulée avec le cricoïde.

430. Leurs cornes sont courbées en ar-

riere, & tant soit peu l'une vers l'autre. Ces cornes sont dans quelques sujets très-mobiles, & paroissent comme de vrais appendices qui se détachent facilement, comme je l'ai fait remarquer dans mes cours particuliers, il y a environ huit ans. Par leurs bords internes ils forment ensemble une espece de fente. Leurs bords externes ou obliques se terminent chacun en bas par un angle épais & saillant.

431. L'EPIGLOTTE. C'est un cartilage élastique, à peu près semblable à une feuille de pourpier, étroit & épais par en bas, mince & légérement arrondi par en haut, légerement convexe en devant, & concave en arriere, à proportion; il est situé au-dessus de la portion antérieure ou convexe du cartilage thyroïde; son extrémité inférieure est attachée par un ligament court, un peu large & très-fort, à l'échancrure mitoyenne du bord supérieur de ce cartilage thyroïde. Il est percé dans son épaisseur par quantité de trous qui sont cachés par la membrane qui couvre ses deux faces, à peu près comme les trous des feuilles de millepertuis.

432. LIGAMENS DU LARYNX. Le thyroïde est attaché au cricoïde par plusieurs ligamens courts & forts, autour de l'articulation de ses deux cornes inférieures avec les facettes articulaires latérales du

tricoïde. Les pointes de fes cornes fupérieures font attachées aux extrémités poftérieures des grandes cornes de l'os hyoïde, par des ligamens grêles, ronds & longs d'environ trois lignes, plus ou moins.

433. On trouve fouvent au milieu de chacun de ces deux ligamens un grain cartilagineux d'une figure ovale, & beaucoup plus gros que les ligamens. Le thyroïde eft encore attaché à l'os hyoïde par un ligament court, large & fort, dont un bout tient à l'échancrure fupérieure du thyroïde, & l'autre bout au bord inférieur de la bafe de l'os hyoïde. Il y a de plus fur le milieu de fa face concave deux ligamens particuliers qui regardent les aryténoïdes.

434. Le cricoïde eft attaché au bas du thyroïde par un ligament fort & autour de fes articulations latérales avec les cornes inférieures du thyroïde par les ligamens mentionnés ci-deffus. Il eft attaché par fa bafe au premier cerceau cartilagineux de la trachée artere, moyennant un ligament femblable à ceux qui lient les autres cartilages de la trachée enfemble. La portion membraneufe ou poftérieure de la trachée eft auffi attachée à la portion poftérieure de la bafe du cricoïde.

435. LA GLOTTE. Les aryténoïdes font attachées au cricoïde par des ligamens qui font autour de leurs articulations avec le fommet de ce cartilage. Antérieurement à la bafe de chaque aryténoïde eft attachée l'extrémité d'une corde ligamenteufe, dont l'autre extrémité eft attachée environ au milieu de la concavité ou face poftérieure de la portion antérieure du thyroïde. Ces deux ligamens touchent par leurs attaches à la concavité du thyroïde, & laiffent un très petit efpace entre eux par leurs attaches aux aryténoïdes. Ils paroiffent avoir un peu d'attache au fommet du cricoïde. C'eft ce qu'on appelle la glotte.

436. SINUS DU LARYNX. Au-deffous de ces deux cordes ligamenteufes, il y en a deux autres qui vont auffi de derriere en devant. L'intervalle de la corde fupérieure & de la corde inférieure de chaque côté forme latéralement une fente tranfverfale qui eft l'ouverture d'une petite poche membraneufe, dont le fond eft tourné en dehors, c'eft-à-dire vers l'aîle du thyroïde. Ces deux poches font les ventricules des anciens, dont M. Morgagni a renouvelé l'idée, & donné une excellente defcription. Elles font principalement faites de la continuation de la membrane interne du larynx, & la fur-

face interne de leur fond paroît glanduleufe quelquefois.

437. GLANDES ARYTÉNOÏDIENNES Sur
la furface antérieure des aryténoïdes, quoiqu'elle foit convexe en haut, il y a entre
la bafe & cette convexité un petit enfoncement. Cet enfoncement eft comme
effacé par un corps glanduleux qui en
couvre la furface antérieure de chaque
aryténoïde jufqu'en bas, & en partie s'é-
tend depuis la bafe de ces cartilages vers
le devant, fur l'extrémité poftérieure de
la corde ligamenteufe voifine. Elles font
plus groffes & plus vifibles dans les uns
que dans les autres. Elles font cachées par
la membrane qui tapiffe les parties voifines. M. Morgagni les a mifes au jour.

438. Les ligamens de l'épiglotte qui
l'attachent à l'échancrure du thyroïde &
à la bafe de l'os hyoïde, ont été expofés ci-deffus. Ces deux ligamens par leur
rencontre avec un pareil ligament, qui
attache auffi le bord inférieur de la bafe
de l'os hyoïde à la même échancrure du
thyroïde, font enfemble par leur largeur
un efpace triangulaire rempli d'un tiffu
cellulaire ou graiffeux, & de petites
glandes.

439. Outre ces ligamens l'épiglotte en
a encore deux latéraux, par lefquels elle
tient aux aryténoïdes jufqu'à leurs pointes.

ou cornes. Elle a fur le devant un ligament membraneux qui va le long du milieu de fa face antérieure ou convexe, & l'attache à la racine ou bafe de la langue. Ce ligament eft membraneux, & ce n'eft que la duplicature de la membrane dont elle eft recouverte, & qui fe continue aux parties voifines. Il y a encore deux petits membraneux latéraux qui l'attachent près les corps glanduleux nommés amygdales.

440. L'épiglotte n'eft pas fimplement percée des trous réguliers dont j'ai parlé ci-deffus, elle eft encore traverfée de toutes fortes de petites fciffures & interruptions irrégulieres. Ce font autant de différentes lacunes fituées entre les deux membranes de l'épiglotte, & remplies de grains glanduleux, dont les ouvertures excrétoires font principalement fur la face poftérieure de ce cartilage.

441. Le larynx fert d'attache à un grand nombre de mufcles. On les peut divifer en communs, en propres & en collatéraux. Les communs, felon l'idée ordinaire de ce terme, font tous ceux qui meuvent tout le corps du larynx, & qui font en partie attachés ailleurs. On en compte quatre, deux pour chaque côté, favoir ;

Les fterno-thyroïdiens.

Les thyro-hyoïdiens, ou hyo-thyroïdiens.

442. On appelle propres ceux qui font uniquement attachés au larynx, & en font mouvoir les cartilages féparément. On les diftribue différemment. J'en réduis le nombre aux paires fuivantes :

Les crico-thyro-hyoïdiens.
Les crico-aryténoïdiens latéraux.
Les crico-aryténoïdiens poftérieurs.
Les thyro-aryténoïdiens.
Les aryténoïdiens.
Les thyro-épiglottiques.
Les aryténo-épiglottiques.
Les hyo-épiglottiques.

443. Par les collatéraux j'entens ceux dont une portion eft attachée au larynx, fans apparence de contribuer en quelque chofe à fes mouvemens. Tels font les muf-cles thyro-pharyngiens, les crico-pharyn-giens, &c. dont il fera parlé ailleurs.

444. Le larynx peut encore faire des mouvemens par des mufcles qui n'y font point attachés immédiatement, mais qui font attachés à d'autres parties. Tels font les mufcles mylo-hyoïdiens, les génio-hyoïdiens, les ftylo-hyoïdiens, les omo-hyoïdiens, les fterno-hyoïdiens, furtout les digaftriques de la mâchoire inférieure, par rapport à leur connexion particuliere avec l'os hyoïde. Il femble que les muf-cles pharyngiens, ceux qui font attachés à la bafe du crâne, peuvent en certains cas

occafionner quelques petits mouvemens au larynx.

445. Les sterno-thyroïdiens. Ce font deux mufcles longs, plats, étroits & minces, en maniere de rubans, plus larges en bas qu’en haut, fitués le long de la partie de la gorge, entre le cartilage thyroïde & le *fternum* Ils font couverts des mufcles fterno-hyoïdiens, & ils paffent immédiatement devant les glandes thyroïdes, qui en font couvertes.

446. Chacun de ces mufcles eft attaché par fon extrémité inférieure, en partie à la portion fupérieure de la face interne ou poftérieure du *fternum*, en partie au ligament & à la portion voifine de la clavicule, & même à la portion cartilagineufe de la premiere côte. Quelquefois il eft attaché bien au bas fur la premiere piece de cet os, où les fibres voifines des deux fe croifent. De-là il monte le long de la trachée artere à côté de fon compagnon, paffe devant les glandes thyroïdes par deffus le cartilage cricoïde, & s’attache par fon extrémité fupérieure, en partie au bas de la face latérale du cartilage thyroïde, & en partie tout le long de cette face. Je l’ai trouvé double & naturellement féparé en deux, dont l’un étoit attaché fur la bafe, & l’autre latéralement.

447. Les tyro-hyoïdiens ou hyo-

THYROÏDIENS. Ce sont aussi deux muscles plats & minces, situés l'un à côté de l'autre, entre & par-dessus les précédens. Ils sont attachés chacun par l'extrémité supérieure en partie à la base de l'os hyoïde, & en partie à la portion voisine de la grande corne du même os. L'extrémité inférieure de chacun est attachée au bas de la face latérale du cartilage thyroïde, immédiatement au-dessus de l'extrémité supérieure du sterno-thyroïdien. L'extrémité supérieure du sterno-thyroïdien & l'extrémité inférieure du hyo-thyroïdien à leur rencontre, se confondent un peu avec le thyro-pharyngien inférieur, dont je parlerai dans la suite.

448. LES CRICO-THYROÏDIENS. Ce sont deux petits muscles placés au bas du cartilage thyroïde très-obliquement. Ils sont attachés par leurs extrémités inférieures à la portion antérieure du cartilage cricoïde, l'une près de l'autre; & par leurs extrémités supérieures ils sont attachés latéralement au bord inférieur du cartilage thyroïde, l'un écarté de l'autre. Par cette situation oblique ces deux petits muscles représentent un V romain.

449. Chacun de ces petits muscles est comme double, en ce que son extrémité supérieure qui est attachée latéralement au bas du thyroïde, est dans quelques

fujets fort large & comme divifée en deux portions, dont l'une eft antérieure, l'autre plus latérale & même plus oblique. On peut même aifément par là féparer l'un & l'autre de ces deux mufcles, & en faire un crico-thyroïdien antérieur ou interne, & un crico-thyroïdien latéral ou externe.

450. LES CRICO-ARYTÉNOÏDIENS POSTÉRIEURS. Ces deux mufcles font fitués poftérieurement à la grande portion, ou portion poftérieure du cartilage cricoïde. Ils rempliffent prefque les deux facettes longitudinales de cette portion, & font diftingués l'un de l'autre par la ligne faillante qui fépare les deux facettes, comme il eft dit ci-deffus. Chacun monte obliquement & s'attache par l'extrémité fupérieure à la partie poftérieure de la bafe du cartilage arytenoïde voifin, près de l'angle de cette bafe.

451. LES CRICO-ARYTÉNOÏDIENS LATÉRAUX. Ces deux mufcles font petits & fitués plus latéralement que les précédens. chacun eft attaché par un bout au côté de la partie large du cartilage cricoïde, & par l'autre bout au bas du côté de l'arytenoïde voifin.

452. LES THYRO-ARYTÉNOÏDIENS. Ces deux mufcles font fort larges & fitués chacun de fon côté latéralement entre le cartilage thyroïde & le cartilage cricoïde. Chacun

Chacun d'eux eſt attaché très-largement
à la face interne de l'aîle, ou portion
latérale du cartilage thyroïde. De-là les
fibres s'amaſſent obliquement de devant
en arriere, & de bas en haut vers le
cartilage aryténoïde voiſin, & s'y attachent antérieurement depuis la glotte juſqu'à l'angle de la baſe. Il couvre dans
quelques ſujets preſque tout le côté de la
glotte.

453. LES ARYTÉNOÏDIENS. Ce ſont de
petits muſcles qui occupent la face poſtérieure & cave des cartilages aryténoïdes.
M. Douglas, docteur en médecine à Lon-
dres, dans la premiere édition de ſon
traité, en a fait de deux ſortes, en mettant
ſous deux titres particuliers le grand aryténoïdien & le petit aryténoïdien. Il y a
un peu de variété dans quelques ſujets.
Je m'arrête à ce que j'ai le plus conſtam-
ment & le plus évidemment remarqué,
ſavoir qu'il y a deux aryténoïdiens croiſés
& un tranſverſal.

454. Les aryténoïdiens croiſés vont
chacun obliquement de la baſe d'un cartilage aryténoïde vers la partie moyenne
& au-deſſus de cette partie de l'autre cartilage aryténoïde, & celui du côté gauche couvre celui du côté droit, comme
M. Morgagni l'aindi qué dans ſes premiers
adverſaria.

Tome IV.   O

455. Je regarde ces deux comme des crico-aryténoïdiens supérieurs, les ayant trouvés attachés en partie à la portion supérieure voisine du cartilage cricoïde, & ne les ayant pas trouvés autrement. L'aryténoïdien transversal est attaché plus ou moins directement par les deux extrémités de ses fibres à l'un & à l'autre cartilage aryténoïde. J'appelle celui-ci le vrai aryténoïdien.

456. Les thyro-epiglottiques. Ces deux muscles se croisent avec les muscles thyro-aryténoïdiens. Ils s'attachent à la face latérale interne du cartilage thyroïde, & s'attachent latéralement à l'épiglotte.

457. Les aryteno-epiglottiques. Ce font de petits faisceaux charnus, qui sont chacun attachés par une extrémité à la tête d'un des cartilages aryténoïdes, & par l'autre extrémité au bord voisin de l'épiglotte.

458. Les hyo-epiglottiques. Je n'ai pas eu occasion de les examiner dans des sujets bien charnus, c'est pourquoi je ne suis pas bien assuré que les fibres qui vont de la convexité de la base de l'os hyoïde à la convexité du cartilage de l'épiglotte, sont de véritables fibres charnues.

459. Usages. Le larynx sert particulierement à donner l'entrée & la sortie

libre à la respiration. La solidité de ses pieces empêche non-seulement les choses externes, mais aussi les morceaux durs qu'on avale de déranger le passage. La glotte, comme une fente étroite, modifie l'air qu'on respire, & par sa facilité de se rétrécir & se dilater, elle forme en partie les différens tons de voix, & cela principalement par le moyen de différens muscles attachés aux cartilages aryténoïdes, dont les autres muscles du larynx font des auxiliaires, non-seulement ceux qu'on appelle propres, mais aussi ceux qu'on appelle communs.

460. Le larynx entier sert aussi à la déglutition comme j'ai dit ci-dessus, & cela par sa connexion avec l'os hyoïde, auquel font attachés les muscles digastriques de la mâchoire inférieure, qui soulevent le larynx conjointement avec l'os hyoïde toutes les fois que la déglutition se fait. Voyez le Traité des Muscles, n°. 1231, 1232, 1233. J'en parlerai plus distinctement après l'exposition du pharynx & de la langue.

461. La facilité de ces variations & de ces changemens de ton dépend de la souplesse & de la flexibilité des cartilages dont le larynx est composé. Elle se perd à mesure qu'on avance dans le grand âge, en ce qu'alors les cartilages s'ossifient, dans les

uns plus & plutôt, dans les autres moins & plus tard; ce qui arrive pour l'ordinaire non feulement au cartilage thyroïde, mais auffi au cricoïde & aux cartilages aryténoïdes.

462. Les mufcles fterno-thyroïdiens, dont la fonction eft en général de tirer en bas le cartilage thyroïde avec tout le larynx, peuvent auffi être auxiliaires des mufcles fterno-hyoïdiens, dont j'ai parlé dans le Traité des Mufcles, n°. 1249. Ils peuvent par la même action comprimer la glande thyroïde, dont je parlerai ci-après. Les thyro-hyoïdiens ou hyo-thyroïdiens peuvent réciproquement, felon le befoin, tirer le cartilage thyroïde avec le larynx en haut vers l'os hyoïde, & tirer l'os hyoïde en bas vers le cartilage thyroïde.

463. Les crico-thyroïdiens font difpofés d'une façon qu'il eft difficile de déterminer leur ufage. Ils peuvent, ou faire reculer le cricoïde, ou faire avancer le thyroïde, & cela plus obliquement de bas en haut & de devant en arriere. Par cette action les cornes inférieures du thyroïde & les petites facettes articulaires du cricoïde gliffent les unes fur les autres.

464. Les crico-aryténoïdiens, tant latéraux, que poftérieurs, peuvent écarter les cartilages aryténoïdes, & par là ouvrir la glotte, mais différemment. Les latéraux

écartent ces cartilages obliquement en devant, & en même tems rendent les parois de la glotte lâches. Les poſtérieurs écartent ces mêmes cartilages obliquement en arriere, & en même tems bandent les parois de la glotte. Quand les latéraux & les poſtérieurs agiſſent également enſemble, ils écartent ces cartilages directement.

465. Les muſcles thyro-aryténoïdiens, quand ils agiſſent enſemble, paroiſſent tirer les deux cartilages aryténoïdes en devant, & par conſéquent rendre la glotte lâche, ou ſuſceptible de petits tremblotemens par la voix. Ils paroiſſent auſſi pouvoir par leur contraction preſſer les *ſinus* ou ventricules du larynx, & même comprimer les glandes aryténoïdiennes.

466. Les aryténoïdiens font approcher les cartilages aryténoïdes, en les ſerrant l'un contre l'autre. Ces cartilages ainſi joints par l'action des aryténoïdiens, peuvent en même tems être, ou inclinés en devant par les thyro-aryténoïdiens, ou renverſés en arriere par les crico-aryténoïdiens poſtérieurs. Par ce moyen la glotte peut être fermée & lâche, ou fermée & bandée. Dans le dernier cas elle eſt entierement fermée, & c'eſt ce qui arrive quand on retient la reſpiration pour faire des efforts, comme j'expliquerai plus au long ailleurs.

467. L'épiglotte ſert en général à cou-

vrir la glotte comme une espece de toît, qui empêche que rien ne tombe sur la glotte quand on mange & quand on boit; dans lesquels cas elle est abaissée de la maniere qui sera exposée ci-aprés. Elle sert à empêcher l'air qu'on respire d'aller directement & comme de front à la glotte, & en le fendant, pour ainsi dire, elle l'oblige d'y aller par les côtés. A l'égard des muscles, ils ne paroissent pas absolument nécessaires à l'épiglotte. Elle peut être abaissée dans la dégutition par la seule base de la langue; elle peut se relever par son propre ressort. Les muscles thyro-épiglottiques & les aryténo-épiglottiques, peuvent servir à bien serrer les ouvertures latérales qui pourroient rester quand elle est abaissée par la base de la langue. Les hyo-épiglottiques la peuvent tirer un peu en avant dans une grande respiration, comme quand on soupire, bâille, &c.

§ II. *Le Pharynx.*

468. SITUATION. On donne ce nom à une espece de sac musculeux & glanduleux, dont la surface externe est collée à la surface interne de tout l'espace qui est au fond de la bouche, derriere les arriere-narines, derriere la luette & derriere le larynx, depuis la grande apophyse ou apophyse antérieure de l'os occipital jus-

qu'à l'œsophage, qui en est la continuation; lequel espace est borné postérieurement par les muscles qui couvrent les corps des premieres vertèbres du cou, & latéralement par la portion supérieure de l'une & l'autre veine jugulaire interne, par celle de l'une & l'autre carotide interne, par les apophyses épineuses de l'os sphénoïde, par l'extrémité des os pierreux, par l'os sphénoïde immédiatement au-dessus de l'aîle interne de l'apophyse ptérygoïde, & par les portions voisines de l'un & de l'autre muscle ptérygoïdien de chaque côté.

469. CONFORMATION. On voit à peu près par ces bornes & par ces adhérences du pharynx, de quelle figure il peut être. Il est comme la partie large d'une espece d'entonnoir couvert, dont l'œsophage est le tuyau, & comme le pavillon de l'œsophage, qui en est réellement la continuation. On le peut distinguer en trois parties; une supérieure qui est la voûte du pharynx, une moyenne qui en le corps, ou la grande cavité, & une inférieure qui en est le fond, le détroit, & comme le sphincter. On y considere aussi trois ouvertures, celle de la voûte vers les narines, celle du corps ou de la grande cavité vers la bouche, & celle du fond vers l'œsophage.

470. La voûte du pharynx en est la por-

tion la plus large. Elle fe termine de chaque côté en un angle ou pointe vers les foffettes jugulaires de la bafe du crâne. La grande cavité devient enfuite un peu rétrécie entre les côtés, fans diminuer les autres dimenfions. Elle s'élargit de nouveau, de côté & d'autre derriere le larynx, en laiffant néanmoins très-peu d'intervalle entre elle & le cartilage cricoïde. L'extrémité de la portion inférieure eft fort étroite, & embraffe la bafe du même cartilage cricoïde.

471. Structure. Le pharynx eft compofé en partie de plufieurs différentes bandes charnues qui en forment la capacité, & que l'on regarde comme autant de différens mufcles, en partie d'une membrane qui tapiffe intérieurement cette capacité dans toute fon étendue, & qui eft une continuation de celle des narines internes, de même que celle du palais.

462. Membrane. Cette membrane eft toute glanduleufe, & elle eft plus épaiffe à la voûte & à la cavité moyenne du pharynx, que dans le fond inférieur. Elle forme immédiatement au-deffus de la premiere vertèbre plufieurs rugofités longitudinales, fort épaiffes ou profondes, mais courtes, entre lefquelles on trouve ordinairement dans les morts un amas de mucofité. Elle n'a point de rugofités dans fa

grande cavité, où elle eſt, comme à la voûte, fort adhérente aux muſcles. Elle eſt plus mince en bas, où elle revêt auſſi la partie poſtérieure du larynx, & où elle eſt mince, inégalement pliſſée & fort lâche. Elle s'enfonce un peu de côté & d'autre entre les bords du pharynx.

473. Quoique les bandes muſculaires ou charnues dont le pharynx eſt compoſé, forment pour la plupart enſemble un ſeul ſac ou réceptacle continu, elles ſont néanmoins très-diſtinguées les unes des autres, non-ſeulement par leurs différentes attaches, ſelon leſquelles on leur a donné des noms particuliers ; mais auſſi par les différentes directions & rencontres de leurs fibres. Ces bandes peuvent être regardées pour la plupart comme des muſcles digaſtriques, dont les tendons mitoyens ſe trouvent en arriere ſur une même ligne longitudinale, qui dans quelques ſujets paroît très-évidemment comme une eſpece de ligne blanche.

474. On les peut rapporter à trois claſſes en général, eu égard à leurs attaches, ſelon leſquelles il y en a qui ſont attachées à la baſe du crâne ; ſavoir,

  Les cephalo-pharyngiens.
  Les petro-pharyngiens.
  Les ſphéno-pharyngiens, ou ſphéno-ſalpingo-pharyngiens.

O v

Les ptérygo-pharyngiens.

Les stylo-pharyngiens.

Il y en a dont les attaches sont du côté de la bouche ; savoir,

Les péristaphilo-pharyngiens.

Les glosso-pharyngiens.

Les hypero pharyngiens.

Les génio-pharyngiens.

Enfin il y a qui ont leurs attaches sur les parties latérales du larynx ; savoir,

Les syndesmo pharyngiens.

Les thyro-pharyngiens.

Les crico-pharyngiens.

L'œsophagien.

L'adeno-pharyngien.

475. Les cephalo-pharyngiens sont attachés à la face inférieure de l'apophyse basilaire, ou grande apophyse de l'os occipital, environ au milieu de la partie postérieure de cette face. De-là ils s'écartent latéralement, & quelquefois se joignent aux stylo-pharyngiens en remontant. La ligne blanche du pharynx commence par l'attache mitoyenne de ces muscles.

476. Les pétro-pharyngiens sont attachés au bas de l'extrémité de l'os pétreux ; les sphéno-salpingo-pharyngiens, en partie à l'os sphénoïde, directement au-dessus de l'aîle interne de l'apophyse ptérygoide, & en partie à la portion voisine & cartilagineuse de la trompe d'Eusta-

hius ; les ptérygoïdiens au bord de la
même aîle interne de l'apophyse ptérygoïde.
Ces trois muscles de l'un & de l'autre côté
vont obliquement en arriere , en se couvrant un peu les uns les autres par quelques-unes de leurs fibres, & se rencontrent
à la ligne blanche. Ces muscles peuvent tirer la grande cavité ou la portion moyenne
du pharynx en haut.

477. Les stylo-pharyngiens sont attachés intérieurement à l'apophyse ou épiphyse styloïde par un bout. De-là chacun
d'eux descend obliquement le long de la
partie latérale du pharynx, en couvrant les
muscles & en se croisant avec eux. A mesure qu'il descend, il s'élargit & forme
principalement deux portions ; une supérieure qui reste étroite, & une inférieure
qui est large. La portion étroite se disperse
parmi les fibres musculaires au dessus du
cartilage thyroïde. La portion large est
attachée sur le côté du cartilage. Ainsi le
muscle appelé stylo-pharyngien est en
partie un vrai muscle stylo-thyroïdien.
Ces muscles peuvent tirer latéralement le
pharynx en haut, surtout par leurs portions thyroïdiennes. On dit communément qu'ils dilatent le pharynx ; mais cela
me paroît gueres conforme à leur situation,
ni à leur direction.

478. Les péristaphylo-pharyngiens sont

deux petits mufcles qui font attachés entre la luette & l'extrémité inférieure de l'aîle interne de l'apophyfe ptérygoïde, & vont obliquement en arriere fur les côtés du pharynx Ils font fort difficiles à trouver dans des fujets maigres & fort jeunes. Ils s'accordent avec ceux que M. Santorini appelle hypéro pharyngiens ou palato-pharyngiens. Les gloffo-pharyngiens font des fibres qui vont le long de l'un & de l'autre bord latéral de la langue, & enfuite s'en détachent en arriere & defcendent fur les côtés du pharynx fous les ftylo-pharyngiens.

479. Les hyo-pharyngiens en général font ceux qui font attachés de côté & d'autre à l'os hyoïde On les peut diftinguer en trois à chaque côté, fçavoir en bafio-pharyngiens, en petits kerato-pharyngiens, & en grands kerato-pharyngiens, felon leurs attaches particulieres à la bafe, aux petites cornes & aux grandes cornes de l'os hyoïde.

480. A l'égard des mylo-pharyngiens de M. Douglas le médecin, j'avoue que je ne les ai pas vus diftinctement. J'ai trouvé au lieu de cela une portion mufculaire très-réellement détachée du mufcle génio-gloffe, & attachée très-diftinctement au côté du pharynx. Je l'ai nommé mufcle génio-pharyngien, comme étant unie au génio-gloffe jufqu'au menton même.

481. Les syndefmo-pharyngiens du même M. Douglas font des paquets de fibres
mufculaires très - diftinctement attachées
par un bout tout le long des ligamens par
lefquels les cornes fupérieures du cartilage thyroïde tiennent aux extrémités ou
pointes des grandes cornes de l'os hyoïde.
De-là elles vont en arriere fe rencontrer
fous la ligne blanche. Pour les voir fans
les confondre avec celles des mufcles voifins, il faut remplir le fac pharyngien
avec du coton, pour lui donner une convexité convenable & en affermir les parois,
qui fans ce moyen s'affaiffent, fe pliffent
& empêchent de voir clairement la direction & la diftribution d'une partie des mufcles pharyngiens.

482. Les thyro-pharyngiens font fort
larges, & s'attachent chacun à la face externe de l'aîle du cartilage thyroïde tout
le long, entre le bord de ce cartilage &
la ligne oblique, à laquelle font attachés
de côté & d'autre les mufcles thyro hyoïdiens. Ils fe confondent un peu avec les
mufcles crico-hyoïdiens. De-là ils montent obliquement en arriere, & fe rencontrent auffi fous la ligne blanche, & paroiffent même quelquefois n'être qu'un feul
mufcle fans être interrompus par un tendon mitoyen. Ils m'ont cependant paru
quelquefois être diftingués en fupérieurs

& en inférieurs, en ce que leur portion supérieure montoit en arriere, au lieu que leur portion inférieure y alloit plus transverfalement.

483. Les crico-pharyngiens font attachés chacun au bas du côté du cartilage cricoïde. Ils ne font qu'une fuite des thyro-pharyngiens, de forte qu'ils n'en donnent autre marque de diftinction que les attaches & une direction un peu différente, en ce qu'en allant en arriere ils defcendent un peu. C'eft ce qui m'a fait quelquefois prendre ces deux mufcles pour un feul, & le nommer thyro-crico-pharyngien.

484. Les plus inférieures de ces fibres font un contour entier en arriere, depuis un côté de la bafe du cartilage cricoïde jufqu'à l'autre côté, lequel contour fait le commencement de l'œfophage, & a donné occafion à quelques-uns de le regarder comme un mufcle particulier, fous le nom de mufcle œfophagien. J'ai trouvé un paquet de fibres fe détacher du mufcle thyro-pharyngien, & s'attacher latéralement à la glande thyroïde. Je l'ai appelé mufcle thyro-adénoïdien.

485. Les ufages particuliers de tous ces mufcles font très-difficiles à déterminer. Il eft certain que ceux de la portion moyenne & de la portion inférieure du pharynx fervent principalement à la déglutition,

Ceux de la portion supérieure, & en partie ceux de la portion moyenne, peuvent avoir entr'autres usages celui de modifier la voix, comme le pense M. Santorini.

§ III. *Le palais, la cloison du palais, la luette, les muscles, &c.*

486. On a donné le nom de palais à la voûte de la bouche, c'est-à-dire, à toute la concavité de l'espace qui est environné du bord alvéolaire & de toutes les dents de la mâchoire supérieure, & qui s'étend jusqu'à la grande ouverture du pharynx. Cette voûte est en partie ferme & stable, & en partie molle & mobile. La portion ferme est celle qui est précisément bornée par les dents, & formée des deux grands maxillaires, & des deux os appelés os du palais. La portion molle & mobile est celle qui est plus postérieure, plus inclinée en arriere, & comme une espece de voile attaché au bord des os du palais, formée en partie de la membrane commune de toute la voûte, & en partie de plu-sieurs faisceaux musculaires,

487. La membrane qui revêt toute cette étendue est semblable à celle qui revêt la voûte & la grande cavité du pharynx. Elle est très-parsemée de grains glandu-leux, dont les orifices ne sont pas ordinai-rement si sensibles que dans le pharynx &

dans les rides de fa voûte, où M. Heifter a vu un orifice confidérable, & un canal proportionné à cet orifice, par lequel il a aifément introduit le vent par un tuyau. C'eft le moyen le plus fûr pour commencer ces fortes d'examens, furtout quand on s'en fert d'abord par l'approximation, & non pas par l'introduction du tuyau. L'enfoncement dans de l'eau claire, de la maniere que j'ai propofé en général, eft encore un bon moyen de découvrir les petits orifices avec l'aide des microfcopes. On pourroit foupçonner de pareils petits conduits le long de la ligne mitoyenne ou raphoïde de la voûte du palais, & le long du bord alvéolaire, par l'apparence de quelques petits points, ou tubercules.

488. La cloison. Cette membrane, conjointement avec celle des arrieres-narines, forme par une continuation non interrompue la furface antérieure & la furface poftérieure de la portion molle ou cloifon du palais, de forte que le tiffu charnu de cette portion eft dans la duplicature d'une membrane glanduleufe. Le tiffu charnu de la cloifon eft compofé des mufcles dont on verra ci-après l'expofition.

489. La luette. La cloifon qu'on peut auffi appeler le voile, & même la valvule du palais, eft terminée en bas

par un bord libre & flottant, qui repréfente une arcade particuliere, fituée tranfverfalement au-deſſus de la baſe ou racine
de la langue. La portion la plus élevée ou
le fommet de cette arcade porte un petit
corps glanduleux, mollaſſe & irrégulierement conique, dont la baſe eſt attachée
à l'arcade & la pointe pend librement en
bas. C'eſt ce qu'on appelle communément
la luette.

490. PILIERS DE LA CLOISON. Ce font
quatre demi-arcades muſculaires, deux à
chaque côté de la luette, à laquelle elles
s'uniſſent toutes par leurs extrémités fupérieures. Elles font diſpoſées de maniere
que les extrémités inférieures des deux
latérales d'un même côté font un peu écartées l'une de l'autre, & que des deux demi-arcades latérales il y en a une antérieure & une poſtérieure, qui laiſſent entr'elles un intervalle triangulaire oblong,
dont la pointe eſt à côté de la baſe de la
luette.

491. Les deux demi-arcades d'un côté
par leur rencontre avec les deux demi-arcades de l'autre côté, forment l'arcade
entiere du bord de la cloiſon. Les demi-
arcades poſtérieures portent leurs extrémités fupérieures plus directement vers
l'épaiſſeur de la luette que les demi-arcades antérieures. Les demi-arcades anté-

rieures font une continuation avec les côtés de la bafe de la langue, & les demi-arcades poftérieures en font de même avec les côtés du pharynx. Au bas de l'intervalle des demi-arcades latérales de l'un & de l'autre côté du gofier, font renfermés deux corps glanduleux appelés amygdales, dont il fera parlé ci après, de même que du corps glanduleux de la luette, dans l'expofition des glandes de la bouche.

492. MUSCLES. Les demi-arcades font principalement compofées de différentes bandes charnues, à peu près de la même maniere que le corps de la cloifon. La membrane qui les revêt eft plus mince que le refte de la continuation au palais, au pharynx & à la langue. Toutes ces bandes font autant de mufcles particuliers, qui pour la plupart fe terminent par un bout dans l'épaiffeur de la cloifon & dans celle des demi-arcades, & par l'autre bout à d'autres parties.

493. Comme on a autrefois rapporté ceux qu'on en connoiffoit alors à la luette indépendamment de la cloifon, ils ont été nommés en général ptéri-ftaphylins par les uns, & périftaphylins par les autres. La derniere partie de ces deux mots, qui font originairement grecs, marque la luette. La premiere partie du mot ptéri-ftaphylins eft un abrégé de ptérygoïde,

par lequel on a voulu marquer les attaches de ces muscles; celle du mot péristaphylin n'est qu'un terme qui signifie autour, aux environs, &c.

404. Je me servirois volontiers du terme péristaphylin, comme terme général, dans les noms des muscles qui sont bornés à la cloison, & j'y ajouterois les différens termes dont les modernes composent ces noms. Mais pour ne pas paroître affecter un nouveau langage, je me tiendrai à l'ordinaire, en avertissant que dans ces mots composés, le terme de staphylins ne marque pas précisément la luette, mais en indique seulement les environs. Si on vouloit faire des noms à moitié grecs & à moitié latins, on pourroit dire, par exemple, glosso-palatins, &c. au lieu de glosso-staphylins. J'appelerai simplement staphylins, ou épistaphylins ceux qui vont immédiatement à la luette, car elle ressemble assez à une petite grappe, selon la signification du terme grec. Selon cette idée voici les noms de ces muscles :

Les glosso-staphylins.

Les pharyngo-staphylins.

Les thyro-staphylins.

Les ptérygo-salpingoïdiens.

Les sphéno-salpingo-staphylins, dits communément péristaphylins externes.

Les ptérygo-ftaphylins fupérieurs.

Les ptérygo-ftaphylins inférieurs.

Les pétro-falpingo-ftaphylins, dits périftaphylins internes.

Les ftaphylins, ou épiftaphylins.

495. Les gloffo-ftaphylins font deux petits mufcles attachés chacun en bas de la partie latérale de la bafe de la langue, & de-là montent obliquement en arriere le long des demi-arcades antérieures de la cloifon du palais, & fe terminent infenfiblement de côté & d'autre vers la luette, où quelques-unes de leurs fibres s'épanouiffent dans la largeur de la cloifon. Ces deux mufcles forment principalement l'épaiffeur des demi-arcades antérieures.

496. Les pharyngo-ftaphylins font auffi deux petits mufcles attachés chacun par une extrémité à la partie latérale des mufcles thyro pharyngiens, comme s'ils en étoient des portions détachées. De-là ils montent obliquement en devant le long des deux demi-arcades poftérieures de la cloifon, & fe terminent fur cette cloifon au deffus de la luette, où ils fe rencontrent, & paroiffent former une arcade entiere par une efpece d'union réciproque de leurs fibres. Ces deux mufcles forment l'épaiffeur des demi-arcades poftérieures de la cloifon.

497. Les thyro-ftaphylins font deux pe-

tits mufcles qui accompagnent fort étroitement les pharyngo-ftaphylins dans tous leur trajet, excepté qu'ils font attachés par leurs extrémités poftérieures au cartilage thyroïde près les autres ; il contribuent de même à l'épaiffeur des demi-arcades poftérieures de la cloifon, fur laquelle ils vont auffi s'attacher à peu près de la même façon que les autres. On peut regarder ces deux paires de mufcles comme une feule, & les appeler thyro-pharyngo-ftaphylins.

498. Les fphéno-falpingo-ftaphylins. Chacun de ces deux mufcles eft attaché par une extrémité en partie au côté fphénoïdal de la portion offeufe de la trompe d'*Euftachius*, en partie à la portion molle voifine de la même trompe. De-là il fe porte vers l'aîle externe de l'apophyfe ptérygoïde, où une portion de ce mufcle s'attache à cette aîle ; l'autre portion defcend jufqu'au bout de l'aîle, va fe contourner autour du bec du petit crochet de la même aîle, comme au bout d'une poulie, & s'attache enfuite à la cloifon du palais vers la luette.

499. Je regarde ces deux portions comme deux mufcles particuliers, dont l'un ne paroît fervir qu'à dilater la trompe, favoir la portion qui eft attachée à l'apophyfe ptérygoïde, & qui pourroit être appelée ptérygo-falpingoïdien. L'autre por-

tion eſt un vrai ſphéno-ſtaphylin, & peut auſſi, par rapport à quelque attache à la trompe, être appelé ſphéno-ſalpingo-ſtaphylin ou ſalpingo-ſtaphylin externe. C'eſt celui qu'on appelle communément périſtaphylin externe.

500. Le ptérygo - ſtaphylin ſupérieur n'eſt que la portion externe du muſcle que je viens d'expoſer, & à laquelle on peut encore donner ce nom comme étant un peu attachée à la partie ſupérieure de l'apophyſe ptérigoïde, après ſon attache à la partie ſphénoïdale de la portion oſſeuſe de la trompe. Le ptérygo-ſtaphylin inférieur de chaque côté eſt un très-petit muſcle attaché par un bout au crochet ptérygoïdien, & par l'autre à la cloiſon, vers la luette. C'eſt l'obſervation de monſieur Heiſter.

501. Les pétro-ſalpingo-ſtaphylins ou ſalpingo-ſtaphylins internes, ſont ceux qu'on appelle communément périſtaphylins internes. Chacun de ces deux muſcles eſt attaché par une de ſes extrémités en partie au côté interne, c'eſt-à-dire, le côté pierreux de la portion oſſeuſe de la trompe, en partie le long de la portion cartilagineuſe de la même trompe. De-là il paſſe un peu ſous la portion molle ou membraneuſe, & près du bourlet de la trompe, & enſuite ſe tourne vers la cloiſon, ſur

le bord de laquelle il s'attache par son extrémité & par un certain épanouissement de
ses fibres à la face postérieure ou supérieure
de la cloison. Ces deux muscles ont aussi
été appelés ptéri-staphylins internes.

501. Les staphylins ou épistaphylins
sont deux petits cordons charnus très-col-
lés ensemble, comme si ce n'étoit qu'un
seul, cependant distingués dans quelques
sujets par une ligne blanche très-subtile.
Ils sont attachés par l'une de leurs extrémités à la pointe commune du bord postérieur des os du palais. De-là ils descendent en arriere le long du milieu de la
cloison du palais, & parcourent presque
tout au long le milieu de l'épaisseur de
la luette. On leur donne aussi le nom
d'azygos de Morgagni, qui les avoit trouvés comme un seul, & par conséquent
impair. Les ptérygo-staphylins inférieurs
dont j'ai parlé ci-dessus, sont de cette espece. Ils pourroient très-bien être appelés
staphylins ou épistaphylins latéraux, &
on appeleroit ceux-ci staphylins ou épistaphylins moyens.

503. USAGES. La cloison du palais sert
à conduire dans le pharynx la lymphe
lacrymale & la lymphe mucilagineuse qui
s'amassent continuellement sur la voûte
du palais. Elle sert de valvule en empê-
chant de revenir par les narines ce qu'on

avale, principalement la boiſſon. Les uſages de ſes différens muſcles ne ſont pas ꝛ-
core bien diſtictement connus, ni même
les différens mouvemens dont elle eſt capable, comme on le peut voir en regardant
pendant quelque tems le fond d'une bou-
-che bien ouverte dans une perſonne qui ſe
porte bien. Je m'étendrai là-deſſus ailleurs.

§ IV. *La Langue.*

504. SITUATION. FIGURE. Tout le monde
ſait que la langue eſt ce corps charnu &
mollet qui occupe dans la cavité de la
bouche l'intervalle de toute l'arcade du
bord alvéolaire de la mâchoire inférieure, & de toute la rangée des dents de
cette mâchoire, & s'étend encore plus
loin en arriere. Ainſi cet eſpace eſt comme
le moule & la meſure de la longueur &
de la largeur de la langue. Son épaiſſeur &
ſa figure y répondent auſſi à peu près.

505. DIVISION. On la diſtingue en baſe,
en pointe, en face ſupérieure ou le deſſus,
en face inférieure ou le deſſous, & en portions latérales ou bords. La baſe en eſt
la partie poſtérieure & la plus épaiſſe :
la pointe en eſt la portion antérieure &
la plus mince. La face ſupérieure eſt une
convexité très-plate, diviſée également en
deux moitiés latérales par une ligne enfoncée très ſuperficielle, appelée ligne médiane

diane de la langue. Les bords ou côtés font plus minces que le reste, & un peu arrondis, de même que la pointe. La face inférieure n'est que depuis la moitié de la longueur de la langue jusqu'à sa pointe.

506. STRUCTURE. La langue est principalement composée de fibres charnues très-mollasses, entremêlées d'un tissu medullaire particulier, & très - différemment arrangées, dont plusieurs sont bornées à la masse de la langue, sans s'étendre plus loin, & les autres forment des muscles séparés qui en sortent différemment, & s'attachent à d'autres parties. Toute l'étendue de la face supérieure est revêtue d'une membrane épaisse, d'un tissu différemment mamelonné ou papillaire, & outre cela revêtue d'une membrane très-fine, comme d'une espece d'épiderme qui recouvre aussi la face inférieure, mais simplement & sans mamelons.

507. MAMELONS On peut distinguer à la face supérieure de la langue trois sortes de mamelons, sçavoir mamelons boutonnés ou à tête, mamelons demi-lenticulaires, & mamelons veloutés. Ceux de la premiere espece font les plus gros, & comme des têtes ou champignons sur un petit cou ou pédicule très-court, ou en maniere de boutons sans pied.

Ils se trouvent sur la base de la langue, un peu enfoncés & comme nichés dans de petites fossettes superficielles.

508. Ces mamelons de la premiere espece sont comme de petites glandes conglomerées, posées sur une base fort étroite; & elles ont quelquefois chacune un petit enfoncement au milieu de leur sommité ou convexité. Ils occupent la surface de toute la base de la langue, où ils sont situés ensemble près les uns des autres, & de maniere que les plus antérieurs forment un angle par leur arrangement. Ce sont des mamelons glanduleux, & autant de petites glandes salivaires ou mucilagineuses, qu'on peut mettre au rang des autres glandes salivaires dont il sera parlé ci-après.

509. TROU GLANDULEUX. On voit assez fréquemment au milieu de cet endroit de la langue un trou particulier plus ou moins profond, dont la surface interne est toute glanduleuse & remplie de petits boutons semblables à ces mamelons de la premiere espece. On l'appelle le trou *cæcum* de Morgagni, comme mis au jour par cet illustre auteur. M. Vater a été plus loin, & il en a indiqué des conduits qui ont paru salivaires. M. Heister a découvert très-distinctement deux de ces conduits, dont les orifices étoient dans

le fond du trou *cæcum*, l'un à côté de l'autre. Il a trouvé ces conduits aller en arriere, en s'écartant un peu l'un de l'autre, & il a trouvé l'un des deux aboutir par une petite véficule oblongue dont le fond étoit du côté de la petite corne de l'os hyoïde.

510. Les mamelons de la feconde efpece, ou mamelons demi-lenticulaires, font de petites éminences orbiculaires, d'une convexité applatie, dont le bord circulaire n'eft pas féparé de la furface de la langue. Quand on les examine dans une langue faine avec un bon microfcope, on en trouve toute la convexité marquée de petits trous ou pores, à peu près comme la convexité d'un dez à coudre, ou le pavillon d'un arrofoir.

511. Ils occupent plus ou moins la partie moyenne de la langue, & l'antérieure, & font quelquefois plus vifibles vers les côtés de ces parties qu'ailleurs. Ils paroiffent très-polis à la vue feule fans microfcope, fouvent même dans les vivans. Ils perdent facilement leur confiftance après la mort, de forte qu'en les frottant plufieurs fois on les peut allonger & rendre comme de petites pyramides mollaffes & couchées fur le côté.

512. Les mamelons de la troifieme efpece, ou mamelons veloutés, font

les plus petits de tous & les plus nombreuv
Ils occupent toute l'étendue superficielle
de la face supérieure de la langue, même
dans les intervalles des autres mamelons.
Il vaut mieux les appeler mamelons
coniques que mamelons veloutés, selon la conformation qu'ils font appercevoir étant examinés par le microscope dans
de l'eau claire. Ils font naturellement mollets, mais ils deviennent très-flasques après
la mort, de sorte que de longs & menus
qu'ils font, on les rend facilement courts
& épais en les maniant.

513. MUSCLES INTRINSEQUES. C'est ainsi
que j'appelle les fibres charnues ou mufculaires dont la masse de la langue est
composée, & qui font en partie bornées
à cette masse sans s'étendre plus loin. Spi-
gel leur donne le nom de muscles linguaux. On y trouve en général trois fortes
de fibres, sçavoir des fibres longitudinales, transversales, verticales, & dans
chacune de ces trois fortes, les fibres font
en partie directement, & en partie obliquement telles, & cela par différens dé-
grés plus ou moins. Les fibres longitudinales regardent la base & la pointe de la
langue, & paroissent en partie être les
épanouissemens des muscles stylo-glosses,
des hyo-glosses & des génio-glosses dont
il sera parlé ci-après. Les verticales pa-

roissent aussi en partie être produites par les mêmes génio-glosses, comme les transverses par les mylo-glosses.

514. Outre ces productions entremêlées, on trouve un plan particulier de fibres longitudinales qui vont superficiellement, attenant la face supérieure de la langue, & un plan particulier de fibres transversales au dessous, lesquelles fibres s'entrelacent en partie, & se terminent par leurs extrémités, les unes vers les bords de la langue, & les autres vers la base & la pointe, sans quitter la masse ou le corps de la langue. Elles sont immédiatement au-dessus de celles qui appartiennent aux génio-glosses. Pour voir toutes ces différentes fibres & les différens degrés de leur direction, on n'a qu'à couper la langue longitudinalement & transversalement, surtout quand elle est cuite, ou long-tems macérée dans du vinaigre fort.

515. LES MUSCLES EXTRINSÈQUES. Ce sont ceux qui par l'une de leurs extrémités entrent dans la composition du corps de la langue, & ensuite s'étendent hors de la langue jusqu'à d'autres parties auxquelles ils sont attachés par leurs autres extrémités. Il s'en trouve communément quatre paires, dont voici les noms.

Les mylo-glosses. Les stylo-glosses. Les hyo-glosses. Les génio-glosses.

516. Les muscles qui meuvent particulierement l'os hyoïde, & dont j'ai fait l'expofition dans le traité des muscles uniquement attachés aux os, appartiennent auffi à la langue, & font les principaux directeurs de fes mouvemens. Il fuffit ici d'en rappeler la mémoire en les nommant, fçavoir :

Les mylo-hyoïdiens. Les génio-hyoïdiens. Les ftylo-hyoïdiens.

Les omo-hyoïdiens. Les fterno-hyoïdiens.

517. Les mylo-gloffes font de petits plans charnus fitués tranfverfalement, l'un d'un côté & l'autre de l'autre côté, entre la branche de la mâchoire inférieure & la bafe de la langue. Leur attache à la mâchoire eft immédiatement au-deffus de la moitié poftérieure du mufcle mylo-hyoïdien, entre la ligne faillante oblique de la face interne de la mâchoire, fous les dents molaires. De-là ils fe portent au côté de la bafe de la langue, & s'y perdent à côté du gloffo-pharyngien. Souvent ils ne paroiffent point.

518. Les ftylo-gloffes font deux mufcles longs & grêles qui defcendent des apophyfes ou épiphyfes ftyloïdes, & forment chacun une portion de la partie latérale de la langue. Chacun d'eux s'attache au côté externe de l'apophyfe ftyloïde

par un tendon longuet. C'eſt le ſupérieur
des trois muſcles qui ſont attachés au ſty-
let de l'os des tempes, & qui repréſentent
enſemble ce qu'on appelle communément
ici le bouquet de Riolan. Le ſtylo-hyoïdien
eſt l'inférieur des trois, & le ſtylo-pharyn-
gien en eſt comme le mitoyen en arriere.

519. En deſcendant preſque vis-à-vis le
côté interne de l'angle de la mâchoire inférieure, il jette latéralement un ligament
aponévrotique un peu large, mais court,
qui tient à l'angle, & par lequel il eſt
comme ſuſpendu ou bridé à cet endroit de
ſon trajet. De-là il paſſe au côté de la baſe
de la langue, où il s'unit d'abord étroitement avec la portion latérale du muſcle
hyo-gloſſe, & enſuite forme avec cette
portion une bonne partie du côté de là
langue.

520. Les hyo-gloſſes ſont attachés chacun à trois portions voiſines de l'os hyoïde, ſavoir à la baſe ou principale piece
de cet os, à la baſe ou racine de la grande
corne, & à la ſymphyſe de cette corne
avec la baſe de l'os. C'eſt ce qui a donné
lieu de regarder ces muſcles comme deux
ou trois muſcles particuliers, ſous les
noms de baſio-gloſſe, de kerato-gloſſe,
& de chondro gloſſe. Ils paroiſſent aſſez
diſtingués & comme ſimplement collés
enſemble dans quelques ſujets. Mais pour

ne pas embarrasser la mémoire inutilement, on les peut comprendre sous le nom général d'hyo glosses.

521. Ainsi ce n'est qu'un muscle situé au côté interne du stylo-glosse, & plus bas que celui ci, avec lequel il forme la partie latérale de la langue. La portion qui est attachée à la base de l'os hyoïde, est plus antérieure & a plus de volume que les deux autres portions. Celle qui est attachée à la symphyse cartilagineuse de la corne avec la base, en est la plus petite; & celle qui tient à la corne en est la plus reculée ou postérieure. Ce muscle est en partie soutenu par le mylo-hyoïdien comme par une sangle. La portion antérieure est distinguée des autres par les nerfs de la cinquieme paire & les arteres qui y passent.

522. Les génio-glosses sont des muscles situés l'un à côté de l'autre, le long de la face inférieure de la langue. Chacun d'eux est attaché à la face interne ou postérieure de la symphyse de la mâchoire inférieure, immédiatement au-dessus de l'attache du génio-hyoïdien. De-là il va en arriere vers l'os hyoïde, auquel les fibres les plus intérieures tiennent en passant par une membrane ligamenteuse. Dans ce trajet il épanouit toutes ses fibres d'une

maniere singuliere dans l'épaisseur de la langue.

523. De toutes ces fibres il y en a qui vont tout droit vers l'os hyoïde jusqu'à la base de la langue. Il y en a qui se recourbent vers le devant, & se distribuen à la pointe de la langue. Les autres se dispersent en maniere de rayons en de vant, en haut, & en arriere dans l'épais seur de la langue. Les moyennes de toute ces fibres s'épanouissent même latérale ment vers les côtés de la langue.

524. Les deux génio-glosses font appliqués l'un contre l'autre, & forment ensemble comme une seule masse ; mais ils sont distinctement divisés par une membrane cellulaire fort mince qui fait une cloison mitoyenne entre ces deux muscles, & même pénetre fort avant entre les deux moitiés latérales de la langue, savoir la droite & la gauche. Cette cloison membraneuse est dans le même plan & dans la même direction que la ligne médiane de la face supérieure de la langue.

525 Quand on détache du menton les extrémités de ces deux muscles, ils se raccourcissent de façon que ces mêmes extrémités, qui dans leur état naturel font sous la pointe de la langue, se placent aussi-tôt sous le milieu. C'est dans cette si-

P v

tuation dérangée & contre nature qu'on voit ces mufcles repréfentés dans les figures données par de très-habiles gens, & d'ailleurs deffinées & gravées par de très-excellens artiftes. C'eft ce qui empêche cependant de fentir & le vrai & le beau de leur mécanique.

526. Ces deux mufcles, par leurs fibres poftérieures & droites qui vont à la bafe, peuvent tirer la langue hors de la bouche. Ils peuvent la retirer ou ramener par leurs fibres antérieures & recourbées qui vont à la pointe. Ils peuvent fucceffivement ou tout à la fois rendre la langue longitudinalement creufe en forme de gouttiere. Ils peuvent en même tems par l'épanouiffement latéral de leurs fibres moyennes retrécir la langue. Je paffe ici plufieurs autres mouvemens que ces deux mufcles peuvent exécuter, & qui m'ont autrefois fait dire dans mes cours particuliers, que ces mufcles font polychreftes, c'eft-à-dire ont beaucoup d'ufages.

527. Les ftylo gloffes en fe contractant peuvent chacun tourner la langue vers la joue, & pouffer les alimens entre les dents molaires fupérieures & inférieures. Quand ces mufcles agiffent conjointement avec les portions latérales du plan charnu fupérieur de la maffe de la langue ils peuvent tourner la langue, obliquement

en haut entre les dents de la mâchoire supérieure vers la joue, comme pour faire quitter à cet endroit les alimens qui y restent quelquefois après la mastication. Quand ils agissent conjointement avec les portions latérales des hyo-glosses, ils peuvent tourner la langue en bas entre les dents inférieures & la joue.

528. Les hyo-glosses peuvent raccourcir la langue par l'action simultanée de toutes leurs portions. Ils en peuvent aussi tourner le bout ou la pointe entre les dents & la levre inférieure, & la faire passer par dessus cette levre. Le plan charnu supérieur de la masse de la langue la peut courber en haut vers le palais. Il peut la faire lécher la levre supérieure. Les mylo-glosses peuvent brider un côté de la base de la langue, pendant que sa pointe se tourne de l'autre côté. Les ligamens suspensoires des stylo-glosses peuvent servir à la même chose, & même suppléer au défaut des mylo-glosses.

529. Outre les membranes de la langue, dont j'ai fait l'exposition ci-dessus, on a coutume de parler d'une troisieme, qu'on appelle membrane réticulaire, & qu'on montre communément sur des langues cuites de bœuf & de mouton. On a prétendu même l'avoir démontrée dans l'homme. J'avoue que je n'y ai pu réussir.

P vj

Il y a très-long tems que j'ai fait voir que celle qu'on peut tirer des langues cuites de bœuf & de mouton, n'est pas une vraie membrane, que c'est une espece de matiere ou substance mucilagineuse & claire, répandue entre la membrane mamelonnée & la membrane externe ou épidermoïde, laquelle matiere par la cuisson devient blanche & acquiert assez de consistance pour pouvoir en tirer des portions considérables, & que les trous qui la font paroître réticulaire, y sont moulés par de petits mamelons pyramidaux.

530. ATTACHES LIGAMENS. La langue n'est pas seulement arrêtée dans la bouche par les muscles, elle y est encore attachée par des ligamens qui sont membraneux pour la plupart. Le principal de ces ligamens est celui qu'on appelle en latin *frænum linguæ*, c'est-à-dire le frein de la langue. C'est le pli saillant qui paroît d'abord sous la langue, pour peu qu'on en leve la pointe en ouvrant la bouche, & qui n'est que la continuation & comme une duplicature lâche de la membrane dont la cavité intérieure de la bouche est recouverte. Ce pli couvre la courbure de la portion intérieure des muscles génioglosses, depuis la pointe de la langue jusqu'au-dessous de l'intervalle mitoyen des dents incisives inférieures.

531. Les autres ligamens de la langue font le petit pli membraneux qui va le long du milieu de la convexité de l'épiglotte jufqu'à la bafe de la langue, & les plis membraneux qui enveloppent les demi-arcades inférieures de la cloifon du palais. Ces trois plis font auffi la continuation de la membrane qui couvre les parties voifines. Les ligamens aponévrotiques des mufcles ftylo-gloffes peuvent être regardés comme de vrais ligamens latéraux de la langue. Ils font un peu collés au bas du mufcle ptérygoïdien interne ou antérieur.

532. Vaisseaux sanguins. Ce font principalement ceux qui paroiffent fi évidemment fous la langue, ou pour mieux dire dans la face inférieure de la langue, à chaque côté du frein. Il y en a quatre, une artere & une veine qui s'accompagnent à chaque côté. On les appelle veines & arteres fublinguales, ou arteres & veines ranines. Les veines font à côté du frein, & les arteres à côté des veines. Ces arteres font chacune des rameaux de la feconde branche interne ou antérieure de l'artere carotide externe ; & communiquent avec les rameaux de la premiere branche externe ou poftérieure de la même carotide, &c. Les veines font ordinairement des rameaux d'une branche de la veine jugulaire externe antérieure, fa-

voir de la grosse branche, dont il est parlé dans le traité des veines, n. 79.

533. Nerfs de la langue. On voit quatre cordons de nerfs aller très-distinctement à la base de la langue, & y continuer leur route tout au long dans son épaisseur jusqu'à la pointe. Deux de ces cordons sont des rameaux des nerfs maxillaires inférieurs, c'est-à-dire des rameaux de la troisieme branche de la cinquieme paire des nerfs de la moelle allongée, les deux autres sont les nerfs de la neuvieme paire. J'ai donné dans le traité des nerfs le nom de petits linguaux ou petits hypo-glosses aux premiers, & celui de grands nerfs linguaux ou grands nerfs hypo-glosses aux autres. Les grands sont inférieurs & internes. Les petits sont supérieurs & externes ou latéraux. La petite portion ou premiere branche du nerf sympathique moyen ou de la huitieme paire, produit aussi un nerf particulier à chaque côté de la langue.

534. Le grand nerf lingual de chaque côté se glisse en devant entre le muscle mylo-hyoïdien & le muscle hyo-glosse, sous le muscle génio-glosse, & se distribue à toutes les fibres charnues jusqu'à la pointe de la langue, en communiquant par plusieurs petits filets avec le petit lingual, & même avec celui de la huitieme

paire. On en peut voir les autres diſtributions & communications dans le traité des
nerfs.

535. Le petit nerf lingual de chaque
côté ſe détache du nerf maxillaire inférieur dans le paſſage, & quelquefois avant
le paſſage de ce nerf entre les deux muſcles ptérygoïdiens. Enſuite il s’en éloigne
de plus en plus, & paſſe ſous la partie latérale de la langue, & par-deſſus la glande
ſublinguale dont il ſera parlé ci-après. Il
donne en paſſant aux portions voiſines de
la langue, & enfin s’inſinue dans ſon
épaiſſeur, & ſe termine vers ſa pointe
après avoir envoyé dans tout ce trajet quantité de filets à la tunique mamelonnée.
Il communique, comme il a été dit ci-
deſſus, avec le grand & avec le petit nerf
de la huitieme paire.

536. Ce nerf lingual, un peu après
ſon détachement du nerf maxillaire inférieur, porte un petit nerf particulier qui
monte en arriere vers l’articulation de la
mâchoire inférieure, en accompagnant le
tendon du muſcle latéral du marteau de
l’oreille interne, traverſe la caiſſe entre
le manche du marteau & la jambe longue
de l’enclume, ſous le nom de corde du
tambour, & enſuite pénètre la paroi poſtérieure de la caiſſe, où il s’unit avec la
portion dure du nerf auditif, comme il a

été dit ci-devant dans l'expofition des parties de l'oreille interne.

537. Cette petite corde nerveufe a été regardée par les anatomiftes comme une efpece de petit nerf récurrent du nerf lingual ; mais comme il paroît faire dans quelques fujets avec le nerf lingual fimplement un angle aigu, dont la pointe eft tournée en devant, & que le nerf lingual paroît un peu plus gros après cet angle, il doit plutôt être cenfé venir de la caiffe & s'unir avec le nerf lingual, que de naître de ce nerf, & d'en remonter à la caiffe. Il y a des fujets où l'union de ce petit nerf avec le nerf lingual eft comme plexiforme, & très-difficile à démêler. Voyez le traité de l'oreille.

538 Le nerf lingual de la huitieme paire de la moelle allongée, ou la premiere branche de cette paire, paffe d'abord fur le côté interne du mufcle digaftrique de la mâchoire inférieure, & donne aux mufcles génio-hyoïdiens, aux mufcles voifins de la bafe de la langue & à ceux du pharynx. Il produit enfuite des ramifications & des communications expofées dans le traité des nerfs, & enfin va dans la partie inférieure de la langue, & y communique avec le rameau lingual de la cinquieme paire, & avec le rameau lingual de la neuvieme.

539. USAGES DE LA LANGUE. Elle sert principalement à l'organe de la sensation particuliere qu'on appelle le goût, & cela par le moyen de ses mamelons, surtout des mamelons veloutés ou pyramidaux. Il n'est pas encore évident en quoi & comment les mamelons demi-lenticulaires y contribuent. A l'égard des mamelons boutonnés ou à tête, on les peut regarder comme une espece de glandes salivaires disperfées.

540. Elle est aussi un des principaux instrumens de la parole & de l'articulation de la voix. Riolan dans son anthropographie, dit avoir vu un enfant de cinq ans, qui après avoir perdu la langue par la petite vérole maligne, la luette étant restée entiere, n'avoit point, ou n'avoit que très-peu perdu l'usage de la parole. Apparemment la base de la langue y étoit demeurée. M. de Jussieu a donné dans les mémoires de l'Académie Royale des Siences une observation sur une petite fille qui parloit, quoique née sans langue, au lieu de laquelle il n'y avoit qu'une espece de petite éminence.

541. Elle sert encore à ramasser les morceaux qu'on mâche, à les tourner de côté & d'autre, à détacher du palais ce qui s'y colle, à cracher, à sucer, &c. & elle sert beaucoup à la déglutition avec le se-

cours des muscles digastriques, qui par leur contraction en même tems que les autres muscles, tiennent la mâchoire inférieure serrée contre la mâchoire supérieure, soulevent l'os hyoïde, & le fixent à une hauteur convenable, par laquelle les muscles stylo-glosses & hyo-glosses font rouler la base de la langue en arriere contre le morceau, & lui font pousser ce morceau dans le pharynx, dont les portions qui sont alors immédiatement au-dessus du morceau, se contractent sur le champ, & l'avancent vers l'œsophage.

§. V. *Les Joues, les Levres, les Gencives.*

542. Les joues & les levres font les parois & l'entrée de la cavité de la bouche. Elles sont en général formées par la connexion de plusieurs lambeaux charnus, plus ou moins larges, attachés autour de la convexité des deux mâchoires, couverts de peau & de tissu graisseux en dehors, & tapissés d'une membrane glanduleuse en dedans. Les levres paroissent avoir outre cette composition un certain tissu spongieux & molasse qui se gonfle & se dégonfle dans certaines occasions, indépendamment de l'action musculaire de leurs portions charnues. Il est entremêlé de tissu adipeux.

543. Le tissu qui forme le bord rouge

des levres eſt fort différent du tiſſu de la peau voiſine. Son épaiſſeur eſt un amas de mamelons veloutés, longuets, très-fins & très-étroitement collés enſemble, couverts d'une pellicule très-fine, qui paroît une continuation réciproque de l'épiderme & de la pellicule qui s'étend ſur la membrane glanduleuſe de la cavité de la bouche. Ce tiſſu eſt d'une grande ſenſibilité, qui devient très-incommode quand il eſt tant ſoit peu dépouillé de ſa pellicule épidermique. La membrane interne de la levre ſupérieure forme une petite bride mitoyenne au-deſſus des premieres dents inciſives.

544. On appelle gencives le tiſſu coriace & rougeâtre qui couvre les deux faces de tout le bord alvéolaire de l'une & de l'autre mâchoire, ſe continue entre toutes les dents, environne le collet de chaque dent en particulier, & s'y attache très-étroitement avec une adhérence très-intime. Ainſi les gencives externes & les gencives internes ne ſont qu'une même continuité, & forment enſemble autant de trous & ouvertures qu'il y a de dents.

545. Ce tiſſu des gencives eſt d'une ſtructure très-ſinguliere, & à peu près comme une étoffe de chapeau extrêmément ſerrée & élaſtique, c'eſt-à-dire à reſſort.

Il n'eſt pas attaché immédiatement à l'os des mâchoires, mais moyennant le périoſte, avec lequel il eſt tout-à-fait uni, & il eſt couvert d'une membrane fine, forte & de ſurface égale, laquelle membrane eſt de même très-adhérente au tiſſu, & paroît néanmoins être une continuité de la membrane mince qui va aux levres & aux joues, & de celle qui va à la langue.

546. Les arteres qui vont aux levres aux joues & aux gencives, ſont des ramifications de l'artere carotide externe, & principalement de la branche que j'ai appelée artere maxillaire externe, (traité des arteres, n. 55.,) & de celle que j'ai nommée arteres maxillaire interne, (n. 58.) Je conſeille fort de voir aux endroits cités les diſtributions & les différentes communications de ces arteres. Les veines qui en ramenent le ſang ſont des ramifications de la veine jugulaire externe antérieure, (n., 72, &c.)

547. Les nerfs de ces parties viennent principalement du nerf maxillaire ſupérieur, & du nerf maxillaire inférieur, qui ſont deux branches de la cinquieme paire de la moelle allongée. Ils viennent auſſi de la portion dure du nerf auditif ou petit nerf ſympathique, dont les ramifications ſont diſperſées très-amplement ſur toute l'étendue de ces parties, & com-

muniquent affez particulierement avec les nerfs de la cinquieme paire en plufieurs endroits, comme on le peut voir dans le traité des nerfs.

548. On trouve dans ces mufcles tant de variété dans les différens fujets, qu'il n'eft pas étonnant que les defcriptions qu'en ont donné les anatomiftes foient fi différentes. Il y a des fujets où il manque des portions de mufcles, d'autres où il eft prefque impoffible de les démêler affez diftinctement, à caufe d'une extrême pâleur & atténuation des fibres. Il y en a où réellement on trouve des faifceaux particuliers qu'on ne trouve point du tout dans d'autres. J'ai difféqué il y a environ quinze ans une vieille femme, dans laquelle feule j'ai trouvé beaucoup de particularités que je n'ai pas trouvées dans un grand nombre d'autres fujets, quoique plus propres à la diffection. Dans cette femme les mufcles de la face en général étoient extraordinairement multipliés & bien diftingués. J'en parlerai parmi d'autres obfervations particulieres.

549. On divife ordinairement les mufcles des levres en communs & en propres. On appelle communs ceux qui aboutiffent aux angles ou commiffures des deux levres. On nomme propres ceux qui ne font attachés qu'à l'une des deux, foit fupérieure, foit

inférieure , & par-là on les divise en propres de la levre supérieure , & en propres de la levre inférieure. On donne à tous ces muscles des noms particuliers , dont les uns sont tirés de quelque conformation particuliere , les autres du lieu d'attache ou de situation , & plusieurs des usages qu'on leur attribue.

550. Je ferai ici l'exposition de ceux que je suis en état de démontrer. Je ne parlerai pas de ceux que je n'ai pas encore trouvés , ni même entrevus , quoique je ne doute nullement de l'exactitude de ces illustres anatomistes qui en ont publié la description , & qui d'ailleurs donnent des preuves indubitables d'être véridiques dans leurs ouvrages. J'évite scrupuleusement les noms tirés d'usages & de fonctions , en partie pour me conformer à ce que j'ai dit ailleurs sur les fonctions des muscles en général , en partie à cause de mon incertitude sur quelques-unes des fonctions qu'on attribue à ceux-ci en particulier , & en partie pour encourager les anatomistes , même ceux qui commencent , & qui pourroient mieux deviner que moi.

551. Voici le dénombrement de ceux auxquels je me borne.

Les communs.

Les demi-orbiculaires.

Les sur-demi-orbiculaires.

Les buccinateurs.

Les grands zygomatiques.

Les propres de la levre supérieure.

Les petits zygomatiques.

Les canins.

Les incisifs latéraux.

Les incisifs mitoyens.

Les propres de la levre inférieure.

Les triangulaires.

Les collatéraux des triangulaires.

Le carré.

Les incisifs inférieurs.

Les peauciers ou cutanés.

552. La levre supérieure se meut aussi quelquefois par l'action des muscles du nez, principalement de ceux qu'on appelle pyramidaux. Les deux levres ensemble, de même que l'une ou l'autre séparément, peuvent être mûes par la suction indépendamment de leurs muscles.

553. LES DEMI-ORBICULAIRES. On les prend communément pour un seul muscle qui environne les deux levres, & auquel on donne le nom d'orbiculaire; mais en examinant bien les angles des levres, on y trouvera les fibres de la levre supérieure se croiser avec les fibres de la levre infé-rieure, & on distingue l'arcade muscu-laire d'une levre d'avec l'arcade muscu-laire de l'autre. C'est pourquoi j'en fais deux, que j'appelle en général demi-or-

biculaires, & en particulier un demi-orbiculaire supérieur, & l'autre demi-orbiculaire inférieur. Il seroit mieux de les appeler demi-ovalaires.

554. Le demi-orbiculaire supérieur est souvent plus large que l'inférieur. Il a encore cela de particulier que les fibres de son arcade ne vont pas toutes au coin de la bouche, mais se terminent par degrés entre le milieu & les extrémités de cette arcade, à peu près comme les fibres demi-ovalaires de la paupiere supérieure. Le demi-orbiculaire inférieur est pour l'ordinaire plus uniforme dans l'arrangement de ses fibres.

555. LES SUR-DEMI-ORBICULAIRES. Ce sont des fibres qui augmentent en haut la largeur des deux portions latérales du demi-orbiculaire supérieur, & paroissent d'abord faire une continuation d'arcade comme ce demi-orbiculaire ; mais étant bien examinées, on en trouvera les extrémités voisines distinguées par un petit intervalle, attachées sur les gencives vis-à-vis les bords de la fossette cutanée qui descend depuis la cloison du nez jusques vers le milieu du bord de la levre supérieure, & les autres extrémités sont confondues avec celles du demi-orbiculaire supérieur.

556. LES BUCCINATEURS. Il y en a deux,

deux, situés chacun entre la partie postérieure de ces deux mâchoires, & le coin
de la bouche, transverfalement. Ils font
larges en arriere, moins larges en devant,
en maniere de triangle, ou plutôt de trapeze, & forment en partie l'une & l'autre
joue. Ils font auffi quelquefois appelés
mufcles de la joue. Pour en avoir une
idée jufte, il faut connoître à chaque côté
un ligament particulier que j'appelle ligament inter-maxillaire, comme faifant
la connexion des deux mâchoires, & qui
fert d'attache aux extrémités poftérieures
des fibres du mufcle buccinateur.

557. Ligamens inter-maxillaires.
Il y en a deux, un à chaque côté. Ce ligament eft fort, & médiocrement large
Il eft attaché par un bout à la face externe
de la mâchoire fupérieure, au-deffus de
la derniere dent molaire, & à côté de
l'apophyfe ptérygoïde, où il eft comme
collé contre le mufcle ptérygoïdien inférieur ou interne. Il eft attaché par l'autre
bout à l'extrémité poftérieure ou fupérieure de la ligne faillante oblique de la
face externe de la mâchoire inférieure,
au-deffous de la derniere dent molaire.
Il fert auffi à brider la mâchoire inférieure,
& à en borner l'abaiffement quand on ouvre la bouche. On le peut fentir foi-même
en y touchant avec le bout du doigt mis

dans la bouche, furtout quand on l'ouvre bien grande.

558. Les buccinateurs font attachés chacun en arriere à trois endroits. Les fibres du milieu font attachées tranfverfalement au ligament inter-maxillaire, & vont directement vers le coin de la bouche. Les fupérieures viennent tout le long des alvéoles de la mâchoire fupérieure comme par degrés, & defcendent un peu obliquement vers le coin de la bouche. Les inférieures viennent de la même maniere de la mâchoire inférieure, mais en montant. Toutes cès fibres s'amaffent peu à peu en allant vers la commiffure des levres, où elles fe gliffent derriere les extrémités & l'union des mufcles demi-orbiculaires qui les couvrent, & auxquels elles font fortement attachées. Il y a un grand creux entre ce mufcle & le maffeter, lequel creux eft rempli de graiffe.

559. LES GRANDS ZYGOMATIQUES. Ils font deux, fitués l'un à droite & l'autre à gauche, entre l'os zygoma & le coin de la bouche. Chacun de ces deux mufcles eft grêle, long, oblique, attaché par une extrémité à l'os de la pommette, favoir au bord inférieur de la portion qui eft affemblée avec l'apophyfe zygomatique de l'os des tempes. De-là il defcend fort obliquement de derriere en devant,

étant pour l'ordinaire dans ce trajet fort enveloppé de graisse. Il aboutit à la commiſſure des deux levres, avec une forte adhérence au buccinateur qui le couvre. Il eſt quelquefois, & même le plus souvent composé.

560. LES PETITS ZYGOMATIQUES. Ce ſont deux petits muſcles très-grêles, ſitués au-deſſus des grands zygomatiques, & preſque paralleles avec eux. Leur extrémité ſupérieure paroît un détachement & comme une continuation des fibres inférieures du muſcle orbiculaire des paupieres, dont on la peut néanmoins diſtinguer. Leur extrémité inférieure s'unit au muſcle inciſif voiſin. Il eſt comme enſeveli dans la graiſſe, ce qui le fait ſouvent diſparoître.

562. LES CANINS. Chacun de ces deux muſcles eſt largement attaché par une extrémité à la mâchoire ſupérieure, au-deſſus de l'alvéole de la dent canine, dans un enfoncement ſous le bord inférieur de l'orbite, vers l'os de la pommette. De-là il deſcend un peu obliquement en ſe croiſant avec l'extrémité inférieure du grand zygomatique qui le couvre en cet endroit. Enſuite il aboutit à l'extrémité de l'arcade du demi orbiculaire ſupérieur, & communique plus bas par quelques fibres avec le triangulaire. C'eſt ce qui m'a-

voit autrefois fait regarder ce mufcle comme neutre, c'eft-à-dire, ni propre à la levre fupérieure, ni commun aux deux levres.

562. Les incisifs latéraux. Chacun de ces deux mufcles eft comme *biceps*, ayant deux portions en haut qui fe réuniffent en bas. L'une de ces portions ou extrémités fupérieures eft plus grande que l'autre. La grande eft attachée à l'os maxillaire fous le tendon mitoyen du mufcle orbiculaire des paupieres, & paroît communiquer par quelques fibres avec les fibres voifines de ce même mufcle. De-là elle defcend un peu obliquement vers la joue, le long de l'apophyfe nafale, en fe confondant avec le mufcle pyramidal du nez, & en donnant quelques fibres aux narines. Enfuite elle paffe avec adhérence par-deffus le mufcle myrtiforme ou tranfverfal du nez, & s'unit à l'autre portion.

563. Cette portion eft large en haut, où elle eft attachée immédiatement fous le bord de l'orbite à l'os maxillaire, près l'union de cet os avec l'os de la pommette, & un peu auffi à l'os de la pommette. Elle eft même à cet endroit couverte de la portion inférieure du mufcle orbiculaire des paupieres, avec laquelle elle a quelquefois une efpece de commu-

nication. De-là elle defcend obliquement vers le nez, & s'unit avec la premiere portion.

564. Les deux portions ainfi réunies vont enfemble par une extrémité plus étroite derriere le mufcle demi-orbiculaire de la levre fupérieure, & s'attachent à ce mufcle vis-à-vis la dent canine latérale. Quelquefois il jette un petit paquet de fibres au mufcle canin, lequel paquet pourroit être regardé comme un acceffoire ou affocié du mufcle canin, & être nommé le petit canin.

565. Les incisifs mitoyens. On les appelle ordinairement les petits incififs de Cowper, ou petits incififs fupérieurs. Ces deux petits mufcles font très-courts, fi-tués l'un à côté de l'autre, au-deffous de la cloifon du nez. Ils font attachés par une extrémité à l'os maxillaire fur les alvéoles des premieres dents incifives, derriere le demi-orbiculaire de la levre fupérieure; & par l'autre extrémité à la partie moyenne & fupérieure de l'épaiffeur de la levre, attenant les narines, auxquelles ils font auffi attachés. Ils jettent quelquefois latéra-lement des fibres au demi-orbiculaire.

566. Les triangulaires. Chacun de ces deux mufcles eft attaché par une ex-trémité large à la face externe de la bafe de la mâchoire inférieure, depuis le muf-

cle maſſeter juſqu'au trou mentonnier. De-là il monte en ſe rétréciſſant en maniere de triangle un peu recourbé, ſe gliſſe entre les extrémités du buccinateur & du grand zygomatique, auxquels il eſt fort collé, & ſe termine à la commiſſure des deux levres, en partie au demi-orbiculaire ſupérieur, en partie, & quelquefois moins, au demi-orbiculaire inférieur. Il paroît quelquefois comme une continuation du grand canin.

567. Le carré, ou mentonnier. C'eſt ce qui fait l'épaiſſeur du menton ſous la levre inférieure. Il eſt fort compoſé, & très-difficile à bien développer, à cauſe de l'entrelacement de ſes fibres avec beaucoup de graiſſe ou de tiſſu pelliculaire du tégument graiſſeux. Il eſt d'abord attaché à la face antérieure de la mâchoire inférieure, où il occupe en partie les deux foſſettes larges qui ſont aux côtés de la ſymphyſe. De-là il monte de côté & d'autre en croiſant, le long de la ſymphyſe, les fibres les plus voiſines de la peau, & s'attache largement au bas du demi-orbiculaire de la levre inférieure. La direction des autres fibres dont ſon épaiſſeur eſt compoſée, varie différemment dans différens ſujets. Il communique par quelques fibres avec les peauciers.

568. Les incisifs inférieurs, &c.

Ce font deux petits mufcles qu'on appelle auffi les incififs inférieurs de Cowper. Ils font attachés chacun par leur extrémité fupérieure fur les alvéoles des dents incifives latérales de la mâchoire inférieure. De-là ils defcendent en s'approchant l'un de l'autre, & s'attachent enfemble au bas du milieu du mufcle demi-orbiculaire de la levre inférieure.

569. On trouve au côté externe de l'attache fupérieure de chacun de ces petits mufcles un faifceau de fibres qui paroiffent s'en détacher auprès de la dent incifive. Ce faifceau s'en écarte latéralement en maniere d'arc, & s'unit aux fibres du mufcle demi-orbiculaire inférieur, avec lequel on le confond très-facilement. On le peut regarder ou comme un acceffoire du demi-orbiculaire inférieur, ou comme un collatéral du petit incifif.

570. Les Peauciers, ou Cutanés. Ces deux mufcles forment enfemble une efpece de membrane charnue qui couvre tout le devant de la gorge & du cou, depuis les joues & le menton, jufqu'au-deffous des clavicules, & qui eft fort adhérente à l'expanfion membraneufe, ou la capote aponévrotique dont j'ai fait l'expofition ci-devant, (n. 196, 197.) Cette expanfion a une adhérence particuliere à la portion antérieure de la bafe de la mâchoire infé-

rieure, à peu près comme au bas du zygoma, & elle s'étend fur tous les mufcles
qui forment la circonférence du cou, &
fur la portion fupérieure des grands pectoraux, des deltoïdes & des trapezes.

571. Les fibres de chaque mufcle peaucier vont obliquement de bas en haut vers
le devant de la gorge & du cou, où celles
de l'un fe rencontrent avec celles de l'autre
par des angles aigus., & comme en fe croi-
fant, depuis le menton jufqu'au *Sternum.*
Elles font fort attachées à la peau moyennant le tiffu cellulaire de la membrane
adipeufe. Ces mufcles font extrêmement
minces depuis les clavicules jufqu'au haut
du cou. Enfuite ils augmentent en épaiffeur à mefure qu'ils s'approchent de la
bafe de la mâchoire, furtout depuis le
maffeter jufqu'au menton.

572. Ils fe collent chacun à la portion inférieure du maffeter, à celle du triangulaire
& à celle du carré. Leurs fibres charnues
deviennent aponévrotiques fur le maffeter
& fur le buccinateur. Elles fe continuent
plus fur le triangulaire, & fe confondent
avec les fibres de ce mufcle, jufqu'à la commiffure des levres. Elles s'avancent auffi
un peu fur la portion voifne du carré.

573. La portion de ces mufcles qui répond à la bafe du mufcle triangulaire,
eft divifée comme en deux lames char-

r nues, dont l'externe eft celle qui s'avance t fur le triangulaire & le carré ; & l'in-i terne eft féparément attachée à l'os même de la mâchoire. J'ai encore trouvé une partie de l'extrémité charnue du côté droit paffer devant la fymphyfe du menton par-deffus une pareille partie de l'extrémité charnue du côté gauche, en la couvrant, & celle-ci au contraire paffer par-deffous l'autre, & en être cachée ou couverte à proportion.

574. Usages. Les mufcles qu'on appelle communs tirent ou les deux coins de la bouche en même tems, ou ils n'en tirent qu'un à la fois, & cela felon la différente direction de leurs fibres. Ceux qu'on appelle propres tirent les différentes portions de la levre à laquelle ils font attachés. Les buccinateurs en particulier peuvent fervir à remuer les alimens dans la maftication. On pourroit faire un traité entier fur les combinaifons prefqu'innombrables des différens mouvemens de tous ces mufcles, felon les différentes paffions de l'homme, & felon les différentes grimaces qu'il peut faire, comme je dirai ailleurs. Les mufcles peauciers feuls font capables d'en produire les plus frappantes, furtout quand on pleure, & cela par leurs attaches aux mufcles triangulaires, &c. Mais par leur attache à l'os même de la

Q v

mâchoire inférieure, ils tirent en haut la portion inférieure des tégumens du cou, & même la portion voisine de ceux de la poitrine. Ils ne servent pas aux mouvemens de la mâchoire. Ces deux muscles font paroître leur trajet sous le menton & sur le cou dans les vieillards & dans les sujets maigres.

§. VI. *Les Glandes Salivaires.*

575. On appelle en général salive l'humeur dont toute la cavité de la bouche & la langue sont continuellement arrosées dans leur état naturel. Cette humeur est principalement fournie par des glandes nommées pour cette raison glandes salivaires, & dont on compte communément trois paires, savoir deux parotides, deux maxillaires, & deux sublinguales. Elles en sont effectivement les plus grosses, & à proportion les plus fournissantes; mais il y en a un grand nombre d'autres moins considérables en volume, qui sont comme auxiliaires, ou subsidiaires de celles-là. Ainsi on peut donner le nom général de glandes salivaires à toutes ces sources, dont voici le dénombrement.

Les parotides.
Les maxillaires.
Les sublinguales.
Les molaires.
Les buccales.

Les labiales.

Les linguales.

Les amygdales.

Les palatines.

Les valvulaires.

Les aryténoïdiennes.

La thyroïdienne.

576. LES PAROTIDES. Ce font deux groffes glandes blanchâtres, inégalement oblongues & inégalement boffelées, fituées chacune entre l'oreille externe & la branche poftérieure, ou afcendante de la mâchoire inférieure, & un peu avancées fur la portion voifine du maffeter. La portion fupérieure de la glande eft devant le conduit cartilagineux de l'oreille, & touche l'apophyfe zygomatique de l'os des tempes. La glande s'étend en devant & en arriere fous le lobe de l'oreille juf. qu'à l'apophyfe maftoïde.

577. Antérieurement de la portion fupérieure de la parotide naît par la réunion de plufieurs petits tuyaux, comme d'autant de racines, un canal membraneux & blanc, qui va obliquement de derriere en devant fur la face externe du maffeter, & enfuite perce de dehors en dedans le buccinateur, vis-à-vis l'interftice de la deuxieme & de la troifieme dent molaire, par un trou ou orifice en forme d'aiguiere.

578. On appelle ce canal le conduit ſalivaire de Stenon, ou conduit ſalivaire ſupérieur. Il a environ une ligne ou plus de diametre, & dans quelques ſujets il eſt en partie couvert & environné de grains glanduleux plus ou moins entaſſés, qui ſont unis avec lui. L'artere & la veine qu'on appelle angulaires, montent par-deſſus le conduit. La glande même eſt traverſée par la portion dure du nerf auditif, & reçoit encore des filets de nerfs de la ſeconde paire vertébrale.

579. LES MAXILLAIRES. Ces deux glandes ſont moins groſſes & plus arrondies que les parotides. Elles ſont ſituées chacune à côté de la face interne de l'angle de la mâchoire inférieure, près du muſcle ptérygoïdien inférieur. Elles produiſent chacune de leur face interne ou côté qui regarde la portion latérale du muſcle hyo-gloſſe, un conduit de la même maniere que les parotides, mais plus menu & plus long, qu'on appelle conduit ſalivaire de Warthon, ou conduit ſalivaire inférieur.

580. Chacun de ces conduits s'avance à côté du muſcle génio-hyoïdien, tout le long de la face interne & vers le bord ſupérieur de la glande ſublinguale, juſques vers le bord du frein ou filet de la langue, où il ſe termine par un petit

orifice en forme de mamelon ou petit bourlet. Les deux conduits s'ouvrent pour l'ordinaire par deux orifices féparés, & quelquefois par un feul orifice commun.

581. LES SUBLINGUALES. Elles font auffi au nombre de deux & de la même efpece, mais plus petites, un peu oblongues & applaties, comme des amandes pelées. Elles font fituées fous la portion antérieure de la langue, une de chaque côté, attenant la mâchoire inférieure, & pofées fur les portions latérales du mufcle mylo-hyoïdien, qui leur fert de fangle. Leurs extrémités font tournées l'une en devant & l'autre en arriere. Leurs bords font obliquement en dedans & en dehors.

582. Ces glandes font couvertes en deffus par une membrane très-mince, qui eft la continuation de celle qui revêt la face inférieure de la langue. Elles produifent latéralement plufieurs petits conduits très-courts, qui s'ouvrent du côté des gencives par autant d'orifices rangés fur une même ligne, à peu de diftance du frein, ou filet de la langue, & un peu plus en arriere. On ne trouve pas dans l'homme fi diftinctement que dans plufieurs animaux, des conduits particuliers de ces glandes, pareils à ceux des glandes maxillaires. Les mufcles genio gloffes font dans l'intervalle des deux glandes fub-

linguales, de même qu'entre les deux conduits maxillaires.

583. Les Molaires. Ce sont deux glandes à peu près de la même espece que les précédentes, situées chacune de son côté entre le muscle masseter & le muscle buccinateur. On les prendroit facilement dans quelques sujets pour deux pelotons particuliers de graisse. Elles produisent de petits tuyaux qui percent le buccinateur, & s'ouvrent dans la cavité de la bouche, environ vis-à-vis les dernieres dents molaires. C'est ce qui a donné lieu à M. Heister, qui les a mises au jour, de les nommer glandes molaires.

584. Les buccales. Labiales. Linguales. Toute la face interne des joues du côté de la bouche, est parsemée de beaucoup de grains glanduleux appelés glandes buccales, lesquelles s'ouvrent par de petits trous ou orifices à travers la membrane interne de la bouche. La membrane qui revêt la face interne des levres, & qui n'est qu'une continuation de celle des joues, est aussi percée de quantité de petits trous qui répondent à autant de grains glanduleux, nommés glandes labiales. Les glandes linguales sont celles du trou lingual, ou trou *cæcum* de la base de la langue, dont il a été déjà parlé dans l'article de la langue.

585. LES PALATINES. ARYTENOÏDIEN-
NES. VALVULAIRES. J'ai fait ci-deſſus l'expoſition des glandes palatines, c'eſt-à-
dire de celles de la voûte & de la cloiſon
du palais. J'ai auſſi parlé des glandes aryténoïdiennes, à l'occaſion du larynx. Les
glandes uvulaires ne ſont que la continuation de la membrane du palais, en
forme d'une petite grappe. On peut auſſi
mettre au nombre des glandes ſalivaires
celles de la voûte du pharynx, dont jai
auſſi fait mention, par rapport à cette partie ; comme auſſi les grains glanduleux
de la membrane pituitaire du nez & des
ſinus qui y répondent

586. LES AMYGDALES. Ce ſont deux
corps glanduleux, rougeâtres, qui occupent chacune l'interſtice des demi-arcades latérales de la cloiſon du palais, l'une à
droite & l'autre à gauche de la baſe de la
langue. Elles reſſemblent en quelque façon par leur ſurface inégale & comme
trouée à la convexité d'une coque d'a-
mande, l'ayant tout-à-fait percée de petits
trous qui admettent facilement la tête d'une
groſſe épingle.

587. Ces trous qui repréſentent une eſpece de crible ou réſeau, répondent dans
chaque amygdale à une ſinuoſité ou cavité
irréguliere, remplie le plus ſouvent d'une

humeur plus ou moins vifqueufe, que
le fond de la cavité ou finuofité fournit,
& qui à mefure qu'elle s'amaffe fe dégorge
par les trous dans le gofier. Pour bien voir
la vraie conformation des amygdales, il
faut les examiner dans de l'eau claire, felon
la méthode déjà propofée plufieurs fois.
Mais il faut auparavant les bien laver dans
de l'eau tiede, fans les manier rudement.

588. La glande thyroïdienne. C'eft
une groffe maffe glanduleufe blanchâtre qui
couvre antérieurement la convexité du larynx. Elle paroît d'abord comme formée de
deux glandes ou portions oblongues, unies
enfemble par leurs extrémités inférieures
au-deffous du cartilage cricoïde, de forte
qu'elles repréfentent affez groffierement
une figure fémilunaire, ou une efpece de
croiffant, dont les cornes font en haut &
le milieu en bas. Elle eft médiocrement
épaiffe, & elle eft latéralement courbée
comme le cartilage thyroïde, dont elle
a reçu le nom. Les deux portions latérales
font appliquées fur les mufcles thyro-
hyoïdiens ou hyo-thyroïdiens, & la partie moyenne ou inférieure embraffe les
mufcles crico-thyroïdiens. Les mufcles
thyro-pharyngiens inférieurs jettent des
fibres charnues fur cette glande. Ces
mêmes mufcles communiquent de part &

b d'autre par quelques fibres charnues avec les mufcles fterno-thyroïdiens & avec les hyo-thyroïdiens.

589. Elle paroît de la même efpece que les premieres glandes falivaires, mais elle eft plus ferme. On a cru en avoir trouvé le conduit de décharge, mais c'étoit un vaiffeau fanguin qui en avoit impofé. Il s'y rencontre quelquefois une trainée comme une efpece de corde glanduleufe qui va devant le cartilage thyroïde, & difparoît devant la bafe de l'os hyoïde.

590. Cette corde glanduleufe part du milieu de la bafe commune des portions latérales de la glande thyroïdienne, & va fe perdre entre les mufcles fterno-hyoïdiens, derriere la bafe de l'os hyoïde, comme entre la bafe de cet os & la bafe de l'épiglotte. J'ai fait auffi remarquer dans mes coars particuliers de petites ouvertures à côté du ligament antérieur de l'épiglotte, par lequel elle eft attachée à la bafe de la langue. Une de ces ouvertures a paru comme un petit mamelon percé. Je n'ai pu fuivre la corde glanduleufe que jufques-là.

591. Au bas de chacune des premieres glandes falivaires ci-deffus expofées, c'eft-à-dire des parotides, vers l'apophyfe maftoïde, eft attachée une petite glande particuliere d'une autre efpece, & très-différente

de celles-là en figure, en couleur, en conduit excrétoire, & en matiere de fécrétion. Elle eft arrondie, d'une furface égale, fans boffettes, & elle eft la premiere, ou la plus fupérieure de quantité d'autres de la même efpece, qui fe trouvent en partie au-deffous de l'intervalle de la parotide & de la glande maxillaire, & en partie d'efpace en efpace le long de la veine jugulaire interne jufqu'au bas du cou. On voit entre ces glandes, & même fur cette veine, plufieurs vaiffeaux tranfparens, & comme entrecoupés par quantité de valvules. La liqueur qui y eft contenue eft claire, légerement mucilagineufe, & appelée lymphe.

592. On donne de même à ces vaiffeaux en général le nom de vaiffeaux lymphatiques, & aux glandes celui de glandes lymphatiques. Ces glandes ne font pas toutes d'une même groffeur, ni d'une même rondeur. Il y en a d'oblongues, d'applaties, d'épaiffes, de petites. Les vaiffeaux lymphatiques fortent alternativement d'une glande par une extrémité, & entrent par l'autre extrémité dans une glande voifine. Ces extrémités font ramifiées, tant celles qui fortent que celles qui entrent. Le tronc n'eft pour l'ordinaire que fimple, & les valvules y font difpofées de façon que la liqueur qui y eft con-

ténue ne peut couler que vers la poitrine, & ne peut pas revenir vers la tête.

593. Ce n'eſt pas ſeulement ici que cette eſpece de glandes & ces vaiſſeaux particuliers ſe trouvent. Il y en a non-ſeulement en d'autres endroits de la tête, mais encore ſur pluſieurs parties, tant externes qu'internes, de la poitrine, du bas-ventre, des extrémités ſupérieures & des extrémités inférieures. Les glandes maxillaires ſalivaires en ſont accompagnées, de même que les parotides. Il y en a pluſieurs diſperſées ſur les parties latérales & ſur la partie poſtérieure du cou, dans la membrane adipeuſe attenant les muſcles.

594. Dans la cavité de la poitrine les glandes lymphatiques ſont ſituées d'eſpace en eſpace à côté & derriere l'œſophage, ſurtout à l'endroit qui répond à la cinquieme vertebre du dos. J'en ai trouvé ſur la portion antérieure du diaphragme à côté du médiaſtin. Il s'en trouve autour de la baſe du cœur, dans la graiſſe de cette baſe. Il y en a auſſi dans l'épaiſſeur de la face interne de la membrane adipeuſe qui couvre la poitrine, principalement aux environs des clavicules, & dans les interſtices cellulaires des muſcles qui environnent le thorax.

595. Dans la cavité du bas-ventre ces

glandes font en grand nombre, favoir autour de l'orifice fupérieur & fur les deux courbures de l'eftomac, fur la capfule du *finus* de la veine-porte, fur le ligament cellulaire de la véficule du fiel, vers le commencement du conduit cyftique, fur l'attache de l'épiploon à la rate, fur fes attaches au colon, dans toute l'étendue du méfentere, fur les attaches du méfocolon, derriere les attaches de ces deux membranes aux vertebres des lombes, près la bifurcation de l'extrémité inférieure de l'aorte, le long des vaiffeaux Iliaques. Il s'en trouve auffi hors de la cavité du bas-ventre, dans l'épaiffeur de la face interne des tégumens adipeux.

596. Aux extrémités fupérieures du corps ces glandes font principalement fous l'articulation de l'os du bras avec l'omoplate, à l'endroit qu'on appelle communément le creux de l'aiffelle. Les plus confidérables de celles des extrémités inférieures font vers le bas des aînes, & font communément appelées glandes inguinales, auxquelles le *fafcia lata*, ou l'aponévrofe crurale donne une efpece de capfule double, qui en rend les unes prefque fuperficielles, c'eft-à-dire près de la peau, & les autres plus profondes.

597. Comme toutes les glandes lymphatiques different plus en fituation qu'en

volume & en figure, on en fait le dénombrement selon les endroits où elles se
trouvent, & on les appelle, selon ces mêmes
endroits, par exemple, celles que je viens
d'indiquer, & dont voici les noms:

Parotides lymphatiques.
Maxillaires lymphatiques.
Jugulaires.
Cervicales.
Occipitales.
Claviculaires.
Axillaires.
Thorachiques.
Œsophagiennes.
Médiastines.
Cardiaques.
Ventrales externes, internes.
Stomachiques.
Hépatiques.
Cystiques.
Epiploïques.
Méfentériques.
Lombaires.
Iliaques.
Axillaires.
Inguinales.
Crurales, &c.

598. VAISSEAUX LYMPHATIQUES. Il y
a trois sortes de vaisseaux qui portent le
nom de lymphatiques. Autrefois on ne
le donnoit qu'à ces vaisseaux transparens

& valvulaires dont je viens de parler ci-deſſus, n. 592, & qui accompagnent les glandes lymphathiques. Leurs premieres ſources ſont très-difficiles à découvrir. Leur diſtribution dans le corps de l'homme n'eſt pas encore aſſez ſuivie pour en faire ici une expoſition particuliere, je la réſerve pour un autre traité. A l'égard de leur terminaiſon, ils vont pour la plûpart gagner le canal thorachique, ou grand conduit chylifere.

599. Ce n'eſt pas ſimplement à la ſuite des glandes mentionnées qu'on trouve les vaiſſeaux lymphatiques valvulaires, on en trouve auſſi ſur les différens viſceres, ſans aucun veſtige de quelques glandes lymphatiques voiſines. On les découvre, par exemple, à tout moment en très-grande quantité dans la membrane externe du foie de l'homme, & dans la duplicature du ligament membraneux ſupérieur de ce foie, comme je l'ai marqué dans les articles qui regardent l'expoſition de ce viſcere. Je paſſe ici ſous ſilence les découvertes qui ont été faites là-deſſus dans les animaux, m'étant borné dans l'ouvrage préſent à l'expoſition ſeule du corps humain.

600. Les autres vaiſſeaux qui ſont auſſi ſurnommées lymphatiques, ſont des artérioles & des veines ſi étroites qu'elles ne

laiſſent preſque paſſer dans l'état naturel, que la portion ſéreuſe de la maſſe du ſang. Ces vaiſſeaux different de la premiere eſpece en petiteſſe de diametre, en conformation, & en ſituation. Les artérioles & les veinules ſont toutes ſimples, toutes extrêmement étroites, & à proportion plus étroites que la plûpart des lymphatiques valvulaires, ſans être plus minces. Les premiers vaiſſeaux lymphatiques ſont tous pleins de valvules, tous très-minces, mais non pas tous également étroits. Les lymphatiques artériels & veineux ſe trouvent ſur les parties qui ſont naturellement blanches, par exemple ſur la peau, ſur le blanc de l'œil, &c. & on les découvre aiſément dès leur naiſſance. Les lymphatiques valvulaires ſe bornent au dedans du corps, & ſe trouvent ſur différentes parties, de quelle couleur que puiſſent être ces mêmes parties; mais on ne découvre pas ſi facilement ni ſi diſtinctement leurs ſources primitives.

601. Outre ce que j'en ai dit dans le traité ſommaire, (n. 21, 22, 23;) dans le traité du bas-ventre, à l'occaſion du foie, & dans le traité de la tête, à l'égard de la ſubſtance corticale du cerveau; je me contente d'avertir que pour avoir un dénombrement général des glandes qui ſe trouvent dans le corps humain, il

fuffit de joindre aux falivaires & aux lymphatiques toutes les glandes particulieres
& tous les vifceres glanduleux dont j'ai
parlé dans le cours des traités du bas-
ventre, de la poitrine & de la tête.

602. D'ailleurs je conferve l'ancienne
divifion des glandes en conglobées, fous
lefquelles je comprends les lymphatiques,
& en conglomérées, auxquelles je rapporte
toutes les autres, en les fubdivifant en
fimples & en compofées. A l'égard du
refte qui concerne la ftructure interne des
glandes & des corps glanduleux, je me
fens encore obligé de le remettre à un
mémoire particulier qui fervira de réponfe
à la lettre de M. Helvetius, imprimée à
la fin de fes éclairciffemens fur le fang
pulmonaire.

F I N.

TABLE FRANÇOISE

DES MATIERES,

Contenues dans les quatre volumes

DE L'ANATOMIE

DE M. WINSLOW.

Le chiffre romain indique le volume, & le chiffre arabe la page.

A

Tome IV. R

B

C

D

E

F

Face, I, 48, pieces offeufes qui la compofent, I, 5. ou le vifage, fes parties, III, 277: fes arteres, 280: fes veines & fes nerfs, 280.

Facettes, à l'égard des os, I, 17.

Fafcia-lata, II, 130, 131, fon ufage, II, 148.

Faux (la) de la dure-mere, IV, 65, 66.

Fêlure glénoïdale, I, 81.

Fémur, on trouve dans cet os les trois fubftances offeufes, I, 27, & *fuiv.* on y voit auffi toutes les fortes de cavités 30: os de la cuiffe, I, 244; cartilages de cet os, I, 335.

Fenêtre ovale, I, 127.

—— ronde, I, 128.

Fente dans les os, I, 16.

—— orbitaire, inférieure, ou fente fpheno-maxillaire, I, 72,

—— fphénoïdales, I, 72.

—— fphéno - maxillaire, I, 72.

Fibres, ce que c'eft, III, 268.

—— motrices, I, 3.

Fiffure, (grande) du cer-veau, & fiffure de Sylvius, IV, 86, & *fuiv.*

Flancs (les) *ilia*, III, 292.

Foie, fituation générale, III, 411, figure, *ib.* divifion, 412, éminences, *ib.* enfoncemens, 413, ligamens, 414, fituation particuliere, 417, ftructure, 418, pores biliaires, 420, veines hépatiques, *ib.* arteres hépatiques, *ib.* tuniques, tiffu filamenteux, 422, vaiffeaux lymphatiques, 422, grains glanduleux, 423, conduit coledoque, 424, véficule, 425, rémarques fur les vaiffeaux du foie, 430, 431, ufage, 435.

Foffe, ce que c'eft, I, 15.

Foffes antérieures de la bafe du crâne, I, 61.

—— maxillaires, I, 87.

—— pituitaires, I, 74.

—— prérygoïdiennes, I, 72.

—— fous-épineufe, I, 200.

—— fus - épineufe, I, 200.

Foffette, ce que c'eft, I, 15.

G

H

I

J

L

Tome IV.   S

N

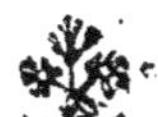

O

OCCIPITAL , (os) sa situation générale , I, 66 : sa figure, sa division, *ibid. & suiv.* sa substance, 69 : situation particuliere, *ibid.* usages, 70.

Œil, parties externes, III, 277 : ses arteres, 280 : ses veines & ses nerfs, *ib.* voy. *yeux.*

Œsophage , situation , figure , IV, 58 : structure, tunique , 59 , & *suiv.*

Oignon des poils , III, 328.
——— de l'urethre , III, 511.

Olécrane ou ancon , I, 211.

Omoplate, sa situation générale , sa figure , I, 196 : division, *ibid &* *suiv.* sa base, 197 : ses côtes, *ibid. & suiv.* son cou, 198 : ses angles : 199 : ses faces, *ibid. & suiv.* substance, 201 : connexion & usage , *ibid.* ses cartilages , 365 : sa méchanique par rapport à ses mouvemens , II , 265 & *suiv.*

Ongles, ce que c'est, III,

326 : leur substance, *ib.* leur usage, 328.
——— articulation , I, 38.

Orbiculaire , os du carpe , I, 223.

Orbites des yeux , IV, 197, 198 : leur périoste, 198.

Oreilles en général, IV, 273 : —— externe, figure , division, 274 : structure, 276 : cartilage , *ib.* ligamens, 278 : muscles, 279 : tégumens , 280 : lobe , conduit auditif, 281 : glandes, 282 : vaisseaux sanguins , 283 , nerfs, *ibid.* —— interne, 284 : trompe d'Eustachius, *ib. & suiv.* membrane du tambour, 287 : cellules mastoïdiennes , 289 : ligament des osselets, 290 : muscles des osselets , *ibid. & suiv.* périoste du labyrinthe , 293 : arteres, veines, 294 : nerfs, 295 & *suiv.* usages 296 : parties externes, III, 278 : ses arteres , ses veines & ses nerfs, 284.
——— interne , (os de l') situation générale , I, 123 : division, 124 :

P

Q

Queue de la moëlle allongée, IV, 110,   III, 112.

R

Rable dans les animaux : ce que c'est, III, 293.

Rainure dans les os : ce que c'est, I, 16.

—— mastoïdienne, I, 81.

—— pierreuse, I, 82.

Raphé : ce que c'est, III, 501.

—— chez les femmes, III, 552.

Rate, III, 439 : sa division, 440 : sa figure, 441 : situation, *ibid. & suiv.* substance, 442 : vaisseaux, nerfs, leur distribution, 443 *& suiv.* usages, 461.

Rayon (os du), volume, figure, situation générale, I, 215, division, 215 *& suiv.* connexion, 218 : est comme le manche de la main, I, 242 : ses cartilages, I, 374 : muscles qui le meuvent, II, 94 : usage des muscles qui le meuvent sur l'os du coude, II, 300.

Rectum, situation générale, III, 385, 386 ; situation particuliere, 386 : structure, 387 : artères & veines, 408, 409, nerfs : 410.

Reins, situation générale, III, 462 : figure, division, 463 : artères & veines rénales, 464 : tuniques, 465 : structure, 466 : bassinet, 470 : entonnoirs, 471 : urèthre, *ibid. & suiv.*

Région épigastrique ou supérieure, III, 291.

—— hypogastrique, III, 292.

—— lombaire, III, 292.

—— ombilicale ou moyenne, III, 291.

—— de l'os, I, 17.

Replis sphénoïdaux, IV, 68.

Réseau vasculaire : ce que c'est, III, 306.

Réservoir du chyle, III, 403 : situation, figure, *ibid.* structure, 404.

Respiration : muscles qui servent aux mouvemens

Tome IV.   T

S

U

V

Tw

X

Y

Fin de la Table générale françoise des Matieres.

AVERTISSEMENT

QUOIQUE l'on ait eu principalement en vue d'être utile aux Etrangers en donnant la Table suivante des Termes Latins d'Anatomie les plus usités, on croit pouvoir se flatter qu'elle ne sera pas inutile aux jeunes gens qui voudront lire les Traités Latins composés par d'habiles Anatomistes & Physiologistes, comme Heister, Haller, & autres. On n'a pas mis les chiffres de renvoi à cette Table; c'eût été une chose inutile, vû qu'ils sont à la précédente, à laquelle on pourra avoir recours sous le mot François.

TERMES LATINS D'ANATOMIE.

A

Abarticulatio : espece d'articulation nommée diarthrose.

Abdomen : le bas-ventre.

Abductio : abduction.

Acetabulum : cavité cotyloïde de l'os des hanches.

Acromion : apophyse de l'omoplate.

Actio muscularis : action musculaire.

Adami pomum : la pomme ou le morceau d'Adam : faillie du cartilage thyroïde.

Adductio : adduction.

Aden : glande.

Adenoïdes : adénoïde, graiffeux ; épithete des glandes proftates.

Adenologia : traité des glandes.

Adeps : graiffe.

Adipofa membrana : membrane graiffeufe.

Adipofi ductus : conduits graiffeux.

Adnata ou *Agnata* : la conjonctive.

Ala : aiffelle.

Ala natura muliebris : ailes ou levres des parties naturelles des femmes.

Ala vespertilionum : ailes de chauve-fouris.

Albuginea, five *conjunctiva oculi* : membrane albuginée, ou conjonctive.

Albugineus humor oculi : quelques-uns ont nommé ainfi l'humeur aqueufe de l'œil.

Allantoïdes : allantoïde.

Alvearium : cavité de l'oreille ou s'amaffe la cire, le *cerumen*.

Alveoli dentium : alvéoles des dents.

Amnios : amnios, enveloppe du fœtus.

Amphiartrofis : articulation mixte, amphiarthrofe.

Amygdala, five *tonfilla* ; glandes amygdales.

Anaftomofis : anaftomofe.

Anatome, anatomia : anatomie.

Ancon : l'éminence du cubitus.

Angeiologia ; traité des vaiffeaux.

Angulus oculi : angle de l'œil.

Anifcalptor mufculus : mufcle grand dorfal ou très-large du dos.

Annulus abdominis : anneau du bas-ventre.

Annulus offeus : anfe ou anneau offeux.

Annuli afpera arteria : anneau de la trachée artère.

Antagonifta mufculi : mufcles antagoniftes.

Anthelix : anthélix, partie de l'oreille externe,

Antiproftata : antiproftates.

Antitragus : antitragus.

Anus : anus, extrémité de l'inteftin rectum.

—— *cerebri* : ouverture des ventricules du cerveau.

Aorta : aorte.

Apex cordis : la pointe du cœur.

—— *unguis* ; la pointe de l'ongle.

Apophyfis : apophyfe.

—— *alveolaris* : alvéolaire.

—— *angularis vel orbitalis* : angulaire ou orbitaire.

—— *articularis* : articulaire.

—— *bafilaris* : bafilaire.

—— *capfularis* : capfulaire.

—— *clinoïdes* : clinoïde.

—— *condyloïdes* : apophyfe condyloïde.

—— *coracoïdes* ; coracoïde.

—— *coronoïdes* : coronoïde de l'omoplate & du cubitus.

—— *jugalis* : jugale, ou du zygoma.

—— *lateralis vertebrarum* : latérale des vertebres.

—— *malaris* : malaire.

—— *mamillaris, feu maftoïdes* : maftoïde.

—— *maxillaris* : maxillaire.

—— *nafalis inferior & fuperior* : du nez.

—— *odontoïdes* : odontoïde.

—— *orbitalis* : orbitaire.

—— *palatina* : palatine.

—— *petrofa* : pierreufe.

—— *pterygoïdea* : ptérygoïde.

—— *raviana, dicta, mallei* : du marteau de M. Rau.

—— *spinosa vertebrarum* : épineuse des vertebres.

—— *temporalis* : temporale.

—— *transversa vertebrarum* : transverse des vertebres.

—— *zygomatica* : zygomatique.

Appendices auriculæ siniftræ cordis : appendices de l'oreillette gauche du cœur.

—— *vermiformes cerebelli* : vermiformes du cervelet.

Appendix vermiformis coli : appendice vermiforme du colon.

Aquæductus Fallopii : aquéduc de Fallope.

—— *Nuckii* : de Nuck.

Aqualiculus : on trouve ce mot pour signifier le pubis & l'hypogaftre.

Aqueus humor : humeur aqueuse.

Arachnoïdea cerebri : arachnoïde du cerveau.

—— *cryftallini & vitrei* : du cryftallin & de l'humeur vitrée.

Aranea tunica, ou *araneofa* : la tunique arachnoïde.

Arbor vitæ : arbre de vie.

Arcuatio alveolaris maxillæ inferioris : arcade alvéolaire de la machoire inférieure.

Arcuatio arterialis vola manûs : arcade artérielle du creux de la main.

—— *veli palati* : du voile du palais.

—— *ginglymoïdes* : ginglymoïde.

—— *palmaris* : palmaire.

—— *plantaris* : plantaire.

—— *superciliares* : furcilieres.

Areola mammarum : l'aréole des mamelles.

Arteria : artère.

—— *adiposa* : adipeuse des reins.

—— *angularis oculi* : angulaire de l'œil.

—— *aorta* : aorte.

—— *aspera* : trachée-artère.

—— *atrabilaria* : atrabilaire.

—— *axillaris* : axillaire.

—— *bafilaris* : bafilaire.

—— *biliaris* : biliaire.

—— *brachialis* : brachiale.

—— *bronchialis Ruifchii* : bronchiales de Ruifch.

—— *canalis arterialis* : canal artériel.

—— *capfulares* : capfulaires ou des capfules des reins.

—— *cardiaca* : cardiaque.

—— *carotis interna & externa* : carotide interne & externe.

—— *cervicalis*, *feu vertebralis* : cervicale, ou vertébrale.

Arteria cœliaca : artère cœliaque.

—— *colica* : colique.

—— *collateralis brachii* : collatérale du bras.

—— *coronaria cordis* : coronaire du cœur.

—— *cruralis externa & interna* : crurale interne & externe

—— *cubitæa* : cubitale.

—— *cystica* : cystique.

—— *diaphragmatica* : diaphragmatique.

—— *duodena* : du duodénum.

—— *dura matris* : de la dure-mere.

—— *emulgens seu renalis* : émulgente, ou rénale.

—— *epigastrica* : épigastrique.

—— *epiploïca* : épiploïque.

—— *fibula* : du péroné ou péroniere.

—— *gastrica* : gastrique.

—— *gastro epiploïca* : gastro-épiploïque.

—— *glutea* : fessiere.

—— *hæmorrhoïdalis externa* : hémorrhoïdale externe.

—— *hæmorrhoïdalis interna* : hémorrhoïdale interne.

—— *hypogastrica* : hypogastrique.

—— *hepatica* : hépatique ou du foie.

Arteria iliaca : artère iliaque

—— *intestinalis seu duodenalis* : intestinale ou duodénale.

—— *intercostales inferiores, superiores* : intercostales supérieure & inférieure.

—— *ischiatica* : sciatique.

—— *laryngea* : laryngée ou gutturale

—— *lumbares* : lombaires.

—— *magna, sive aorta* : grande artère ou aorte.

—— *mammaria* : mammaire.

—— *externa seu thoracica* : externe ou thorachique.

—— *maxillaris* : maxillaire.

—— *mediastina* : médiastine.

—— *menti* : du menton ; mentonniere.

—— *menyngea* : menynge

—— *mesenteria* : mesentérique.

—— *musculares colli* : musculaires du cou.

—— *obturatrix* : obturatrice.

—— *occipitalis* : occipitale.

—— *œsophagæa* : œsophagienne.

—— *pancreatica* : artère du pancréas, pancréatique.

Arteria pericardina : péricardine.

—— *perone* : peroniere ou du peroné.

—— *phrenica* : phrénique.

—— *planta pedis* : de la plante du pied ; plantaire.

—— *poplitea* : poplitée.

—— *pudenda* : honteuse.

—— *pulmonalis* : pulmonaire.

—— *pylorica* : du pylore, pylorique.

—— *radiæa* : radiale.

—— *ranina* : ranine.

—— *renalis, sive emulgens* : rénale, ou émulgente.

—— *sacra* : sacrée.

—— *scapularis interna & externa* : scapulaire interne & externe.

—— *spermaticæ* : spermatiques.

—— *spinalis* : spinale.

—— *spheno spinosa* : sphéno-épineuse.

—— *spheno - maxillaris* : spheno-maxillaire.

—— *splenica* : splénique.

—— *stomachica* : stomachique.

—— *subclavia* : sousclaviere.

—— *sublingualis* : sublinguale.

—— *suralis* : surale.

—— *temporalis* : artère temporale.

—— *thoracica, seu mamma-* ria externa : thorachique ou mammaire externe.

Arteria thymica : thymique.

—— *tibialis* : tibiale.

—— *trachea* : trachéale.

—— *vasa brevia* : vaisseaux courts.

—— *vertebralis, sive cervicalis* : vertébrale, ou cervicale.

—— *umbilicales* : ombilicales.

Arteriosus canalis : canal artériel.

Arthrodia : arthrodie.

Arthron : article, jointure.

Articuli, seu conjunctiones ossium : articulations.

Artus inferiores & superiores : extrémités inférieures & supérieures.

Asellii pancreas : pancréas d'Asellius.

Aspera arteria, seu trachea : trachée-artere.

Astragalus : astragale.

Atlas : premiere vertebre du cou.

Atrabilariæ capsulæ : capsules atrabilaires.

Atria cordis : les vestibules du cœur.

Auditûs organum : l'ouie.

—— *officula* : ses osselets.

Auricula, sive auris externa : l'oreillette externe.

—— *cordis* : oreillette du cœur.

Auris : l'oreille.
Axilla : l'aiſſelle.
Axis : eſſieu , ſeconde vertebre du cou.

Azygos : ſans paire , muſcle de la luette.
—— *vena* : veine ſans paire ou azygos.

B

Balanus penis : le gland de la verge.
Baſilare os : os baſilaire, le ſphénoïde.
Baſis cordis : baſe du cœur.
Bicorne os : l'os hyoïde.
Bilis : la bile.
Brachium : le bras.
—— *ejus os , ſeu os humeri* : l'os du bras.

Bregma ; ſinciput : le devant de la tête , où ſe trouve la fontanelle.
Bronchia : les bronches.
Bucca : la bouche.
Bulbus : bulbe.
—— *oculi* : de l'œil.
—— *pilorum* : des poils.
—— *urethra* : de l'urethre.

C

Calamus ſcriptorius : plume à écrire ; filets médullaires du cerveau.
Calcaneum ; ſeu os calcis : os du talon , le calcaneum.
Calloſum corpus cerebri : le corps calleux.
Calvaria : le crâne.
Camera oculi : les chambres de l'œil.
Canales deferentes : canaux déférens.
Canalis arterioſus : canal artériel.
—— *naſalis* : canal naſal.
—— *nervi auditorii* : canal du nerf auditif.

—— *ſemi-circulares* : demi-circulaires.
Canalis venoſus : canal veineux dans le fœtus.
Canthi, ſeu anguli oculorum : les angles des yeux.
Capillata pars capitis : partie chevelue de la tête.
Capilli : les cheveux.
Capſula atrabilaria : capſules atrabilaires.
Capſula Gliſſonii : capſules de Gliſſon.
Caput : la tête.
—— *gallinaginis* : tête de coq , éminence de la glande proſtate.
Cardia : orifice gauche, ou ſupérieur de l'eſtomac.

Caro : chair, ce n'est autre chose que muscle.

—— *quadrata, seu musculus palmaris brevis* : muscle palmaire.

Carpus : le carpe.

Cartilago : cartilage.

—— *arytænoïdes* : cartilage aryténoïde.

—— *cricoïdes* : cricoïde.

—— *ensiformis* : ensiforme ou xiphoïde.

—— *epiglottis* : épiglotte.

—— *thyroïdes* : thyroïde.

—— *xiphoïdes* : xiphoïde.

Caruncula lacrymalis : caroncule lacrymale.

—— *myrtiformes* : caroncules myrtiformes.

Cauda equina : queue de cheval.

Cauda musculi : l'extrémité d'un muscle.

Cauda sive coccygis os : le coccyx.

Cavernosa corpora penis : corps caverneux de la verge.

Cavernula ossium : cellules des os.

Cavitas, sive cavernosa ossis ethmoïdis : cavité ou sinus de l'os ethmoïde.

—— *frontis, seu sinus frontalis* : sinus frontal.

—— *maxillaris* : sinus maxillaire.

—— *sphenoïdis, seu sinus* : sinus du sphénoïde.

Cellularis membrana : membrane cellulaire.

Cellula, seu cavernula ossium : cellules des os.

Cellulosa tunica intestinorum : tunique celluleuse des intestins.

—— *vesicæ* : tunique celluleuse de la vessie.

Centrum ovale ; centre ovale.

Cerebellum ; cervelet.

Cerebrum : cerveau.

Cervix ; le cou.

Cerumen ; la cire des oreilles.

Ceruminosa glandula ; glandes cérumineuses de l'oreille.

Chorda Achillis ; tendon d'Achille.

Chorda tympani ; la corde du tympan.

Chorda Willisii ; la corde de Willis.

Chorion ; membrane du fœtus, le chorion.

Choroïdea oculi ; la choroïde.

Choroïdeus plexus ; plexus choroïde.

Chyli cisterna ; réservoir du chyle.

Chylifera vasa ; vaisseaux du chyle.

Chyliferus ductus ; canal thorachique.

Chylus ; le chyle.

Cilia ; les cils.

Cilia ligamentum ; ligament ciliaire.

Ciliares processus ; procès ciliaires.

Circulatio sanguinis ; circulation du sang.

Circulus arteriosus & venosus oculi ; le cercle artériel & veineux.

Circulus membraneus vaginæ ; cercle membraneux du vagin.

Cisterna chyli ; le réservoir du chyle.

Clavicula ; la clavicule, os.

Claustrum palati ; le voile du palais

Clitoris, seu mentula muliebris ; le clitoris.

Coccyx, seu os caudæ ; le coccyx.

Cochlea ; le limaçon de l'oreille.

Cæcum intestinum ; l'intestin cæcum.

Colis ; la verge.

Colon intestinum ; l'intestin colon.

Collum ; le cou.

Colli vertebræ ; les vertebres du cou.

Columella ; la luette.

Columnæ cordis ; les colomnes charnues du cœur.

Commissuræ ossium ; articulation des os.

Concha auris ; la conque.

Condylus, seu capitulum ; condyle, petite tête de l'os.

Conjonctiones ossium ; articulations,

Conjunctiva tunica ; la conjonctive.

Continentes & contentæ partes ; parties contenantes & contenues.

Cor ; le cœur.

Cornea oculi tunica ; cornée tunique de l'œil.

Cornua uteri brutorum ; les cornes de la matrice dans les brutes.

Corona glandis ; la couronne du gland.

Coronale os ; l'os coronal.

Coronoïdes processus ; procès coronoïde.

Corpora cavernosa, seu spongiosa clitoridis ; corps caverneux du clitoris.

—— *fimbriaca ;* corps bordés du cerveau.

—— *penis ;* de la verge.

Corpora striata cerebri : les corps cannelés.

—— *cavernosa penis ;* les corps caverneux de la verge.

—— *lutea ovarii ;* les corps jaunes de l'ovaire.

Corpus callosum ; corps calleux du cerveau.

Corpus cavernosum orificium vaginæ ambiens ; le corps caverneux qui embrasse l'orifice du vagin.

—— *Highmori ;* corps calleux du cerveau.

Corpus ossis, seu diaphysis; corps de l'os.

—— *pampiniforme, vel pyramidale;* corps pampiniforme, ou pyramidal.

—— *reticulare Malpighii;* corps reticulaire de Malpighi.

—— *Valsalva;* de Valsalva.

Corticalis cerebri substantia; substance corticale du cerveau.

Costa, græcis pleura; les côtes.

Cotyle; cotyle, cavité de l'os des îles.

Cotyledones; placenta du fœtus des animaux.

Coxa vel coxarum ossa; les os innominés.

Cranium; le crâne.

Cribriforme os; os cribleux.

Crysta galli; crête de coq de l'ethmoïde.

—— *ilei ossis;* crête de l'os des îles.

—— *scapula;* de l'omoplate.

Cremaster musculus; muscle cremaster, ou releveur du testicule.

Crura fornicis, seu pedes hippocampi; les piliers de la voûte (des ventricules du cerveau)

Crus seu tibia; l'os de la jambe.

Crystallinus humor; seu corpus crystallinum; le crystallin.

Cubitus, seu ulna; le cubitus, os du coude.

Cutanea glandula; glandes cutanées, ou glandes de la peau.

Cutaneum reticulum; réseau cutané.

Cuticula, seu epidermis; cuticule ou épiderme, ou sur-peau.

Cutis; la peau.

Cystica bilis; la bile cystique.

—— *vasa;* vaisseaux cystiques.

Cysticus ductus; canal ou conduit cystique.

Cystis fellea; vésicule du fiel.

D

*D*ARTOS: *dartus;* le dartos, membrane des testicules.

Dearticulatio; diarthrose.

Dentes; les dents.

Dentes incisores; dents incisives.

—— *canini;* canines.

—— *molares;* molaires.

—— *sapientia;* de sagesse.

Diaphragma ; diaphragme.

Diaphyfis , feu corpus offis ; diaphyfe , ou corps de l'os.

Diartrofis ; diarthrofe.

Didymi, feu teftes, tefticuli ; les tefticules.

Digiti ; les doigts.

—— *manûs ;* les doigts de la main.

—— *pedis ;* les doigts du pieds, ou orteils.

Digitatio in mufculis quibufdam ; digitations, cannelures.

Dilatatores urethra ; mufcles dilatateurs de l'urethre.

Diploë , feu meditullium cranii ; le diploé.

Diffimilares , feu organica partes ; parties organiques.

Dorfum manûs ; le dos de la main.

—— *pedis ;* le cou-de-pied.

Dorfi fpina ; l'épine du dos.

Ductus adipofi ; les conduits adipeux ou graiffeux.

—— *Bartholinianus ;* de Bartholin.

—— *cholidochus communis ;* conduit colidoque commun.

—— *cyfticus ;* conduit cyftique.

—— *Fuftachianus ;* conduit d'Euftachi.

—— *excretorius ;* conduit excrétoire.

—— *hepaticus ;* conduit hépatique.

—— *hepatico - cyfticus ;* conduit hépatico - cyftique.

—— *lactiferi :* laiteux.

—— *falivalis ;* falivaire.

—— *thoracicus ;* thorachique.

—— *Vercellonii novi :* les nouveaux conduits de Vercelloni.

—— *veficularum feminalium excretorii ;* conduits excrétoires des véficules féminaires.

—— *pancreaticus ;* conduit pancréatique,

—— *Rivinianus ;* conduit de Rivin.

—— *falivalis inferior , feu Warthonianus :* conduit falivaire inférieur ; ou de Warthon.

—— *falivalis fuperior , feu Stenonianus ;* conduit falivaire fupérieur, ou de Stenon.

—— *thoracicus , feu chylilicus ;* conduit thorachique, ou du chyle.

Duodena arteria ; artère duodénale.

Duodenum inteftinum ; inteftin duodénum.

Dura mater , feu menynx ; dure-mere,

E

EMBRIO; embryon.
Enarthrosis ; enarthrose.

Ensiformis cartilago ; cartilage xiphoïde.

Epidermis , seu cuticula ; épiderme.

Epididymis , seu parastata ; épididyme ou parastate.

Epigastrium; seu regio épigastrica ; épigastre , région épigastrique.

Epiglottis ; épiglotte.

Epiphysis ; épiphyse.

Epiploon , seu omentum ; épiploon.

Epistrophæus ; seconde vertébre du cou.

Ethmoïdes os ; os ethmoïde.

Excretorii ductus ; conduits excrétoires.

Extremitates corporis , sive artus ; extrémités du corps.

F

FACIES ; la face.
Fallopianus aquæductus ; aquéduc de Fallope.

Fallopiana tuba ; trompes de Fallope.

Farciminalis membrana ; l'allantoïde.

Fascia lata ; nom de l'enveloppe tendineuse des muscles de la cuisse.

Fasciculus fibrarum , trousseau de fibres.

Fellea cystis ; vésicule du fiel.

Femur os ; os fémur, os de la cuisse.

Fenestra ovalis ; fenêtre ovale.

Fenestra rotunda ; fenêtre ronde.

Fibra ; fibre.

Fibula , seu perone ; le péroné.

Fistula pulmonalis , ou spiralis , la trachée-artere.

Fluida contenta partes ; les fluides.

Fœtus ; le fœtus.

Folliculi cutanei ; follicules cutanées ou de la peau.

Folliculus ; follicule.

Fontanella , seu fons pulsatilis , la fontanelle.

Foramen cœcum linguæ ; le trou aveugle de la langue.

Foramen

Foramen jugale ; trou de l'os jugal ou zygoma.

—— *occipitis magnum* ; le grand trou de l'occipital.

—— *ovale cranii* ; le trou ovale.

Fornix cerebri ; la voûte du cerveau

Fossa * *sigmoïdea* ; la fosse sigmoïde, où se trouve le sinus latéral de la dure-mere.

Frenum linguæ ; le frein de la langue.

Frenulum penis ; le frein de la verge.

Frenulum labri superioris ; le frein de la levre supérieure.

—— *preputii* ; le frein du prépuce.

—— *vulvæ* ; le frein de la vulve.

Frons ; le front.

Frontales sinus ; les sinus frontaux.

Frontis os ; l'os du front.

Funiculus umbilicalis ; le cordon ombilical.

G

GALLINAGINIS caput ; tête de coq, éminence des prostates.

Ganglia nervorum ; les ganglions des nerfs.

Genitalia mulierum ; les parties naturelles des femmes.

—— *virorum* ; les parties naturelles des hommes.

Genium seu mentum ; le menton.

Genu ; le genou

Gibbi frontis ; bosses du front.

Gingiva ; les gencives.

Gingiymus ; ginglyme.

Glandula ; glande.

Glandulæ abdominis ; glandes du bas-ventre.

—— *amygdalæ seu tonsillæ* les amygdales.

Glandulæ artuum ; des articulations.

—— *arytenoïdeæ* ; aryténoïdes.

—— *axillares* ; axillaires.

—— *bronchiales* ; bronchiales.

—— *Brunneri* ; de Brunner.

—— *buccales* ; buccales.

—— *capitis* ; de la tête.

—— *ceruminosæ Duverney* ; cérumineuses de Duverney.

—— *composita* ; composées.

—— *conglobata* ; conglobées.

—— *conglomerata* ; conglomérées.

—— *congregata intestino-*

rum ; glandes miliaires des inteſtins, raſſemblées en paquets

Glandula cervicales ; glandes cervicales.

—— *Cowperi* ; de Cowper.

—— *cutanea* ; cutanées.

—— *cyſtica* ; cyſtiques.

—— *dorſales* ; dorſales.

—— *epiglottidis* ; de l'épiglotte.

—— *gaſtrica* ; gaſtriques.

—— *Haveri* ; de Havers.

—— *hepatica* ; hépatiques.

—— *iliaca* ; iliaques.

—— *inguinales* ; inguinales.

—— *innominata, ſeu lacrymalis* ; innominée ou lacrymale.

—— *jugulares* ; jugulaires.

—— *labiales* ; labiales.

—— *laryngis* ; du larynx.

—— *lienares, ſeu ſplenica* ; ſpléniques, ou de la rate.

—— *linguales* : linguales ou de la langue.

—— *Littrii* ; de M. Littre.

—— *lumbares* ; des lombes.

—— *lymphatica lienis* ; lymphatique de la rate.

—— *mammarum* ; des mamelles.

—— *maxillares* ; maxillaires.

—— *meſaraïca* ; méſaraïques.

—— *mucilaginoſa Haveri* ; mucilagineuſes de Havers.

Glandula Nuckiana ; glandes de Nuck.

—— *nympharum Morgagnii* ; des nymphes de Morgagni.

—— *occipitales* ; occipitales.

—— *odorifera Tyſonis* ; odoriferes de Tyſon.

—— *œſophagii* ; de l'œſophage.

—— *omentales* ; de l'épiploon.

—— *Pacchioni conglobata*, conglobées de Pacchioni.

—— *palatina* ; palatines.

—— *parotides* ; parotides.

—— *Peyeri* ; de Peyer.

—— *pinealis* ; pinéale.

—— *pituitaria* ; pituitaire.

—— *pleura* ; de la plevre.

—— *proſtata* ; proſtates.

—— *renales* : rénales.

—— *ſacra* ; ſacrées.

—— *ſalivales* ; ſalivaires.

—— *ſebacea* ; ſebacées.

—— *Meibomii* ; de Meibomius.

—— *Valſalva* ; de Valſalva.

—— *ſolitaria inteſtinorum* ; ſolitaires des inteſtins.

—— *ſplenica* ; ſpléniques.

—— *ſubcutanea* ; ſubcutanées.

—— *ſublinguales* ; ſublinguales.

—— *ſubmaxillares* ; ſubmaxillaires.

Glandula thyroïdea ; thyroïdienne.

—— *tracheal* ; trachéales.

—— *thymus* ; le thymus.

—— *vesica* ; de la vessie.

—— *vesicularum seminalium* ; des vésicules séminaires.

—— *urethræ muliebris* ; de l'urethre de la femme.

—— *virilis* ; de l'urethre de l'homme.

Glans clitoridis ; le gland du clitoris.

Glans penis, seu balanus ; le gland de la verge.

Glene ; prunelle, cavité.

Glenoïdes cavitas ; cavité glénoïde.

Globus, globulus oculi ; le globe de l'œil.

Glottis, seu apertura laryngis ; la glotte.

Gomphosis ; gomphose.

Gula ; l'œsophage.

Gustûs organum ; l'organe du goût.

H

HARMONIA, seu junctura ossium ad sensum æqualis ; harmonie, espece d'articulation.

Helix ; helix, partie de l'oreille externe.

Hemisphæria cerebri ; hémisphere du cerveau.

Hepar ; le foie.

—— *uterinum, seu placenta* ; le placenta.

Hepatica bilis ; la bile hépatique.

Herophili torcular ; pressoir d'Hérophile.

Hiatus Fallopii ; soupirail de l'aqueduc de Fallope.

Hiatus Rivini ; soupirail de Rivin.

Homoplata, seu scapula ; l'omoplate.

Humerus, os ; l'humerus, os du bras.

Humores oculi ; les humeurs des yeux.

Hydatides ovariorum ; hydatides des ovaires.

Hymen ; l'hymen.

Hyoïdes os ; l'os hyoïde.

Hypochondria ; les hypocondres.

Hypogastrium, seu regio hypog. strica ; la région hypogastrique ; l'hypogastre.

Hypsiloïdos os ; l'os hyoïde.

I

ILEUM *inteftin.m* ; l'inteftin ileum.
Ilium os ; l'os des iles.
—— *five iliaca regio* ; la
région iliaque.
Incifura offis ; échancrure
de l'os.
Incus ; l'enclume.
Index digitus ; le doigt index ou indicateur.
Infundibulum ; l'entonnoir.

Inguen ; l'aîne.
Innominata offa ; les os in-
nominés.
Infpiratio ; infpiration.
Integumenta ; les tégu-
mens.
Inteftina ; les inteftins.
Iris oculi ; l'iris.
Ifchiatica regio ; la région
ifchiatique.
Ifchium ; l'os ifchion.

J

JECUR, vel, *hepar* ; le
foie.
Jejunium inteftinum ; l'inteftin jejunium.
Juga inteftinorum ; circonvolutions des inteftins.

Jugale os ; l'os jugal ou
zygoma.
Jugulum ; la gorge.
Junctura offium ; jointures , articulations des
os.

L

LABIA , *feu labra oris* ;
les lévres de la bou-
che.
—— *pudendi muliebris* ; les
levres de la vulve.
Labyrinthus ; le labyrinthe.
Lacertuli cordis ; les colonnes charnues du
cœur.

Lacrymalis caruncula ; caroncule lacrymale.
—— *glandula* ; glande lacrymale.
—— *faccus* ; fac lacry-
mal.
Lacrymalia puncta ; points
lacrymaux.
Lactea vafa ; les vaiffeaux
lactés.

Lactiferi ductus ; conduits laiteux.

Lacuna uteri ; les lacunes de la matrice.

Labyrinthus auris ; le labyrinthe de l'oreille.

Lacuna seu philtrum ; lacune.

Lamina spiralis ; lame spirale de l'oreille interne.

Larynx ; le larynx.

Lens crystallina ; le crystallin.

Lien, seu splen ; la rate.

Ligamenta ; ligamens.

——— *acromii* ; de l'acromion.

——— *annulare carpi & radii* ; annulaire du carpe & du rayon.

——— *anterius auris externæ* ; anterieur de l'oreille externe.

——— *arteriale, seu canalis arterialis* ; canal artériel.

——— *brachio cubitale* ; brachio-cubital.

——— *capsulare humeri* ; capsulaire de l'humerus.

——— *ciliare* ; ciliaire.

——— *elasticum vel suspensorium* ; à ressort ou suspensoir.

——— *cutaneum coccygis* ; cutané du coccyx.

——— *coronarium hepatis* ; coronaire du foie.

Ligamenta decussata articulationis femoris ; ligamens croisés de l'articulation de la cuisse.

——— *hepatis* ; du foie.

——— *inguinale seu Fallopianum* ; inguinal ou de Fallope.

——— *interarticulare capitis femoris* ; interarticulaire de la tête du fémur ou de la cuisse.

——— *inter-maxillaria* ; intermaxillaires.

——— *intermuscularia, seu lateralia humeri* ; intermusculaires ou latéraux de l'humerus.

——— *internum, seu incarceratum capitis femoris* ; interne ou renfermé de la tête du fémur.

——— *interossea* ; interosseux.

——— *lateralia humeri, tibiæ, &c.* latéraux de l'humerus, du tibia, &c.

——— *lata tarsorum palpebrarum* ; larges des tarses des paupieres.

——— *linguæ, seu frenulum* ; de la langue ou le frein.

——— *medium seu interosseum perones & tibiæ* ; mitoyen ou interosseux du péroné & du tibia.

——— *obturator dictum* ; obturateur.

Ligamen occipitale apophyseos odontoïdis ; ligament occipital de l'apophyse odontoïde

—— *orbiculare articulationis femoris ;* orbiculaire de l'articulation de la cuisse.

—— *ossiculorum auris ;* des osselets de l'oreille.

—— *posterius auris externa ;* postérieur de l'oreille externe.

—— *rotunda uteri ;* ronds de la matrice.

—— *sacro-ischiaticum majus vel ischiaticum externum ;* le grand sacro - sciatique ou sciatique externe.

—— *sacro-ischiaticum minus vel internum ;* le petit sacro - sciatique ou interne.

—— *styloïdeum ;* styloïde.

—— *suspensorium vel elasticum ;* suspensoir ou à ressort.

—— *suspensorium labiorum vulvæ ;* suspenseur des ailes de la vulve.

—— *supensorium vel potius medium hepatis ;* suspenseur ou plutôt moyen du foie.

Ligamen transversale apophyseos odontoidis , &c. ligament transversal de l'apophyse odontoïde.

—— *vaginalia ;* vaginaux.

—— *vascularia , seu rotunda uteri ;* vasculaires ou ronds de la matrice.

Linea alba ; la ligne blanche.

Lingua ; la langue.

Liquor pericardii ; l'eau du péricarde.

Lobi cerebelli ; les lobes du cervelet.

—— *cerebri ;* du cerveau.

—— *pulmonis :* du poumon.

Loquelæ organum , lingua; la langue.

Lumbi ; les lombes.

Lunula unguis ; petite lune ou croissant blanchâtre de l'ongle.

Lutea corpora glandiformia ; les corps jaunes des ovaires.

Lympha ; la lymphe.

Lymphatica vasa ; les vaisseaux lymphatiques.

M

MALA; la joue.
Malleoli ; les malléoles.

Malleus auris ; le marteau, petit os de l'oreille.

Mamma; les mamelles.

Mammillaris apophysis ; apophyse mammillaire ou mastoïde.

Manus ; la main.

Manus dorsum ; le dos de la main.

—— *vola ;* le dedans de la main.

Mater (dura) cerebri ; la dure-mere.

—— *(pia)* la pie-mere.

Matrix , seu uterus ; la matrice.

Maxilla inferior ; la mâchoire inférieure.

—— *superior ;* supérieure.

Maxillares sinus ; les sinus maxillaires.

Meatus auditorius ; conduit auditif.

—— *urinæ ;* méat urinaire.

Meconium ; le meconium.

Mediana linea linguæ : ligne médiane de la langue.

Mediastinum : le médiastin.

Meditullium ; le diploé.

Medulla oblongata ; la moelle allongée.

—— *ossium :* la moelle des os.

—— *spinalis ;* la moelle spinale, ou de l'épine.

Membrana adiposa : la membrane adipeuse ou graisseuse.

—— *allantoïdes sive seminalis ;* l'allantoïde.

Membrana communis musculorum ; membrane commune des muscles.

—— *mucosa narium* muqueuse des narines.

—— *pituitaria Schneideri ;* membrane pituitaire de Schneider.

—— *semi-lunaris oculi ;* sémi-lunaire de l'œil.

—— *sub-pituitaria ;* sous-pituitaire.

—— *tympani ;* membrane du tympan.

—— *cerebri ;* du cerveau.

Membrum virile , seu penis : la verge , le membre viril.

Menynges ; les ménynges, c'est-à-dire la dure-mere & la pie-mere.

Mentula virilis ; la verge.

Mentula muliebris ; le clitoris.

Mentum seu genium ; le menton.

Mesaræum : le méséréon.

Mesenterium : le mésentere.

Mesocolon ; le mésocolon.

Metacarpus : le métacarpe.

Metatarsus : le métatarse.

Mons veneris ; le mont de Vénus, ou le pénil.

Mucilaginosa glandula ; glandes mucilagineuses.

Musculus : muscle.

Musculi abdominis : muscles de l'abdomen.

—— *abducens oculum* : abducteur de l'œil.

—— *acceleratores* : accélérateurs.

—— *accessorius longi flexoris digitorum pedis* : accessoire du long fléchisseur des orteils.

—— *adducens oculum* : adducteur de l'œil.

—— *anconæus* : anconé.

—— *angularis omoplata* : angulaire de l'omoplate.

—— *ani* : de l'anus.

—— *ani scalptor* : le grand dorsal.

—— *annuens Cowperi* : petit droit antérieur de la tête.

—— *annularis digiti* : du doigt annulaire.

—— *anterior auris externa* : antérieur de l'oreille externe.

—— *antithenar manûs* : antithénar de la main.

—— *antithenar pedis* : antithénar du pied.

—— *aponevroticus, seu fascia lata* : aponévrotique ou fascia-lata.

—— *ary-arytænoïdes* : ary-aryténoïde.

—— *ary-epiglottei* : ary-épiglottien.

—— *ascendens seu obliquus internus* : ascendant ou oblique interne.

Musculus attollens oculi : releveur de l'œil.

—— *auricularis digiti* : auriculaire du doigt.

—— *auris externa* : de l'oreille externe.

—— *auris interna* : de l'oreille interne.

—— *azygos uvula* : azygos de la luette.

—— *basioglossus* : basioglosse.

—— *bibitorius* : le buveur ou adducteur de l'œil.

—— *biceps cubiti* : biceps du cubitus.

—— *biceps, seu coraco-radialis* : biceps ou coraco-radial.

—— *bicorni, seu radiæus externus* : le radial externe.

—— *bicornis pollicis manûs* : extenseur du pouce de la main.

—— *biventer, seu digastricus* : digastrique.

—— *brachialis externus & internus* : brachial externe & interne.

—— *brachii*, du bras.

—— *brevis cubiti* : court du coude.

—— *brevis digitorum pedis* : court des doigt du pied ou orteils.

—— *brevis extensor communis digitorum pedis* : le court extenseur commun des orteils.

Mufculus brevis flexor communis digitorum pedis , feu perforatus pedis : mufcle court fléchiffeur des orteils, ou le perforé du pied.

—— *brevis radii ,* court du rayon.

—— *brevis fupinator :* court fupinateur.

—— *buccinator :* le buccinateur.

——*bulbo - cavernofus , feu accelerator :* bulbo - caverneux , ou accélérateur.

—— *caninus :* le canin.

—— *capitis :* de la tête.

—— *carpi :* du carpe.

—— *cephalo-pharyngæus :* céphalo-pharyngien.

—— *cerato-gloffus :* cérato-gloffe.

—— *cerato - ftaphylinus :* cerato-ftaphlyn.

—— *cervicalis defcendens :* cervical defcendant.

—— *chondro - gloffus :* chondro-gloffe d'Albinus.

—— *coccygæus , feu coccygis :* coccygien , ou du coccyx.

—— *colli longiffimus :* très-long du cou.

—— *complexus :* compliqué.

—— *coraco-brachialis :* coraco-brachial.

—— *coraco-hyoïdes :* coraco-hyoïdien,

Mufculus conftrictor labiorum : conftricteur des lévres.

—— *corrugator fuperficiliorum :* le conftricteur des fourciliers.

—— *cranii ;* du crâne.

—— *cremafter :* le crémater.

—— *crico-arytænoides lateralis & pofticus :* crico - aryténoïdien latéral & poftérieur.

—— *crico - pharyngeus :* crico- pharyngien.

—— *crico-thyroïdes :* crico-thyroïdien.

—— *crotaphites , feu temporalis :* crotaphite ou temporal.

—— *cruralis :* crural.

—— *cubitalis gracilis feu longus palmaris :* cubital grêle , ou long palmaire.

—— *cubitus internus & externus :* cubital interne & externe

—— *cubiti :* du coude.

—— *cucularis , feu trapezius :* capuchon ou trapeze.

—— *cutaneus :* cutané ou peauffier.

—— *deltoïdes :* le deltoïde.

—— *dentatus, feu ferratus :* le dentelé.

—— *depreffor palpebræ inferioris :* l'abbaiffeur de la paupiere inférieure.

—— *depreffor fupercilio-*

rum : l'abaisseur des sourcils.

Musculus detrasor urinæ ; on a donné ce nom aux trousseaux postérieurs des fibres de la vessie.

——— *diaphragmatis* : du diaphragme.

——— *digastricus, seu biventer* : digastrique.

——— *digitorum manûs* : des doigts de la main

——— *digitorum pedis* : des doigts du pied, ou orteils.

——— *dilatatores nasi* : dilatateurs du nez.

——— *dilatator posticus urethæ* : le triangulaire de l'urethre.

——— *dorsi* : du dos.

——— *elevator palpebræ* ; releveur de la paupiere.

——— *elevator scapulæ, &c.* releveur de l'omoplate, &c.

——— *epicranius* : de la peau du crâne.

——— *epiglottidis attollentes & deprimentes* ; releveurs & abbaisseurs de l'épiglotte

——— *erectores penis* : érecteurs de la verge.

——— *extensor communis digitorum*, extenseur commun des doigts.

——— *extensor lumborum* : *&c.* extenseur des lombes, &c.

Musculus, fascia - lata ; bande large.

——— *femoris* ou *femoralis* de la cuisse.

——— *flexor longus pollicis pedis* ; longs fléchisseur du gros orteil.

——— *flexor brevis pollicis pedis* : court fléchisseur du gros orteil.

——— *frontales* : frontaux.

——— *gastrocnemii* : gastrocnemiens.

——— *gemini* ou *gemelli* : les gémeaux.

——— *genio-glossus* : génioglosse.

——— *genio-hyoïdes* : géniohyoïde.

——— *glosso - pharyngeus* : glosso-pharyngien.

——— *glosso - staphylinus* : glosso-staphylin.

——— *glutæi* : les fessiers.

——— *gracilis* ; grêle.

——— *helicis* : de l'hélix.

——— *humeri, seu brachii* : du bras.

——— *humilis, seu deprimens oculum* : l'humble ou l'abbaisseur de l'œil.

——— *hyo-epiglottei* : hyo-épiglottien.

——— *hyo-pharyngeus* :hyo-pharyngien.

——— *hyo-thyroïdes* ; hyo-thyroïdien.

——— *hypero-pharyngeus* : hypero-pharyngien.

——— *hypothenar* : l'hypothénar.

Musculus iliacus : muscle iliaque.

—— *incisorius* : incisif.

—— *indicator* : indicateur.

—— *indicis* : du doigt index.

—— *indicatorius*, *seu abducens oculum* : le dédaigneux, ou abducteur de l'œil.

—— *infracostales Werheyeni* : fou scostaux de Werheyen.

—— *infrascapularis* : sous-scapulaire.

—— *infraspinatus* : sous-épineux.

—— *intercostales interni & externi* : intercostaux internes & externes.

—— *interossei interni & externi* : interosseux internes & externes.

—— *inter-spinales colli* : inter-épineux du cou.

—— *inter - transversales colli* : inter-transversaires du cou.

—— *labiorum* ; des levres.

—— *laryngis* ; du larynx.

—— *latissimus colli* ; très-large du cou.

—— *latissimus dorsi* ; très-large du dos.

—— *levatores ani* ; releveurs de l'anus.

—— *levatores costarum* ; releveurs des côtes.

—— *lingualis* ; lingual.

Musculus linguæ ; muscle de la langue.

—— *lividus*, *seu pectinaus* ; pectiné.

—— *longissimus dorsi* ; le très-long du dos.

—— *longus colli* ; le long du cou.

—— *longus cubiti* ; le long du cubitus.

—— *longus extensor communis digitorum pedis* ; long extenseur commun des orteils.

—— *longus flexor pollicis* ; long fléchisseur du pouce.

—— *longus plexor communis*, *digitorum pedis* ; long fléchisseur commun des orteils ; ou le perforant du pied.

—— *longus palmaris* ; le long palmaire.

—— *longus peroneus* ; long péronier.

—— *longus radii* ; le long du rayon.

—— *longus supinator* ; long supinateur.

—— *lumbricales manûs* ; lombricaux de la main.

—— *lumbricales pedis* ; lombricaux du pied.

—— *magnus anconæus* ; grand anconé.

—— *magnus dorsalis* ; grand dorsal.

—— *magnus extensor digitorum pedis* ; le grand extenseur des orteils

Musculi magni gemini, seu gastrocnemii : mascles grands jumeaux ou gastrocnemiens.

——— *magnus glutæus*; grand fessier.

——— *magnus hypothenar*; grand hypothénar.

——— *magnus obliquus*; grand oblique.

——— *magnus parathenar*; grand parathénar.

——— *magnus pectoralis*; grand pectoral.

——— *magnus peroneus*; grand péronier.

——— *magnus ptérygoïdeus*; grand ptérygoïdien.

——— *magnus rectus*; grand droit.

——— *magnus rotundus*; grand rond.

——— *magnus serratus*; grand dentelé.

——— *magnus spinosus*; grand épineux.

——— *magnus supinator*; grand supinateur.

——— *magnus transversalis*; grand transversaire.

——— *mallei auris*; du marteau de l'oreille.

——— *masseter*; masseter

——— *mastoïdeus*; mastoïdien.

——— *maxilla inferioris*; de la mâchoire inférieure.

——— *medius glutæus*; moyen fessier.

Musculus medius peroneus; muscle moyen péronier.

——— *membranosus*; membraneux.

——— *menti*; du menton ou mentonnier.

——— *mesothenar*; mésothénar.

——— *metacarpius; seu magnus hypothenar*; métacarpien, ou grand hypothénar.

——— *metatarsius*; métatarsien.

——— *moderatores*; modérateurs.

——— *mylo-glossus*; myloglosse.

——— *mylo-hyoïdes*; mylohyoïde.

——— *mylo-pharyngeus*; mylo-pharyngien.

——— *myrtiformis nasi*; myrtiforme du nez.

——— *obliquè ascendens*; oblique ascendant.

——— *obliquè descendens*; oblique descendant.

——— *obliquus, seu lateralis nasi*, oblique ou latéral du nez.

——— *obliquus major capitis*; grand oblique de la tête.

——— *obliquus minor capitis*; petit oblique de la tête.

——— *obliquus oculi*; oblique de l'œil.

——— *obturatores*; obturateurs.

Musculi occipitales ; muscles occipitaux.

—— *oculi* ; de l'œil.

—— *œsophageus* : œsophagien.

—— *orbicularis labrorum* ; orbiculaire des levres.

—— *orbicularis naſi* ; orbiculaire du nez.

—— *orbicularis palpebrarum* ; orbiculaire des paupieres.

—— *oſſis hyoïdis* ; de l'os hyoïde.

—— *palma* ; de la paume de la main.

—— *palmaris brevis & longus* ; le court & le long palmaire.

—— *palpebrarum* ; des paupieres.

—— *parvi acceſſorii extra numerum* ; petits acceſſoires ſurnuméraires.

—— *parvus anconeus* ; petit anconé.

—— *parvus complexus* ; petit complexus

—— *parvi gemini* ; petits jumeaux

—— *parvus glutæus* ; petit feſſier.

—— *parvus hypothenar* ; petit hypothénar.

—— *parvus parathenar* ; petit parathénar.

—— *parvus pectoralis* ; petit pectoral.

—— *parvus peroneus* ; petit péronier.

Musculus parvus pſoas ; muscle petit pſoas.

—— *parvus pterygoïdeus* ; petit ptérygoïdien.

—— *parvus rectus* ; petit droit.

—— *parvi ſpinoſi* ; petits épineux.

—— *parvus ſupinator* ; petit ſupinateur.

—— *parvi tranverſales* ; petits tranſverſaires.

—— *patientiæ, ſeu elevator ſcapulæ* ; releveur de l'omoplate.

—— *pectinæus, ſeu lividus* ; le pectiné.

—— *pectoralis major* ; grand pectoral.

—— *pectoralis minor* ; petit pectoral.

—— *penis* ; de la verge.

—— *perforans, ſeu profundus* ; perforant ou le profond.

—— *perforatus, ſeu ſublimis* ; le perforé ou ſublime.

—— *perforatus Caſſerii* ; le coraco-brachial.

—— *periſtaphylo - pharyngeus* ; périſtaphylo - pharyngien.

—— *peronæus anticus & poſticus* ; le péroné antérieur & poſtèrieur.

—— *petro - pharyngeus* ; petro-pharyngien.

—— *petro ſalpingo-ſtaphylinus* ; pétro-ſalpingo-ſtaphylin.

Musculus pharyngis ; muscle du pharynx.

—— *pharyngo-ftaphylinus* : pharyngo-ftaphylin.

—— *plantaris* : plantaire.

—— *platifma-myodes* ; le très-large du cou.

—— *pollicis manûs* : du pouce de la main.

—— *pollicis pedis* : du pouce du pied.

—— *popliteus* : poplité ou jarretier.

—— *profundus feu perforans* : profond ou perforant.

—— *projector urethra* : accélérateur de l'urèthre.

—— *pronatores* : les pronateurs.

—— *proftatici* : proftatiques.

—— *pfeudo fphincter vefica* : nom que Morgagni a donné à une portion du mufcle releveur de l'anus.

—— *pfoas* : le pfoas.

—— *pfoas parvus* : le petit pfoas.

—— *pterigoïdeus, feu alaris externus & internus* : ptérygoïdien interne & externe.

—— *pterygo-pharyngaus* : ptérygo-pharyngien.

—— *pterygo - falpingoïdeus* : ptérygo - falpingoïdien.

Musculus pterygo-ftaphylinus, externus, internus : ptérygo - ftaphylin externe & interne.

—— *pyramidalis abdominis* : pyramydal du bas-ventre.

—— *pyramydalis femoris* : pyramidal de la cuiffe.

—— *pyramidalis nafi* : pyramydal du nez.

—— *pyriformis* : pyriforme.

—— *quadratus lubri inferioris* : carré de la lévre inférieure.

—— *quadratus femoris* : carré de la cuiffe.

—— *quadratus lumborum* : carré des lombes.

—— *quadratus radii* : carré du rayon.

—— *radiaus externus, feu bicornis & externus* : radial externe & interne.

—— *radii, feu radialis* ; du rayon ou radial.

—— *recti abdominis* : droit du bas ventre.

—— *recti quatuor oculi* : les quatre droits de l'œil.

—— *recti antici capitis major & minor* : grand & petit droits antérieurs de la tête.

—— *recti poftici major & minor capitis* ; grand & petit droits poftérieurs de la tête.

Musculi recti laterales : muscles droits latéraux.

—— *recti tibiæ* : droits du tibia.

—— *respirationis* : de la respiration.

—— *rhomboïdes* : romboïde.

—— *rotatores femoris* : les obturateurs qui font faire à la cuisse le mouvement de la rotation.

—— *rotundus, seu teres brachii, major & minor* : le rond du bras, grand & petit.

—— *rotundus radii* : le rond du rayon.

—— *sacro-coccygeus* : sacro-coccygien.

—— *sacro-lumbaris* : sacrolombaire.

—— *salpingo-pharyngeus* : salpingo-pharyngien.

—— *salpingo-staphylinus Valsalvæ* : salpingo-staphylin de Valsalva.

—— *sartorius* : le couturier.

—— *scalenus* : le scalene.

—— *scapulæ* : de l'omoplate.

—— *semi-interosseus* : demi interosseux.

—— *semi-membranosus* : demi-membraneux.

—— *semi-nervosus* : deminerveux.

—— *semi-orbicularis la-*biorum : demi-orbiculaire des lévres.

Musculus semi-spinosus : muscle demi-épineux.

—— *semi-tendinosus* : demi tendineux.

—— *serratus major anticus* : grand dentelé antérieur.

—— *serratus anticus minor* : petit dentelé antérieur.

—— *serratus posticus superior* : dentelé postérieur supérieur.

—— *serratus inferior* : dentelé inférieur.

—— *solaris* : solaire.

—— *spheno-pharyngeus* : sphéno-pharyngien.

—— *spheno-staphylinus* : sphéno-staphylin.

—— *sphincter ani* : le sphincter de l'anus.

—— *spinalis* : spinal.

—— *splenius capitis* : le splénius de la tête.

—— *stapedis* : de l'étrier.

—— *sterno-cleido-hyoïdeus* : sterno-cleido-hyoïdien.

—— *sterno-hyoïdes* : sternohyoïdien.

—— *sterno-costales Verheyeni* : sterno-costaux de Verheyen.

—— *sterno-mastoïdei* : sterno-mastoïdiens.

—— *sterno-thyroïdeus* sterno-thyroïdien.

—— *stylo-cerato-thyroïdeus* :

ſtylo - cerato - hyoïdien.

Maculus ſtylo-gloſſus : muſcle ſtylo-gloſſe.

—— *ſtylo-hyoïdes* : ſtylo-
hyoïde.

—— *ſtylo-pharyngæus* : ſty-
lo-pharyngien

—— *ſubclavius* : ſouclavier.

—— *ſublimis, ſeu perfo-
ratus* : ſublime ou per-
foré.

—— *ſubpoplitæus* : ſous
poplité.

—— *ſubſcapularis* : ſous
ſcapulaire.

—— *ſuperbus, ſeu attol-
lens occuli* : le ſuperbe ou
l'élévateur de l'œil.

—— *ſuperciliares* : ſourci-
liers.

—— *ſuperciliorum corru-
gator & depreſſor* : lè
conſtricteur & l'abbaiſ-
ſeur des ſourcils.

—— *ſuper - coſtales Ver-
heyeni* : ſur-coſtaux de
Verheyen.

—— *ſuper ſcapularis, ſeu
ſupraſpinatus* : ſur-épi-
neux.

—— *ſuper - ſemi - orbicula-
res* : ſur - demi - orbiculaires.

—— *ſupinatores* : ſupina-
teurs.

—— *ſupraſpinatus* : ſur-
épineux.

—— *ſyndesmo - pharyn-
gæus* : ſyndesmo - pha-
ryngien.

Muſculus tarſi : muſcle du
tarſe.

—— *temporalis : ſeu cro-
taphites* : temporal ou
crotaphite.

—— *tenſor* : muſcle du
tympan de l'oreille.

—— *teres, ſeu rotundus
brachii major & minor* :
le rond du bras grand
& petit.

—— *thenar manûs* : le thenar de la main.

—— *thenar pedis* : le thenar du pied.

—— *thyro arytænoïdeus* :
thyro-aryténoïdien.

—— *thyro - crico - pharyngeus* : thyro - crico - pharyngien.

—— *thyro-epiglottæi* : thyro-épiglottiques.

—— *thyro-hyoïdei* : thyro-
hyoïdien.

—— *thyro-pharyngei* : thyro-pharyngiens.

—— *thyro-ſtaphylini* : thy-
ro-ſtaphylins.

—— *tibiæ* : du tibia.

—— *tibialis anticus &
poſticus* : le jambier ou
tibial antérieur & poſ-
térieur

—— *tranſverſales abdo-
minis* : les tranſverſaires
du bas-ventre.

—— *tranſverſales colli* :
les tranſverſaires du
cou.

—— *tranſverſales penis*

les tranſverſaires de la verge.

Muſculi tranſverſales urethræ : les tranſverſaires de l'urethre.

—— *tranſverſalis pollicis* : le tranſverſe du pouce.

—— *trapezius, ſeu cucullaris* : le trapeze ou le capuchon.

—— *triangularis labrorum* : le triangulaire des levres.

—— *triangularis ſterni* : le triangulaire du ſternum.

—— *triceps brachialis* : le triceps brachial.

—— *triceps femoris* : le triceps du fémur.

—— *tricornis, ſeu bicornis pollicis* : tricorne ou bicorne du pouce.

—— *trochlearis oculi* ; throcléateur de l'œil.

Muſculus vaginæ conſtrictor : conſtricteur du vagin.

—— *vaſtus externus & internus* : le vaſte externe & interne.

—— *vermiculares, ſeu lumbricales* : vermiculaires ou lombricaux des orteils.

—— *veſica* : de la veſſie.

—— *ulnaris externus & internus* : le cubital externe & interne.

—— *urethra* : de l'urethre.

—— *uvula* de la luette.

—— *zygomaticus* : zygomatique.

Muſculoſa fibra : fibres muſculeuſes.

Myologia : myologie, traité des muſcles.

Myrtiformes caruncula : caroncules myrtiformes.

N

*N*A R E S : les narines.

Naſalis canalis : conduit naſal.

Naſus : le nez.

Nates cerebri : éminence du cerveau.

Naviculare os : naviculaire.

Nervus : nerf.

—— *acceſſorius Williſii* : nerf acceſſoire de Willis.

Nervus auditorii pars dura : portion dure du nerf auditif.

—— *auditorii pars mollis* : portion molle du nerf auditif.

—— *axillaris* : axillaire.

—— *brachiales* ; nerfs brachiaux.

Nervus cerebri ; nerf du cerveau.

—— *cervicales* : cervicaux.

—— *cervicis* : du cou.

—— *coſtales* : coſtaux.

—— *crurales* : cruraux.

—— *cubitalis* : cubital.

—— *cutaneus* : cutané.

—— *diaphragmatici* : diaphragmatiques.

—— *dorſales* : dorſaux.

—— *femoralis* : du femur.

—— *guſtatorii* : guſtatifs.

—— *hypogloſſi* : hypogloſſes.

—— *intercoſtales* : intercoſtaux.

—— *iſchiatici* ; iſchiatiques.

—— *lacrymalis* : lacrymal.

—— *linguales* : linguaux.

—— *lumborum* aut *lumbares* : des lombes ou lombaires.

—— *maxillaris inferior* : maxillaire inférieur.

—— *maxillaris ſuperior* : maxillaire ſupérieur.

—— *medius* : médian.

—— *medulla-ſpinalis* : de la moelle épiniere.

—— *motorii oculi* : les moteurs de l'œil.

—— *muſculo cutaneus* : muſculo-cutané.

—— *obturator* : obturateur.

—— *olfactorii* : olfactifs.

Nervi ophtalmici : ophthalmiques.

—— *orbitalis, ſeu ophthalmicus* : ophthalmique.

—— *optici* : optiques.

—— *paris* 1i. de la premiere paire.

—— *paris* 2i. de la ſeconde.

—— *paris* 3i. de la troiſieme.

—— *paris* 4i. de la quatrieme.

—— *paris* 5i. de la cinquieme.

—— *paris* 6i. de la ſixieme.

—— *paris* 7i. de la ſeptieme.

—— *paris* 8i. de la huitieme.

—— *paris* 9i. de la neuvieme.

—— *paris* 10i. de la dixieme.

—— *pathetici* : pathétiques.

—— *plantaris* : plantaire.

—— *popliteus internus, ſeu iſchiaticus cruralis* : poplité interne, ou ſciatique crural.

—— *portio dura & mollis nervi auditorii* : portion dure & molle du nerf auditif.

—— *radialis* : radial.

—— *ramus palatinus nervi maxillaris ſuperioris* : rameau palatin du nerf maxillaire ſupérieur.

—— *ramus ſphéno-palatinus nervi maxillaris ſupérioris* : rameau ſphéno-palatin, &c.

Nervus ; ramus frontalis nervi obitalis : rameau frontal du nerf orbitaire.

——— *ramus nasalis nervi orbitalis* : rameau nasal, &c.

——— *ramus suborbitalis nervi maxillaris superioris* : rameau sous-orbitaire, &c.

——— *recurrentes* : récurrens.

——— *sacri* ; sacrés.

——— *socius octavi paris* : le nerf spinal.

——— *spinales* : spinaux.

——— *spinalis accessorius Willisii* : accessoire de Willis.

Nervi stomachici : stomachiques.

——— *suboccipitales* sous-occipitaux.

——— *superciliaris* : sourcilier.

——— *sympathicus magnus* : grand sympathique.

——— *trigemini* : trijumeaux.

——— *vagum par* : paire vague.

——— *vertebrales* : vertébraux.

Neurologia : nevrologie.

Nucleus cochlea : le noyau du limaçon.

Nympha : les nymphes.

O

Occipitis os : os occipital.

Occiput : le derriere de la tête.

Oculus : l'œil.

Odoratûs organum : l'odorat.

Odorifera glandula Tysonis : glandes odoriférantes de Tyson.

Œsophagus, seu gula : l'œsophage.

Olecranus olécrâne.

Olfactûs organum : l'odorat.

Olivares eminentia Vieussenii, ac Ruischii : éminences olivaires de Vieussens & de Ruisch.

Omoplata : omoplate.

Omentum seu epiploon : l'épiploon.

Orbita oculi : l'orbite.

Organica, seu dissimilares partes : parties organiques ou dissimilaires.

Orificia venarum Thebisii : orifice des veines.

Orificium vagina uteri externum : l'orifice externe du vagin.

——— *vagina internum* : l'orifice interne.

Os uteri : l'orifice de la matrice.

Os ; offa : les os.

—— *basilare, seu sphénoïdes* : l'os basilaire ou sphénoïde.

—— *bicorne, seu hyoïdes* : os hyoïde.

—— *brachii* : du bras.

—— *bregmatis* : os pariétaux.

——*calcis, seu calcaneum* : le calcaneum.

—— *carpi* : os du carpe.

—— *cauda seu coccygis ;* le coccyx.

—— *coronale* : le coronal.

—— *coxa* : de la hanche.

—— *cribriforme, seu cribrosum* : cribleux.

—— *cuboïdes* : cuboïde.

—— *cuneiforme* : cunéiforme.

—— *digitorum manûs* : des doigts de la main.

——*digitorum pedis* : des doigts du pied.

——*ethmoïdes* : ethmoïde.

——*femoris* : de la cuisse.

——*frontale, seu frontis* : du front, ou frontal ; le coronal.

——*humeri* : de l'épaule.

——*hyoïdes* : os hyoïde.

——*ileum* : os iléum.

——*innominatum* : os innominé.

——*ischium* : os ischium.

——*jugale* : l'os jugal ou le zygoma.

Os lacrymale : os lacrymal.

—— *laryngis* : du larynx.

—— *linguale* : lingual, ou l'os hyoïde.

—— *lunare carpi* : lunaire du carpe.

—— *mala* : les os zygomatiques.

—— *maxillare* : os maxillaire.

—— *metacarpi* : du métacarpe.

—— *metatarsi* : du métatarse.

—— *multiforme* : l'os sphénoïde.

—— *naviculare* : os naviculaire.

—— *occipitale* ou *occipitis* : l'occipital.

—— *orbiculare auditûs* : orbiculaire de l'oreille ; épiphyse de la longue jambe de l'étrier.

—— *palati* : du palais.

—— *papyraceum, seu planum* : l'os planum.

—— *parietale* : pariétal.

—— *pectinis* : l os pubis.

—— *pectorale* : le sternum.

—— *pedis* : du pied.

—— *petrosa* : les temporaux.

—— *planum* : os planum, lequel fait partie de l'os ethmoïde.

—— *pubis* : os pubis.

—— *sacrum ;* os sacrum.

Os *scaphoïdes* : os scaphoïde.

—— *semilunare carpi* ; sémilunaire du carpe.

—— *sesamoïdes* ; sésamoïde.

—— *sincipitis ossa*, *seu verticis*, *seu bregmatis* ; les pariétaux.

—— *sphénoïdes* ; sphénoïde.

—— *spongiosa narium inferiora* ; os spongieux inférieurs du nez.

—— *spongiosa narium superiora* ; os spongieux supérieurs du nez.

—— *squamosum*, *vel temporum* ; os des tempes ; ou os écailleux, temporaux.

—— *tarsi* ; du tarse.

—— *temporum seu petrosum & squamosum* ; os des tempes, os pétreux, os écailleux.

—— *trapezium carpi* trapeze du carpe.

—— *triquetra Wormiana* ; Wormiens.

—— *trunci* ; du tronc.

—— *turbinata sive spongiosa* ; spongieux.

—— *vomer* : le vomer.

—— *unguis* ; l'os unguis.

—— *Wormiana* ; os wormiens.

—— *ypsiloïdes*, *seu hyoïdes* ; hyoïde.

—— *zygomatica* ; os zygomatiques.

Officula auris ; osselets de l'oreille.

Offificatio ; ossification.

Ofteologia ; ostéologie.

Ovaria, *seu testes muliebres* ; les ovaires.

—— *novum Nabothi* ; nouveau de Naboth.

Ovula ; les œufs chez les femmes.

P

PALATUM ; le palais.

Palpebra ; les paupieres.

Pampiniforme corpus ; corps pampiniforme.

Pancréas, le pancréas.

—— *Affellii* ; d'Affellius.

Pancreaticus ductus ; conduit pancréatique.

Panniculus carnosus ; panicule charnu.

Papilla mammæ ; le mammelon.

Papilla cutaneæ ; papilles de la peau.

—— *lingua* ; de la langue.

Paralophia ; côté infé-

rieur du cou sous les pa-
rotides.

Paraſtata, ſeu epididymis :
paraſtate ou épididyme.

Parotides glandulæ : les
glandes parotides.

*Partes continentes, ſeu
ſolidæ* : les parties contenantes, ou ſimplement
les ſolides.

——— *contentæ, ſeu fluidæ* :
les parties contenues,
ou ſimplement les flui-
des.

——— *diſſimilares, ſeu or-
ganicæ* : parties diſſi-
milaires ou organiques.

——— *ſimilares, ſeu ſimpli-
ces*, ſimilaires.

——— *genitales virorum* :
génitales des hommes.

——— *genitales mulierum*,
génitales des femmes.

Partus : fœtus, part, ou
accouchement.

Patella, ſeu rotula : la rotule.

Pectus, ſeu thorax : la poitrine, ou thorax.

Pedes : les pieds.

——— *hyppocampi, ſeu cru-
ra fornicis* : les jambes
de la voûte.

Pedunculi cerebelli : pé-
doncles, ou allonge-
mens du cervelet.

Pelvis : le baſſin.

——— *renum* : le baſſinet
des reins.

Penis : la verge.

Pericardium : le péricarde.

Perichondrium : périchondre.

Pericranium : péricrane.

Perinæum : périnée.

Perioſtium : périoſte.

Peritonæum : le péritoine.

Perone, ſeu fibula, le péroné.

Phalangæ digitorum : les
phalanges des doigts.

Pharynx : le pharynx.

Philtrum, ſeu lacuna : lacune.

Pia mater, la pie-mere.

Pili, les poils.

Pinguedo : la graiſſe.

Pinna auriculæ : l'aîle de
l'oreille.

Placenta uteri : le placenta.

Planta pedis : la plante du
pied.

Platyſma myodes : muſcle
très-large du cou.

Pleura : la pievre.

Plexus cardiacus : plexus
cardiaque.

——— *choroïdeus* : choroïde.

——— *coronarius ſtomachi-
cus* : coronaire ſtoma-
chique.

——— *hepaticus* : hépatique.

——— *hypogaſtricus* : hypo-
gaſtrique.

——— *glanduloſus Peyri* ;
glanduleux de Peyer.

——— *meſenterius inferior &
ſuperior* ; méſentérique
inférieur & ſupérieur.

Plexus pulmonaris ; plexus pulmonaire.

—— *retiformis* : rétiforme.

—— *semi-lunaris* ; femi-lunaire.

—— *solaris* : folaire.

—— *sub - mefentericus* ; fous méfentérique.

—— *splenicus* , fplénique.

Pollex , le pouce.

Pomum adami ; la pomme d'Adam.

Pons Varoli , *feu prominentia annularis Willifii* : le pont de Varole, ou proéminence annulaire de Willis.

Pori biliarii ; pores biliaires.

—— *cutis* : pores de la peau.

Porta hepatis : la veine porte du foie.

Præcordia : le diaphragme.

Præputium clitoridis ; le prépuce du clitoris.

—— *penis* de la verge.

Proceffus , *feu apophyfis offis* : apophyfe.

—— *anconæus* olécrane.

—— *ciliares* : procès ciliaires.

—— *condyloïdes & coronoïdes maxillæ inferioris* ; apophyfe condyloïde & coronoïde de la mâchoire inférieure.

—— *coracoïdes* : apophyfe coracoïde.

Proceffus coronoïdes ulnæ : apophyfe coronode du cubitus.

—— *duræ matris* : de la dure-mere.

—— *falciformis* : la faux.

—— *jugalis, feu zygomaticus* : apophyfe zygomatique.

—— *mammillaris* , *feu maftoïdeus* : apophyfe mammillaire ou maftoïde.

—— *nafalis inferior & fuperior* : apophyfe nafale.

—— *palatinus* : apophyfe palatine.

—— *peritonei* : prolongemens du péritoine.

—— *petrofus* : apophyfe pierreufe.

—— *pterygoïdei* : apophyfe ptérigoïde.

—— *ftyloïdeus* : apophyfe ftiloïde.

—— *vermiformis* : éminence vermiforme du cervelet.

—— *coli* : appendice du colon.

Prolabia : le devant des levres.

Prominentia annularis Willifii : éminence annulaire de Willis.

Proftata : les proftates.

Pfalloïdes, vel lyra : pfalloïde, ou lyre.

Pubes , le pubis.

Pudendum muliebre : les parties naturelles de la femme.

Pupilla : la prunelle.

Pulmo : le poumon.

Puncta lacrymalia : les points lacrymaux.

Pylorus : le pylore.

Pyramidale corpus : corps pyramidal du testicule.

R

RADICES fellea : racine de la vésicule du fiel.

Radius : le radius, l'os de l'avant-bras : le rayon.

Radix unguis : la racine de l'ongle.

Receptacula cutanea : follicules ou réservoirs cutanés.

Receptaculum chyli : le réservoir du chyle.

Rectum intestinum : l'intestin rectum.

Regiones corporis externæ : régions externes du corps.

——— *epigastrica* : épigastrique.

——— *hypogastrica* : hypogastrique.

——— *iliaca* : iliaque.

——— *ischiatica* : ischiatique.

——— *umbilicalis* : ombilicale.

Renales glandulæ : glandes rénales.

Renes : les reins.

Renes succenturiati : les reins succenturiaux.

Rete mirabile : réseau admirable.

Reticulum, seu omentum, épiploon.

——— *cutaneum* : réseau cutané.

——— *Malpighii* : de Malpighi.

Retina, oculi tunica : la rétine.

Rhachis : : l'épine du dos.

Rima ad infundibulum : l'entrée de l'infundibulum, ou entonnoir.

Riolani sertum : bouquet de Riolan.

Rotula, vel patella ; la rotule.

Rugæ intestinorum : les rides des intestins.

——— *vaginæ* : du vagin.

S

Saccus jugularis : le sac jugulaire.

—— *lacrymalis* : le sac lacrymal.

Saliva : la salive.

Salivales glandulæ ; glandes salivaires.

Sanguis : le sang.

Sarcologia , sarcologie , traité des chairs, ou des parties molles.

Scala tympani : la rampe du tympan.

—— *vestibuli* : la rampe du vestibule.

Scapha auris : la nasselle.

Scaphoïdes os : os scaphoïde.

Scapula , seu omoplata : l'omoplate.

Sceleton : squelete.

Scissura Rivini : petite ouverture que laisse la membrane du tympan.

Sclerotica tunica : la sclérotique.

Scrobiculus cordis : la fossette du cœur.

Scrotum : le scrotum.

Secretiones : secrétions.

Secundinæ : arriere-faix.

Sella equina, seu turcica : la selle turcique.

Semen : la semence.

Semi - circulares canales : canaux demi-circulaires.

Sensus quinque : les cinq sens.

Septum cordis : cloison des ventricules du cœur.

—— *corporum cavernosorum* : des corps caverneux.

—— *lucidum* : cloison transparente du cerveau

—— *narium* : cloison du nez.

—— *scroti* : du scrotum.

Sertum Riolani : bouquet de Riolan.

Septum transversum : le diaphragme.

Sesamoïdea ossa : os sésamoïdes.

Sigmoïde fossæ : fosses sigmoïdes.

Similares partes : parties similaires.

Sinciput : le devant de la tête.

Sinuli ossis ethmoïdis : finus de l'os ethmoïde.

Sinus ossis : finus des os.

—— *ethmoïdis* : finus ethmoïdal.

—— *frontalis* : finus frontal.

Sinus maxillaris : finus maxillaire.

—— *quartus duræ-matris* : de la dure-mere.

—— *seu ventriculi laryn-gis* : du larynx.

—— *sagittalis* : sagittal.

—— *sphenoïdeus* : sphé-noïdal.

—— *laterales duræ-matris* : latéraux de la dure-me-re.

—— *venæ portæ* : de la veine-porte.

Sororiatio mammarum : temps où les mamelles commencent à se gonfler chez les filles.

Sperma : semence.

Spermatica vasa : les vais-seaux spermatiques.

Spincter ani : sphincter de l'anus.

—— *gulæ* : de l'œsophage.

—— *pupilla* : de la pru-nelle.

—— *vaginæ uteri* : du va-gin.

—— *vesicæ* : de la vessie.

Spina dorsi : l'épine du dos.

Spiritus animales : esprits animaux.

Splanchnologia : splanch-nologie.

Splen, seu lien : la rate.

Spondyli ; les vertébres.

Spongiosa ossa : os spon-gieux.

Squammosa ossa : os squam-ineux, ou écailleux.

Stapes : l'étrier, os de l'o-reille.

Stenonianus ductus : con-duit du Sténon.

Sternum : le sternum.

Stomachus : l'estomac.

Succus pancreaticus ; le suc pancréatique.

Sulci cuticulæ & cutis ; sillons ou lignes de la peau.

Sulcus ossis ; sillon de l'os.

Supercilium ; sourcil.

—— *ossis innominati* ; la crête des os innominés.

Sura, seu fibula ; le ti-bia.

Sutura scroti ; ligne ou su-ture qui partage le scro-tum.

Sutura cranii ; les sutures du crâne.

Symphysis ; symphyse.

Synartrosis ; synarthrose.

Synchondrosis ; synchon-drose.

Synevrosis ; synevrose.

Syntaxis, ou synthesis os-sium ; union des os.

Syssarcosis ; syssarcose.

T

Tactus organum; le tact.

Tallus, seu astragalus; l'os astragal.

Tarsus pedis; le tarse du pied.

—— *palpebra;* de la paupiere.

Tegumenta communia tria in homine; les trois tégumens communs.

Tempora; les tempes.

Tendo; tendon.

—— *Achillis;* tendon d'Achille.

Terthra; terthre, le côté moyen du cou sous les parotides.

Teressa os; l'os cuboïde.

Testes muliebres; les testicules des femmes, ou les ovaires.

—— *viriles;* les testicules des hommes.

—— *cerebri;* éminences du cerveau.

Thalami nervorum opticorum; les couches des nerfs optiques.

Thoracicus ductus; le canal thorachique

Thorax, seu pectus; le thorax, la poitrine.

Thymus; le thymus, ou fagoue.

Thyroïdea glandula; glande thyroïde.

Thyroïdes cartilago; le cartilage thyroïde.

Tibia, seu crus, le tibia, la jambe.

Tintinnabulum; Vesale nomme ainsi la luette.

Tomentum; les anciens entendoient par ce mot une espece de pulpe, dont étoit remplie l'intérieur de la fibre.

Tonsilla : les amygdales, glandes.

Torcular Herophili, pressoir d'Hérophile.

Trachea, seu aspera arteria, la trachée-artere.

Tragus : partie de l'oreille externe.

Trochanteres femoris : les trochanters de la cuisse.

Trochlea : la poulie.

Trochlearis musculus oculi : muscle trochléateur de l'œil.

Tronchoïdes : espece de jointure, &c.

Truncus aortæ : le tronc de l'aorte.

—— *corporis :* le tronc du corps.

X ij

Truncus fceleti : le tronc du fquelette

Tuba Euftachii, la trompe d'Euftache.

Tuba Fallopianæ : les trompes de Fallope.

Tuberculi quadri - gemini cerebri : les tubercules quadri-jumaux du cerveau.

Tuberculum, feu tuberofitas : tubérofité.

—— *ifchii* : tubérofité de l'os ifchium.

Tubuli lactiferi : les tuyaux laiteux.

—— *urinarii* : les tuyaux urinaires.

Tubulofa fubftantia renis : la fubftance tubuleufe du rein.

Tunica : tunique.

—— *adnata five albuginea* : tunique albuginée.

—— *arachnoïdes* : arachnoïde.

—— *cellulofa ventriculi* : celluleufe de l'eftomac.

—— *choroïdea* : la choroïde.

Tunica conjunctiva : la tunique conjonctive.

—— *cornea* : la cornée.

—— *inteftinorum villofa* : veloutée des inteftins.

—— *ligamentofa & cellulofa medulla fpinalis* : ligamenteufe & celluleufe de la moelle de l'épine.

—— *papillaris nervofa lingua* : papillaire nerveufe de la langue.

—— *retina* : la rétine.

—— *reticularis lingua Malpighi* : réticulaire de la langue de Malpighi.

—— *fclerotica* : fclérotique.

—— *vaginalis* : vaginale.

—— *villofa ventriculi* : veloutée de l'eftomac.

—— *uvea* : l'uvée.

Tunica cerebri : les tuniques du cerveau.

—— *oculi* : de l'œil.

Turbinata offa : les cornets du nez.

Tympanum : le tympan.

Tyfonis glandulæ odoriferæ : glandes odoriféres de Tyfon.

U

Ulna, l'os cubitus, os du coude.

Umbilicalia vafa : les vaiffeaux ombilicaux.

Umbilicalis regio : la région ombilicale.

—— *funiculus* : cordon ombilical.

Umbilicus : l'ombilic, le nombril.

Ungues : les ongles.

Unio : union des os, fym-
phyfe.
Urachus : l'ouraque.
Ureteres : les ureteres.
Urethra muliebris : l'urethre
de la femme.
—— *virilis* : de l'homme.
Urina : l'urine.

Urinarii tubuli : tuyaux uri-
naires.
Uteri vagina : le vagin.
Uterus feu matrix : la ma-
trice.
Uva, feu uvula : la luette.
Uvea oculi : l'uvée.
Uvula : la luette.

V

VACILLANTES cofta :
les deux dernieres
fauffes-côtes.
Vagina uteri ; le vagin.
Vallum ; les fourcils.
Valvula magna cerebri :
la grande valvule du
cerveau.
—— *coli* : valvule du colon.
—— *conniventes inteftinorum* ; conniventes des
inteftins.
—— *mitrales cordis* : mitrales du cœur.
—— *pylori* : du pylore.
—— *femi-lunares cordis* :
fémi-lunaires du cœur.
—— *femi-lunares vaforum
lymphaticorum* ; fémi-lu-
naires des vaiffaux lym-
phatiques.
—— *femi-lunares vaforum
lacteorum* ; fémi-lunai-
res des vaiffeaux lac-
tés.
*Valvula femi-lunares duc-
tûs thoracici* ; valvule

fémi-lunaire du canal
thorachique.
—— *tricufpidales cordis* ;
tricufpides du cœur.
Variciformes paraftata ;
paraftates variqueux.
Vafa brevia ; les vaiffeaux
courts.
—— *chylifera* : chylifères.
—— *coronaria cordis* :
coronaires du cœur.
—— *cyftica* : cyftiques.
—— *deferentia, feu ejacu-
latoria* : déférens.
—— *gaftrica* ; gaftriques.
—— *lactea* ; lactés.
—— *lymphatica* : lympha-
tiques.
—— *mammaria* : mammai-
res.
—— *mefaraïca* : méfaraï-
ques.
—— *neuro-lymphatica Ho-
vii* ; neuro-lymphatiques
de Hovius.
Vafa phrenica ; les vaiffeaux phréniques.
—— *praparantia, femina-*

lia five spermatica ; vaiffeaux préparans , fémilunaires, ou fpermatiques.
—— *umbilicalia :* vaiffeaux ombilicaux.

Vena ; veine.
—— *adipofa ;* adipeufe.
—— *angularis maxillæ inferioris ;* angulaire de la mâchoire inférieure.
—— *articularis , feu fubhumeralis :* articulaire ou fous-humérale.
—— *atrabiliaria :* atrabilaires.
—— *axillaris :* axillaire.
—— *azygos ;* azygos, ou fans paire.
—— *bafilica :* la veine bafilique.
—— *bronchialis ;* bronchiale.
—— *capfulares renum ;* capfulaires des reins.
—— *cava ;* la veine cave.
—— *cephalica manûs ;* céphalique de la main.
—— *cephalica pedis ;* céphalique du pied.
—— *cervicalis :* cervicale.
—— *cœcalis Riolani :* cœcale de Riolan.
—— *colica Riolani :* colique de Riolan.
—— *coronaria cordis :* coronaire du cœur.
Vena coronaria ftomachica feu ventriculi : coronaire ftomachique, ou du ventricule.
—— *cruralis :* crurale.

—— *cubitalis :* cubitale.
—— *cyftica :* ciftique.
—— *diaphragmatica inferior :* diaphragmatique inférieure.
—— *diaphragmatica fuperior ;* diaphragmatique fupérieure.
—— *duodena :* duodénale.
—— *emulgentes , feu renales :* émulgentes , ou rénales.
—— *epigaftrica ;* épigaftriques.
—— *epiploïca :* épiploïques.
—— *frontalis :* frontale , autrefois préparate.
—— *gaftrica ;* gaftrique.
—— *gaftro-colica ;* gaftrocolique.
—— *gaftro-epiploïca ;* gaftro-épiploïques.
—— *hemorhoïdalis , externa & interna ;* hémorrhoïdale externe & interne.
—— *hepatica brachii :* veine hépatique du bras.
—— *hepatica ;* hépatiques, ou du foie.
—— *hypogaftrica ;* hypogaftrique.
—— *iliaca ;* iliaques.
—— *intercoftales inferiores, fuperiores ;* intercoftales inférieures , fupérieures.
—— *inteftinales :* inteftinales.

—— *ischiatica* ; ischiatiques.

—— *jugularis externa & interna* ; jugulaire externe & interne.

—— *lactea* ; lactées.

—— *lumbaris* ; lombaire.

—— *mammaria* ; mammaire.

—— *maxillaris* ; maxillaire.

—— *mediana* ; médiane.

—— *mediastina*, médiastine.

—— *mesaraica intestinorum* ; mésaraïques.

—— *musculares* ; musculaires, ou sur-humérales.

—— *obturatrix* ; obturatrice.

—— *occipitalis* ; occipitale.

—— *pancreatica* ; pancréatiques.

—— *pericardina* : péricardine.

—— *peronea* : péroniere.

—— *phrenica, vel diaphragmatica* ; phrénique ou diaphragmatique.

—— *plantaris* ; plantaire.

—— *poplitaa* ; poplitée ou jarretiere.

—— *porta* : veine-porte.

Vena praparata ; veine préparate, aujourd'hui frontale.

—— *profunda brachii, manûs, &c.* profonde du bras, de la main, &c.

—— *pudenda* : honteuses.

—— *pulmonalis* : pulmonaire.

—— *pylorica* ; pylorique.

—— *radialis* ; radiale.

—— *ranina* ; ranine.

—— *renales* ; rénales.

—— *sacra* ; sacrée.

—— *salvatella* : salvatelle.

—— *saphana* : saphene.

—— *scapulares* : scapulaires.

—— *spermatica* : spermatique.

—— *splenica brachii* : splénique du bras.

—— *sub-clavia* : sous-claviere.

—— *sub-humerales* ; sous-humérales, ou articulaires.

—— *super-humeralis* ; sur-humérale, ou musculaire.

—— *temporalis* : temporale.

—— *thoracica* ; thorachique.

—— *thymica* ; thymique.

—— *tibialis* ; tibiale.

—— *trachealis* ; trachéale.

—— *umbilicalis* ; ombilicale.

Vena vertebralis ; veine vertébrale.

Veneris œstrum ; le clitoris.

Venter musculi ; le ventre du muscle.

Ventriculus, le ventricule, l'eſtomac.

Ventriculi cerebri ; les ventricules du cerveau.

—— *cordis* ; les ventricules du cœur.

Vertebra, ſeu ſpondyli ; les vertebres.

Vertex : le ſommet de la tête.

Veſica urinaria : la veſſie.

Veſicula fellis : la véſicule du fiel.

Veſicula ſeminales : les véſicules ſéminaires.

Veſpertilionum ala : aîles de chauve-ſouris.

Veſtibulum : le veſtibule de l'oreille.

Vibriſſa : poils de l'intérieur des narines.

Villoſa tunica inteſtinorum : la tunique veloutée des inteſtins, ou le velouté.

Viſûs organum ; l'ouïe.

Vitreus humor : l'humeur vitrée.

Vola manûs : la paume de la main.

Vomer, ſeu os vomer : l'os vomer.

Vulva : la vulve.

Wormiana oſſicula : os wormiens.

X

Xiphoïdes cartilago : cartilage xiphoïde.

Z

Zonæ ſonoræ : bandes ſonores de l'oreille interne.

Zootome : zootomie, anatomie des animaux.

Zygoma, ſeu jugum : le zygoma.

Zygomatica oſſa ; os zygomatiques.

Zygomaticus proceſſus ; apophyſe zygomatique.

Fin de la Table générale Latine des Matieres,
& du tome IV.